E. SCHLIEPHAKE, RHEUMATISMUS

Rheumatismus

Klinik und Therapie

Ein Leitfaden für den Praktiker

Von

Dr. Erwin Schliephake

Professor der Universität Würzburg
Chefarzt der Balserischen Stiftung Gießen

Mit 21 Abbildungen

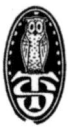

VERLAG VON DR. DIETRICH STEINKOPFF
DARMSTADT 1952

ISBN-13: 978-3-7985-0051-8   e-ISBN-13: 978-3-642-47693-8
DOI: 10.1007/978-3-642-47693-8

Copyright 1952 by Dr. Dietrich Steinkopff, Darmstadt
Softcover reprint of the hardcover 1st edition 1952

Alle Rechte vorbehalten

Kein Teil dieses Buches darf in irgendeiner Form (durch Photokopie, Mikrofilm oder irgendein anderes Verfahren) ohne schriftliche Genehmigung des Verlages reproduziert werden

Verlag: Dr. Dietrich Steinkopff, Darmstadt
Verfasser: Prof. Dr. med. Erwin Schliephake, Gießen

Vorwort

Die Rheumatologie ist ein später Zweig der Medizin, aber heute schon fast zu einer Wissenschaft geworden. Die Flüchtigkeit und Vielgestalt der Erscheinungen machen es dem Praktiker sehr schwer, sich durch dieses Gebiet durchzufinden, zumal die wissenschaftlichen Grundlagen noch in keiner Weise genügen, um sich ein abgerundetes Bild von dem rheumatischen Geschehen machen zu können. Allein schon die Definition des Begriffes „Rheumatismus" macht unüberwindliche Schwierigkeiten. Die großen individuellen Verschiedenheiten der einzelnen Fälle erfordern besondere Kenntnis auf diesem Gebiet und ein großes Einfühlungsvermögen bei jedem einzelnen Kranken.

Die wissenschaftliche Unsicherheit, die Schwierigkeiten der Behandlung und die Flüchtigkeit der Erscheinungen bringen es mit sich, daß gerade die Rheumatologie ein Tummelplatz für unbewiesene Theorien und für therapeutische Wundertäter aller Art geworden ist, vom Gesundbeten bis zu den gewagtesten Operationen.

Das vorliegende Buch ist der Niederschlag von Erfahrungen, die ich in zwei Kriegen, in Kliniken und in der freien Arztpraxis sowie in der von mir gegründeten Rheuma-Beratungsstelle in Würzburg gesammelt habe. Sie sind gestützt durch experimentelle Untersuchungen auf dem Gebiete der inneren Sekretion und der Erkältungslehre, die seit 1928 mit den klinischen Untersuchungen parallel gelaufen sind. Ein Teil dieser Erfahrungen wurde schon in früheren Veröffentlichungen niedergelegt.

Es wird der Versuch gemacht, eine gewisse Ordnung in die Mannigfalt der Erscheinungen und in die Lehre von den Grundlagen hineinzubringen und für die Therapie Richtlinien zu geben, die auch dem Praktiker ein rationelles Arbeiten ermöglichen.

Gießen, Juni 1952

Erwin Schliephake

Inhaltsverzeichnis

Vorwort V

I. **Allgemeine Pathogenese des Rheumatismus** 1
   Begriff des Rheumatismus 1
   Bedeutung der rheumatischen Krankheiten für die Allgemeinheit . 3
   Endokrinium und Rheumatismus 4
   Der infektiöse Faktor 12
   Erkältung und Rheumatismus 17
   Die Formen des Rheumatismus 22
      Gelenkrheumatismus 23
      Nerven-, Muskel-, tendoperiostitischer Rheumatismus 25

II. **Prophylaxe** 29

III. **Allgemeine Therapie** 31
   Infektbehandlung 31
   Arzneibehandlung, Chemotherapie 35
   Hormonbehandlung 40
   Physikalische Therapie 43
      Grundlagen der Massagebehandlung 44
      Wärme- und Kältebehandlung 52
      Behandlung mit allgemeiner Überwärmung 53
      Ultraschall 60
      Ultrakurzwellen. Elektrische Hyperthermie 65
      Elektrische Erwärmung, Unterkühlung 68
   Injektionsbehandlung (Heilanästhesie) 72
   Behandlung in Bädern und Kurorten 74

IV. **Spezieller Teil** 75
   Polyarthritiden 75
      Polyarthritis acuta (akuter Gelenkrheumatismus) 75
      Subakute Polyarthritis 78
      Sekundär chronische Polyarthritis 78

Rheumatoide	79
Das Still-, Felty- und Reiter-Syndrom	81
Primär chronische Polyarthritis	82
Arthritis sicca (deformans)	86
Rheumatische Einzelbilder	88
Rheumatische Kopfschmerzen	88
Obere Extremität	90
Schultergürtel, Arm	90
Rumpf, Rücken	95
Arthropathien der Wirbelsäule	96
Untere Extremität	100
Das Ischias-Syndrom	100
Bandscheibenprolaps	103
Therapie bei Ischias	105
Hüftgelenke	107
Knie, Fuß	109
V. Anhang : Differentialdiagnostisch wichtige Osteopathien	113
Abbildungen	115
Schrifttum	129
Autorenregister	139
Sachregister	141

I. Allgemeine Pathogenese des Rheumatismus

Begriff des Rheumatismus

Bei dem Versuch, den Rheumatismus zu definieren, stoßen wir bereits auf große Schwierigkeiten. Der Begriff hat etwas Verschwommenes, etwas Fließendes, wie die Krankheitserscheinungen, deren unsteter Fluß dem Gesamtbild den Namen gegeben hat. Hierin sind die verschiedensten Einzelbilder enthalten, die scheinbar oft nichts miteinander zu tun haben.

Am dramatischsten verläuft der a k u t e G e l e n k r h e u m a t i s m u s, das rheumatische Fieber, mit starken und stärksten Temperatursteigerungen bis zur Hyperpyrexie, mit schmerzhaften und heißen Gelenkschwellungen; auf der anderen Seite kennen wir Erscheinungen, die objektiv überhaupt nicht nachzuweisen sind, dem Erkrankten aber stärkste Beschwerden und Schmerzen verursachen, wie verschiedene Formen des M u s k e l - und N e r v e n rheumatismus. Dazwischen stehen die Formen des s c h l e i c h e n d e n G e l e n k r h e u m a t i s m u s, die bis zum schwersten Siechtum führen, und die t e n d o p e r i o s t i t i s c h e n Formen mit Verdickungen und Auflagerungen am Bindegewebe. Dazu kommt die große Gruppe des v i s z e r a l e n Rheumatismus mit Veränderungen am Herzen und Gefäßsystem, gelegentlich auch an serösen Häuten. Von vielen Krankheiten innerer Organe ist es noch ungewiß, ob und inwieweit sie in das Gebiet des viszeralen Rheumatismus einzureihen sind. Ihre Abgrenzung von septischen Prozessen ist manchmal äußerst schwierig, ja unmöglich, wie etwa bei verschiedenen Formen der Endokarditis oder Nephritis.

Wenn man dem Problem des Rheumatismus näher kommen will, muß man sich vor jeder Einseitigkeit hüten. Man kann nur ausgehen von der K o n s t e l l a t i o n s p a t h o l o g i e, die auch in anderen Sparten der Inneren Medizin immer mehr an Bedeutung gewinnt. Das Geschehen beim Rheumatismus ist außerordentlich komplex. Es ist weder vom Standpunkt der Bakteriologie oder der Allergielehre, noch von der Betrachtung des Blutkreislaufes und des Endokriniums aus allein zu lösen. Auch das Nervensystem spielt eine große Rolle, die noch schwer zu übersehen ist, aber aus den abnormen Gefäßreaktionen der Rheumatiker auf Kältereize hervorgeht. Nur wenn Faktoren dieser Art in bestimmter Weise bei einem Individuum von bestimmter Konstitution und Disposition zusammentreffen, kommen die verschiedenen Erscheinungsformen des rheumatischen Geschehens zustande. Es kann sich dabei um akut auftretende Faktoren handeln, wie beim akuten Gelenkrheumatismus; dauernde Einwirkungen können das Bild der chronisch progredienten Arthritiden herbeiführen. Es können äußerst labile Systeme im Körper vorhanden sein, die durch manchmal nicht nachweisbare geringe Einwirkungen der Umwelt in kurzzeitigem Wechsel oft momentan beeinflußt werden, wie beim Muskelrheumatismus.

Ähnliche Beobachtungen machen wir beim Ansprechen auf eine T h e r a p i e. Jedes Individuum reagiert da anders. Manche akute Formen reagieren nur auf stärkste Gaben von Arzneimitteln, bei vielen Kranken mit Muskel- und Nervenrheumatismus kann andererseits schon bei Wetter- oder Klimaveränderungen oder nach Ortswechsel eine totale Änderung des Befindens eintreten. Manche Formen des Rheumatismus lassen sich durch allgemeine Umstimmung beeinflussen, andere sind örtlicher Behandlung zugänglich. Bei vielen Kranken können wir vom Blutkreislauf oder vom Nervensystem aus einwirken, bei anderen vom endokrinen System her. So ergibt sich ein außerordentlich buntes Bild, eine Klaviatur, auf der zu spielen besondere Kunst des Therapeuten erfordert. Beim Rheumakranken die richtigen Mittel anzusetzen, dazu gehört nicht nur richtige Beurteilung der Konstitution des kranken Menschen, also ärztliche Intuition, sondern auch die Kenntnis aller Faktoren, die ätiologisch in Frage kommen können, schließlich die Kenntnis der in Frage kommenden Mittel und ihrer richtigen Dosierung, die niemals schematisch sein darf und immer der Reaktionsfähigkeit des kranken Menschen angepaßt sein muß.

Allen als Rheumatismus bezeichneten Vorgängen ist gemeinsam, daß sie sich im wesentlichen im M e s e n c h y m abspielen. Organe des äußeren Keimblattes können gelegentlich, solche des mittleren Keimblattes ausnahmsweise in Mitleidenschaft gezogen werden. Eine weitere Gemeinsamkeit, von der es allerdings Ausnahmen gibt, ist die S c h m e r z h a f t i g k e i t, die besonders am Bewegungsapparat hervortritt und dadurch Bewegungshemmung hervorruft. Ein Kennzeichen vieler Formen des Rheumatismus sind ferner S c h w e l l u n g e n ohne Rubor und Calor. Histologisch haben wir das Bild der „fibrinoiden Verquellung" ohne proliferative Reaktionen, amerikanische Autoren sprechen von Hyalinose. Ähnliches besagen die Ausdrücke „Fibrositis" und „Kollagenose". Das Kollagen ist verändert. Die mukoide Grundsubstanz, die normal kaum sichtbar ist, wird verquollen und unhomogen. Die kollagenen Fasern färben sich stärker mit Eosin und lassen etwas hyalines Fibrin erkennen: Fibrinoide Degeneration. Die Fibroblasten proliferieren zuerst und verändern sich dann regressiv, schließlich können Nekrosen entstehen als letztes Stadium der hyperergischen Entzündung (W a l t h a r d). Das Bild hat vielfach eine gewisse Ähnlichkeit mit der serösen Entzündung von E p p i n g e r. Die meisten Rheumaformen sind durch gefäßerweiternde Mittel, besonders durch Wärme und Kälte, sowie durch Hautreize, Massage und Bewegung günstig zu beeinflussen. Schließlich spricht für Rheumatismus das Ansprechen auf Salizylate und Phenazonderivate.

Hiermit ist zwar keine exakte Definition des Rheumabegriffes gegeben, wohl aber eine Umschreibung, die eine gewisse Abgrenzung des rheumatischen Geschehens von anderen Krankheiten ermöglicht.

Bedeutung der rheumatischen Krankheiten für die Allgemeinheit

Die soziale Bedeutung des Rheumatismus ist größer als diejenige irgendeiner anderen Gruppe von Krankheiten. Die Bedeutung der Infektionskrankheiten ist durch die moderne Bakteriologie und Hygiene immer geringer geworden. Ebenso ist die Bedeutung der Tuberkulose in den letzten Jahrzehnten mehr und mehr zurückgegangen. Der Krebs ist im wesentlichen eine Krankheit der höheren Altersklassen und führt in verhältnismäßig kurzer Zeit zum Tode. In Zunahme begriffen sind die degenerativen Kreislaufkrankheiten, von denen aber vorerst nicht entschieden werden kann, ob und inwieweit sie dem viszeralen Rheumatismus zuzurechnen sind. Aber selbst wenn wir von diesen Erkrankungen absehen, bleibt die Bedeutung des Rheumatismus im engeren Sinne, des peripheren Rheumatismus, für das bürgerliche Leben außerordentlich groß.

Der akute Gelenkrheumatismus ist eine Erkrankung vorwiegend der Pubertätszeit. Er hinterläßt in einem großen Teil der Befallenen schwere Schäden an den Gelenken und am Blutkreislauf. Die Formen des schleichenden Gelenkrheumatismus können sich in jedem Lebensalter entwickeln. Wird nicht rechtzeitig und richtig behandelt, dann verläuft die Krankheit progredient, die Gelenke versteifen allmählich, die Patienten werden frühzeitig Krüppel, die jahrzehntelang der Allgemeinheit zur Last fallen. Man denke ferner an die Ausfälle an Arbeitszeit durch die verschiedenen Formen des Muskel- und Gelenkrheumatismus. Eine Ischias fesselt die Kranken oft wochen- und monatelang an das Bett, durch einen Hexenschuß kann plötzlich Arbeitsunfähigkeit entstehen, die lange andauern kann, eine Periarthritis oder schon eine geringe Periostitis oder Peritendinitis kann die Arbeitskraft auf lange Zeit hin lahmlegen.

Auf Statistiken kann hier nicht eingegangen werden, es seien nur einige Zahlen herausgegriffen. In Schweden wurde festgestellt, daß über 12% der vorzeitigen Pensionierungen durch Rheumatismus verursacht wurden, in der Schweiz ist die Belastung der Allgemeinheit durch den Rheumatismus fünfmal so groß als durch Tuberkulose! B a u e r hat für 1935 folgendes festgestellt: Invaliditäten durch Tuberkulose 9%, durch Rheumatismus 10,5%. Renten bezogen Tuberkulöse durchschnittlich 7, Rheumatiker 11 Jahre. Bei der Ortskrankenkasse eines Landes waren 1948 vorhanden: Tuberkulose 1996 Kranke mit 19 000, Rheumatismus 11 447 Fälle mit 368 000 Krankheitstagen. Nach einer Feststellung von 1938 war die Dauer des Rentenbezuges bei tuberkulösen Männern durchschnittlich 5,4 Jahre, bei Rheumatikern 13 Jahre. Für Frauen waren die entsprechenden Zahlen 7,4 bzw. 16 Jahre. Es scheint, daß die rheumatischen Leiden in Zunahme begriffen sind, wohl auf Grund der allgemeinen Allergisierung im Zusammenhang mit der Domestikation der Menschen. Deshalb ist die Kenntnis der rheumatischen Erkrankungen und der Verfahren zu ihrer Bekämpfung von äußerster Wichtigkeit. Es ist grundfalsch, eine Krankheit leicht zu nehmen, weil sie rheumatisch ist. Eine leichte rheumatische Arthritis kann der Beginn einer schweren progredienten Polyarthritis sein, die in wenigen Jahren zum völligen Siechtum führt.

Den rheumatischen Krankheiten wird in Deutschland gewöhnlich die Einteilung der Dtsch. Gesellschaft für Rheumaforschung zugrunde gelegt, die aber den heutigen Erkenntnissen nicht mehr Rechnung trägt.

Endokrinium und Rheumatismus

Von Schäden, die den Rheumatismus hervorrufen, kommen e n d o g e n e und e x o g e n e Faktoren in Frage. Bei den letzteren sind wieder zu unterscheiden die Infektionen und von der Umgebung her auf den Körper wirkende Agentien.

Es kann kein Zweifel darüber bestehen, daß nur solche Menschen an Rheumatismus erkranken, die eine entsprechende K o n s t i t u t i o n haben. Sie sind immer Allergiker, also meist auch zu anderen allergischen Erkrankungen disponiert. Beim Rheumatiker besteht oft Neigung zu Ulcus ventriculi und duodeni, zu Gastritis, Obstipation und vegetativer Dystonie, auch zu allergischen Hautausschlägen und Ödemen, schließlich zu Rhinitis vasomotorica, Asthma und Bronchitis.

Die Hypothese der allergischen Entstehung des Rheumatismus beruht u. a. auf folgenden Beobachtungen.

Rheumatische Erscheinungen folgen oft nach einer gewissen Latenzzeit primären Streptokokkeninfektionen.

Es besteht eine klinische Ähnlichkeit mit Erscheinungen nach gewissen Seruminjektionen, die auf Antigen-Antikörperreaktionen zurückgeführt werden.

Es bestehen morphologische Analogien zwischen Veränderungen, die durch Serumallergie bei Tieren hervorgerufen werden können, und rheumatischen Erscheinungen.

Bei Rheumatikern besteht eine vermehrte Reaktionsbereitschaft der Haut auf Streptokokken-Antigene.

Gewisse Veränderungen im Serum-Eiweißbild (Akute Phase-Protein n. C o b u r n).

Autoantikörper, Antistreptolysine, Präzipitine im Blut.

Nach K o w a r s c h i k und W e l l i s c h ist die Lebensdauer von Rheumatikern meist größer als die von durchschnittlichen Menschen.

Andererseits ist Rheumatismus selten bei Menschen mit Thyreotoxikose und Diabetes (die diabetische Neuritis ist nicht rheumatisch). Krebs ist bei Rheumatikern verhältnismäßig selten.

Wie der Verfasser experimentell bei Menschen festgestellt hat, ist bei den Patienten der ersten Gruppe (die zum großen Teil unter den veralteten Begriff der Vagotoniker fallen) ein Überschuß an trophotropen Hormonen, insbesondere an gonadotropem Hormon der H y p o p h y s e, vorhanden. Wir haben meist ein Überwiegen der basophilen Zellen der Hypophyse, ferner des Pankreas und des Thymus. Bei der Gruppe von Menschen, die zu Thyreotoxikose, Diabetes und Karzinom neigt, überwiegt dagegen das thyreotrope Hormon. Bei ihr ist Rheumatismus selten. Auf Grund experimenteller Untersuchungen über das Zusammenwirken der endokrinen Drüsen, insbesondere von Schilddrüse, Milz und Thymus, habe ich — allerdings in etwas anderem Zusammenhang — schon 1931 folgende Anschauung entwickelt:

„In dem geschilderten Verhalten der Milz haben wir eine weitgehende Analogie zu dem der Schilddrüse. Durch jene wird die Erregbarkeit gegenüber dem Sympathikus verstärkt, in der Milz sehen wir das Gegenteil in einer erhöhten Erregbarkeit des Parasympathikus. Ein Unterschied beruht darin, daß die Zufuhr der Schilddrüsenstoffe sich erst nach längerer Fortsetzung bemerkbar macht und dann eine zeitlang bestehen bleibt, während die Wirkung der Milzstoffe schon nach wenigen Minuten nachweisbar ist, aber auch schnell wieder abklingt. Schon nach 7 Stunden konnte ich die durch Milzzufuhr hervorgerufene Steigerung der parasympathischen Erregbarkeit nicht mehr nachweisen.

Wir müssen uns aber davor hüten, alle diese Vorgänge allzu schematisch zu betrachten, zumal wir über die A n g r i f f s p u n k t e der Wirkung viel zu wenig wissen. Die Begriffe „Vagus und Sympathikus" möchte ich hier rein funktionell aufgefaßt haben, ohne daß über anatomische Grundlagen etwas gesagt sein soll. Wie ich schon an anderen Stellen auseinandergesetzt habe, müssen wir das vegetative System als Ganzes betrachten, wobei auf der einen Seite der hormonale Apparat mit seinen mannigfachen Gegen- und Zusammenwirkungen steht. Auf der anderen Seite stehen die vielfachen Verknüpfungen von Nervenzentrum, Leitung und Erfolgsorgan.

Das vegetative System kennt keinen Nullpunkt, sondern pendelt beständig um eine mittlere Reaktionslage mit unendlich vielen Freiheitsgraden. Die nervöse Regulation des Systems wird gern in Gestalt eines Hebels dargestellt, an dessen Endpunkten Vagus und Sympathikus angreifen, die ihn nach einer oder der anderen Seite zu drehen suchen. Diese Vorstellung wird aber den außerordentlich zahlreichen Möglichkeiten nicht gerecht. Man müßte sich dann schon eine Fläche vorstellen, die sich mosaikartig aus den verschiedenen Stoffwechselkonstanten des Körpers zusammensetzt, und in der sich beim Gesunden die Reaktionen ausgleichen. Sie wird durch die Regulationsmechanismen des Körpers dauernd in ihrer Lage erhalten. Wenn wir uns in Anlehnung an das Beispiel des Hebels vorstellen, daß diese ganze Fläche durch die Erregung von Vagus und Sympathikus um einen Stützpunkt gedreht wird, so würde die Sensibilisierung durch Schilddrüse oder Milz in einer Verschiebung dieses Stützpunktes bestehen. Ohne daß sich dadurch das Stoffwechselgeschehen nachweisbar ändert, hat jetzt eine Reizung des Sympathikus oder Parasympathikus eine andere Reaktion zur Folge. Welches die wirklichen Substrate dieser rein schematischen Vorstellung sind — Verschiebung potentieller chemischer oder elektrischer Energien, Abdichtung von Grenzflächen oder dergleichen — mag dahingestellt bleiben. Die Verschiebung der Reizempfindlichkeit braucht keineswegs für alle Funktionen oder Organe gleichmäßig zu sein. Ein vegetativ wirksamer Stoff kann an einer Stelle ganz andere Veränderungen setzen als an anderen. So kann durch einen derartigen Stoff ein Organ für die Vagus- und ein anderes für die Sympathikuserregung sensibilisiert werden. Meine Untersuchungen über die Wirkung von Milzdarreichung auf den Magen, die an anderer Stelle wiedergegeben sind, sprechen vollkommen in dieser Richtung, indem der durch Histamininjektion im Magen hervorgerufene Säureanstieg nach Milzzufuhr nicht verstärkt, sondern deutlich abgeschwächt wird; Schilddrüsenstoffe haben genau die gegenteilige Wirkung.

Wir können also keineswegs von einer spezifischen „sympathischen oder parasympathischen" Wirkung derartiger Stoffe sprechen. Auch werden wir stets im Auge behalten müssen, daß diese Verschiebung der Reaktionsweise auf vegetative Reize nur eine T e i l e r s c h e i n u n g der Wirkung dieser Stoffe ist, die sie auf sämtliche Zellen des Körpers ausüben, und deren innersten Mechanismus wir nicht kennen. Die Reaktion auf Cholin und Adrenalin ist lediglich als ein Indikator zu bewerten für Vorgänge im Körper, deren eigentliches Wesen vielleicht auf dem Gebiet der Blutregulation oder der Krankheitsabwehr liegt"...

Wir werden daher viel eher zu einer annehmbaren Erklärung kommen, wenn wir zunächst einmal Vagus und Sympathikus im wesentlichen nur als L e i t u n g s b a h n e n betrachten: der Erfolg eines zentralen sympathisch oder parasympathisch gerichteten Reizes ist dann im wesentlichen abhängig von dem Zustand der E r f o l g s o r g a n e, wobei ich die neuroplasmatische Zwischensubstanz, ohne auf ihre Bedeutung einzugehen, einfach zum Erfolgsorgan rechne. Findet also in dem reagierenden Protoplasma irgendeine chemische oder physikalische Zustandsänderung statt, so kann dadurch die E m p f i n d l i c h k e i t f ü r d e n V a g u s u n d S y m p a t h i k u s r e i z v e r s c h o b e n werden. Diese Umstimmung könnte in den verschiedensten Zustandsänderungen gesucht werden. K r a u s und seine Schule (s. Z o n d e k, Elektrolyte) stellen vor allen Dingen das Verhältnis zwischen K a l i u m - u n d K a l z i u m i o n e n in den Vordergrund. Daß K und Ca tatsächlich Einfluß auf den Verlauf von Vagus- und Sympathikusreizung haben können, ist schon in vielen Versuchen bewiesen: damit ist aber im Grunde nur gesagt, daß ebenso wie viele andere Stoffe, auch diese beiden Elemente den Ablauf des Zellchemismus in verschiedener Richtung beeinflussen. Vielleicht läßt sich das Verhalten der sympathisch und parasympathisch sensibilisierenden Stoffe noch auf eine viel einfachere Formel bringen. Wenn wir ganz allgemein ihre Wirkung auf den kolloiden Zustand der Zellen betrachten, so fällt es auf, daß den m e i s t e n s y m p a t h i s c h e r r e g e n d e n K ö r p e r n e i n e e n t q u e l l e n d e, d e n P a r a s y m p a t h i k o t r o p e n e i·n e q u e l l e n d e W i r k u n g z u k o m m t.

So stehen in den lyotropen Reihen die Ca-Salze auf der Seite der entquellenden Substanzen, während das Kalium mehr nach der anderen Seite neigt. Das wasserentziehende Jod wirkt sympathikotrop, Adrenalin und Thyroxin wirken ebenfalls entquellend, Cholin läßt die Schleimhäute schwellen, was zum Teil wohl auf eine direkte Quellung zu beziehen ist.

Die Beziehungen der H o r m o n e zum vegetativen Nervensystem stellen sich ohne weiteres dar auf Grund der Tatsache, daß die ergotropen Hormone, wie der Verfasser nachgewiesen hat, den Sympathikus sensibilisieren, bzw. die Ansprechbarkeit der Organe für Adrenalin erhöhen, für Azetylcholin abschwächen. Sie bewirken allgemein E n t q u e l l u n g, Wasserabgabe aus den Zellen. Die trophotropen Hormone setzen dagegen die Reizschwelle für Azetylcholin herab, sie sensibilisieren das cholinergische System und begünstigen mit Schwellung ohne Proliferation verbundene Vorgänge, wie wir sie bei vielen rheumatischen Erscheinungen sehen. Jeder Eingriff an einer Stelle des Endokriniums ruft eine Störung im ganzen humoralen Geschehen hervor. Das Gleichgewicht sämtlicher Elektrolyte und Kolloide wird irgendwie verändert, alle Faktoren werden daran beteiligt. Dies bewirkt wiederum Änderungen im vegetativen Nervensystem und an allen vegetativ innervierten Gebilden, damit in ihrer Reaktionslage und der Krankheitsabwehr. Krankhaft veränderte Organe können völlig verschieden von gesunden reagieren, schon infolge des veränderten Kolloid- und Ionenmilieus.

Wichtige Beiträge über die endokrinen Zusammenhänge beim Rheumatismus hat Zorn geliefert. Er geht von der Ähnlichkeit der Vorgänge beim Gelenkrheumatismus mit denjenigen bei der Psoriasis aus, die er als Exkretionsdermatose bezeichnet, und die gewissermaßen der Rheumatismus der Haut ist. „Derjenige Vorgang, der in den Hautpapeln die seröse Entzündung entfacht, ruft in dem periartikulären Gefäßbindegewebe, in der Synovia und im artikulären Knorpel-Knochengewebe des Psoriatikers die arthritischen Entzündungen hervor." In den Effloreszenzen werden Cholesterin und histaminähnliche Stoffe angereichert. Die Disposition zur Psoriasis beruht auf Unterfunktion der Nebennierenrinde. „Jede Blutplasmaveränderung, die für Nebenniereninsuffizienz charakteristisch ist, besitzt eine vollkommene Parallele in meinen chemischen Schuppenkrustenbefunden." Seit 1931 hat Zorn festgestellt, daß Cortin auf die Gelenke bei psoriatischer Arthritis günstig wirkt. Die Besserung von Arthropathien während der Schwangerschaft bezieht er auf die kombinierte Wirkung von Steroidhormonen und Antihistaminkörpern.

Das Verhalten des intermediären Stoffwechsels, insbesondere der Sterine, wie es von Hench und Selye später beschrieben wurde, bedeutet nach Zorn nur eine Modifikation seiner viel älteren Untersuchungsergebnisse.

Die Nebennierenrinde (NNR) enthält im wesentlichen 3 Gruppen von Steroid-Hormonen: Glukokortikoide, die in den Kohlehydrathaushalt eingreifen, Mineralokortikoide, die den Mineralhaushalt regeln, und die den Sexualhormonen nahestehenden 17-Ketosteroide. Die eine Gruppe begünstigt die Proliferation und wirkt entquellend, die andere bewirkt stärkere Quellung und kann daher rheumatische Erscheinungen verstärken, ja sogar hervorrufen (Desoxycorticosteron = DOCA). Störungen im Gleichgewicht der Corticoide (Dyscortie) sind eine der dispositionellen Grundlagen für rheumatische Erkrankungen.

Bei allen rheumatischen Erscheinungen haben wir die erhöhte Quellungsbereitschaft der Gewebe, die sich in trüber Schwellung und fibrinoider Verquellung äußert. Eine solche Disposition zur Quellung und Schwellung haben wir auch bei den allergischen Diathesen, so bei Asthma, Migräne, Quinckeschen Ödemen. Nach den Anfällen erfolgt Entquellung mit vermehrter Wasserabgabe. Quellbarkeit braucht nicht Quellung zu bedeuten, vielmehr kann nur eine latente Disposition bestehen, die erst bei irgendwelchen Reizen in Erscheinung tritt. Das zur Quellung neigende Gewebe reagiert besonders stark auf toxische Reize, wie sie bei Antigen-Antikörper-Reaktionen (Allergie) zustande kommen. Es besteht kein Zweifel, daß diese Vorgänge inkretorisch gesteuert sind, und zwar begünstigen, wie erwähnt, die ergotropen Hormone die Entquellung und die Proliferation (thyreotropes Hormon, Schilddrüse, Nebennierenmark), die trophotropen Hormone die Schwellung. Zur ersteren Gruppe gehört das Adrenalin, zur zweiten das Acetylcholin, ferner gonadotropes Hormon, Pankreas, Teile der Nebennierenrinde, Thymus.

Bei der Wirkung der Hormone auf die Gewebsquellung spielen die Hyaluronsäure und die Hyaluronidase eine Rolle. Letzteres Ferment vermittelt die Durchlässigkeit der Gewebselemente für Wasser und Salze (spreading factor, Permeabilitätsfaktor). Durch viele antirheumatische Mittel wird sie gehemmt. Die Hyaluronsäure steht im engen Zusammenhang mit der Gelenkschmiere; das Mucin der Gelenkflüssigkeit enthält hauptsächlich Hyaluronsäure. Lösungen von Hyaluronsäure bilden Mucin, wenn man lösliches Protein und verdünnte Essigsäure dazugibt. Die Viskosität hängt vom Mucingehalt ab. Mucin ist ein normales Produkt des Bindegewebes. Es reguliert die Elastizität des subkutanen Gewebes. Die Abnahme der Elastizität der Gewebe im Alter scheint auf der Verminderung des Mucingehaltes zu beruhen. Anscheinend wird die Mucinbildung durch Hormone beeinflußt.

Nach C o h e n ist die Hyaluronsäure (= Azetylglukosamin + Glukuronsäure) eine Grundsubstanz des Bindegewebes. Sie ist in der Gelenkschmiere zu 0,02—0,05% enthalten und bestimmt deren Viskosität. Hämolytische Streptokokken bilden Hyaluronidase.

S c h i l d d r ü s e und M i l z sind nach meinen Untersuchungen wesentlich an den Quellungs- und Entquellungsvorgängen beteiligt. Die Wirkung von Milzstoffen auf den Rheumatismus sehen wir u. a. an den guten therapeutischen Wirkungen der Milzextrakt-Injektionen bei subakuten und beginnenden primär chronischen Arthritiden. Zu diesen hormonalen Organen gesellt sich die N e b e n n i e r e n r i n d e (NNR), deren Rolle beim rheumatischen Geschehen durch die Arbeiten von T h a d d e a, S e l y e, Z o r n betont worden ist. H e n c h fand, daß ein aus der NNR von K e n d a l l gewonnenes steroides Hormon, Compound E oder Cortisone genannt, gewisse Zustände der Gewebsquellung beim Rheumatismus vorübergehend beseitigt. Die Drüsenfunktion wird aber ihrerseits beherrscht von der Hypophyse. Sie kann durch das Corticotropin, auch adrenocorticotropes Hormon (ACTH) genannt, auf die NNR entsprechend einwirken. Dieses regt die Ausschüttung des Cortison an; die Sekretion des Desoxycorticosterons (DOC) wird durch ein anderes Hormon der Hypophyse veranlaßt, das S e l y e als STH bezeichnet. Es soll mit dem Wuchshormon der Hypophyse identisch sein und ist demnach mit dem thyreotropen Hormon zum mindesten nahe verwandt. Schon v o n D r i g a l s k i hat angenommen, daß die Zufuhr von Sexualhormonen auf dem Umweg über die Hypophyse auf rheumatische Erscheinungen wirkt. Je nach Einstellung der Hypophyse wird das rheumatische Geschehen entweder begünstigt oder gehemmt. In diesem Zusammenhang sind wichtig die Ergebnisse von T o n u t t i und H e r b r a n d über die Wirkungen der Hypophyse auf Entzündungen. Sie zeigen, daß zentripetale nervöse Erregungen, die von einer Verletzung oder einem Krankheitsherd ausgehen, für den Ablauf des Krankheitsgeschehens von größter Bedeutung sind. Die Reize treffen das Gehirn und werden von ihm nach der Hypophyse weitergegeben, die nun Hormone ausschüttet, welche den Entzündungsvorgang anregen. Sie wirken zum Teil direkt, zum Teil unter Vermittlung der NNR auf die Gewebe.

Werden die zentripetalen Reize unterbunden, die Reflexbogen unterbrochen, dann reagiert die Hypophyse nicht, die Abwehrreaktionen des Gewebes kommen nicht zustande. Auf diese Weise wird es zum Teil erklärt, daß gewisse rheumatische Manifestationen, insbesondere chronische Schmerzzustände, durch Heilanästhesie auf die Dauer gebessert werden können. Hierbei wird der zentripetale Teil des Reflexbogens unterbrochen, durch den sich ein Circulus vitiosus gebildet hat. Die beständigen Reize aus der Peripherie bewirken zentrale Vorgänge, durch welche über das Ziel schießende Abwehrvorgänge dauernd unterhalten werden. Durch Injektion bestimmter Hormone oder Hormongruppen kann auf diese eine regulatorische Wirkung ausgeübt werden. Hierher dürfte das Cortison gehören. Es ist möglich, daß das Salizyl zum Teil auf diese Weise, zentral oder peripher wirkt, denn es ist bekannt, daß durch Salizylate und Pyramidon auch gewisse allergische Vorgänge gedämpft werden. Durch H o f f wissen wir aber, daß allergische Reaktionen durch zentralnervöse Einflüsse gefördert, durch narkotische Mittel u. U. verhindert werden können.

Auf Grund der geschilderten Ergebnisse ist es auch zu verstehen, daß Hormone der M i l z einen Einfluß auf das rheumatische Geschehen haben. Ein von mir aus der Milz gewonnener Wirkstoff, Prosplen, bewirkt bei vielen Fällen von subakuten und chronischen Polyarthritiden eine Besserung der Beschwerden. Das dürfte auf der von mir entdeckten Eigenschaft der Milz beruhen, daß sie das Gleichgewicht zwischen den endokrinen Drüsen reguliert. Gegenüber der Hypophyse, die alle anderen Drüsen beherrscht, ist die Milz der Ausgleicher, der Regulator des Gleichgewichtes zwischen den verschiedenen Hormonen. Ihre Hormone wirken daher auch ausgesprochen antiallergisch, und zwar nicht durch Neutralisierung des Histamins, das ja nur ein Endprodukt im allergischen Geschehen ist, sondern durch Desensibilisierung des Mesenchyms.

Der Einfluß der Milz ist neuerdings von C o k e betont worden. Milzstoffe aktivieren das Antitrypsin im Blutserum. Dessen Höhe scheint in einem geraden Verhältnis zur Aktivität chronisch-rheumatischer Erkrankungen zu stehen. Beziehungen zwischen T h y m u s und Nebennieren werden durch die 1924 von J a f f é erhobenen Befunde beleuchtet. Nach Adrenalektomie vergrößert sich der Thymus, Einspritzung von Nebennierenextrakten bewirkt Thymusinvolution.

Durch Zufuhr bestimmter Hormone oder Kombinationen von Hormonen kann die Qellungsneigung im mesenchymalen Gewebe verringert oder beseitigt werden. Die Allergiebereitschaft und die Neigung zum Quellen ist aber nur einer der Faktoren beim Rheumatismus. Durch Zufuhr von Hormonen, etwa der Hypophyse, Milz, oder der Nebennierenrinde (ACTH, Compound E) kann daher nur e i n dispositioneller Faktor beseitigt oder abgeschwächt werden, nicht aber die Krankheit als solche, denn die anderen Faktoren bleiben nach wie vor bestehen und kommen sofort wieder zur Wirkung, wenn die Hormonzufuhr aufhört.

Der Hormontherapie bieten sich unter anderem dadurch Schwierigkeiten, daß bei längerer Zufuhr bestimmter Hormone die homologen Hormondrüsen atrophieren und die Antagonisten zur Mehrproduktion angeregt werden. Verhältnismäßig günstig und ohne solche Nebenwirkungen ist der Einfluß des wasserlöslichen Hormons der Milz (Prosplen). Weiterhin kommt eine Anregung der Drüsen in ihrer natürlichen Tätigkeit in Frage, was dadurch möglich ist, daß man sie mit Ultrakurzwellen durchflutet. Die Wirkung kann an Veränderungen des Blutzuckers, der Blut- und Harnsteroide nachgewiesen werden.

Die hormonale Disposition macht es verständlich, daß die Formen des Rheumatismus mit dem L e b e n s a l t e r wechseln, und daß die Entstehung vieler rheumatischer Leiden mit Pubertät, Klimakterium und Geburten verbunden ist. Bei der Spondylarthritis ankylopoetica spricht F u n c k von einer Steuerungspotenz des Androgens zur Wirbelsäule und zum Becken. Er nimmt einen fokal bedingten gonadotropen Reiz aus der Hypophyse an. Die Krankheit tritt im Lebensalter der sexuell-hormonalen Aktivität auf.

Der Hydrops articulorum intermittens kann sich jeweils bei den Menses verschlimmern, er tritt oft nach Geburten zum ersten Male auf und wiederholt sich nach jeder weiteren Geburt. Im Kindesalter sind — außer der Chorea minor und der S t i l l schen Krankheit — rheumatische Erkrankungen selten. Der akute Gelenkrheumatismus ist am häufigsten in der Zeit der Pubertät und kommt im Greisenalter kaum jemals vor, die primär chronische Polyarthritis entwickelt sich bei Frauen vorzugsweise vor oder im Klimakterium. Während der Schwangerschaft pflegen sich rheumatische Leiden zu bessern, um nach erfolgter Geburt wieder aufzutreten.

Die I n f e k t e, die zu Rheumatismus führen, sind nicht spezifisch. Hauptsächlich kommen Krankheiten in Frage, die durch Strepto- und Staphylokokken verursacht sind, es können aber auch andere Erreger beteiligt sein. Meist besteht dabei keine ausgesprochene Bakteriämie, sondern gewöhnlich sind die Erreger irgendwie im Körper angesiedelt und geben dort Toxine ab. Es ist möglich, daß von solchen Stellen aus auch Erreger ins Blut übergehen, diese führen aber nie zu einer eigentlichen Aussaat oder Septikämie; Ursache dafür ist die hohe Abwehrlage in den Geweben, die G e w e b s a l l e r g i e. Nur wenige akute Infektionskrankheiten ziehen rheumatische Erscheinungen nach sich. Hierher gehören die „R h e u m a t o i d e" nach Scharlach und Ruhr. Spezifische Gelenkschwellungen werden ferner verursacht durch die B a n g sche Krankheit und das Maltafieber, außerdem können Gonorrhoe, Lues, Lymphogranuloma inguale und Tuberkulose die Gelenke befallen. Bei der Inokulationshepatitis treten im Prodromalstadium oft starke rheumaartige Schmerzen auf, die nach Ausbruch des Ikterus verschwinden.

Eigenartig ist die Tatsache, daß die primär chronische Polyarthritis sich während der Hepatitis erheblich zu bessern pflegt.

Beim eigentlichen Rheumatismus siedeln sich keine Erreger an den befallenen Stellen an, sondern wir haben es mit Antigen-Antikörper-Reaktionen zu tun, für die das Mesenchym das S c h o c k o r g a n darstellt. Bestimmte Teile können prädestiniert sein im Sinne der auch für Tuberkulose erwiesenen Organdisposition. Das Antigen geht aus von Herden, die an beliebigen Stellen des Körpers sitzen können. Daß auch nicht bakterielle Antigene rheuma-artige Reaktionen hervorrufen können, beweisen die Versuche von K l i n g e mit Injektion von Eiweißkörpern. Beim menschlichen Rheumatismus sind aber meist bakterielle Herde vorhanden, die an beliebigen Stellen des Körpers sitzen können. So können Geschoßsplitter oder eingedrungene Stoffetzen Bakterien enthalten, von denen aus sich die Fokaltoxikose entwickelt.

Nach Untersuchungen von C a s p a r i entstehen nicht nur aus den Bakterien, sondern auch aus den befallenen Geweben Stoffe (Nekrohormone), die an anderen Stellen Veränderungen hervorbringen können. M e n k i n hat durch Elektrophorese solche Stoffe aus dem Serum isoliert und unterscheidet dabei Necrosin, das an anderen Stellen Nekrosen hervorruft, sowie Stoffe, die Senkung oder Erhöhung der Leukozytenzahl bewirken. Hierdurch kann auch der Befund von B u r k y erklärt werden, daß Kaninchen, die gegen Staphylokokken sensibilisiert wurden, auch überempfindlich gegen die Muskelsubstanz sind, auf der die Kokken gewachsen waren. Im Serum der Rheumatiker findet man demgemäß verschiedenartige Veränderungen, die die bakterielle Theorie des Rheumatismus zu stützen geeignet sind. M a d s e n und K a l b a k berichten, daß in Dänemark nach Epidemien mit hämolytischen Streptokokken gehäuft akute Polyarthritis auftrat. Im Blut der Kranken wurden spezifische Antikörper der Gruppe A Lancefield nachgewiesen. Es wird ein Antistreptolysintest angegeben (N e i l l , M a l l o r y , T o d d , K a l b a k). Bei über 200 erhöhtem Titer besteht Verdacht auf A-Streptokokken-Infektion, ein Titer von 150 gilt als zweifelhaft. Bei Ausgang in sekundär chronische Polyarthritis bleibt der Antistreptolysintiter erhöht, das Agglutinin auf A-Streptokokken ist bei 65%/0 der Fälle nachweisbar, wird aber bei sehr langer Dauer negativ. Fälle mit positiver Agglutination und Antistreptolysintiter sind besonders bösartig, bei ihnen sind Gold und Penicillin unwirksam, manchmal soll Streptomycin wirken. Nach W e i t z m a n n ist die Takata-Reaktion bei 24%/0 der an chronischer Polyarthritis leidenden Kranken positiv, überhaupt bestehen Verschiebungen in den Bluteiweißkörpern (D y s p r o t e i n ä m i e), die ein Symptom, aber niemals die Ursache des rheumatischen Syndroms sind.

Nach B ö n i scheinen Beziehungen zwischen Antikörpern und dem Eisen- und Kupfergehalt des Serums zu bestehen, indem kurz nach Infektionen Eisen sinkt, Kupfer im Serum ansteigt. Bei erhöhter BSG ist meist Eisen niedrig. B ö n i schließt aus dem Verhalten der Metalle auf infektiöse Genese der primär chronischen Polyarthritis. Nach H a r t m a n n , S c h r ö d e r und V o g e s sind bei akutem Gelenkrheumatismus die α- und β-Globuline im Serum vermehrt, bei der chronischen Polyarthritis die β-Globuline. Gemeinsam ist allen Polyarthritiden eine Hypalbuminämie und Hypoonkie. Elektrophoretisch lassen sich bestimmte Verschiebungen zwischen den Eiweißkörpern nachweisen.

Der infektiöse Faktor

Unter den erworbenen Schädigungen, die eine Ursache des Rheumasyndroms bilden, steht der Herdinfekt an erster Stelle. Die Lehre von der Bedeutung der Herdinfektion ist keineswegs erst von auswärts zu uns gekommen. Schon 1905 hat u. a. G ü r i c h auf die Bedeutung der Tonsillen für die Genese des Gelenkrheumatismus hingewiesen, und P ä ß l e r hat 1909 septische Zustände mit chronischen Infektionen der Mundhöhle in Verbindung gebracht. Der ursächliche Zusammenhang von Herden an den Mandeln und Zähnen mit gewissen rheumatischen Erkrankungen steht heute zweifelsfrei fest. Als Krankheitserreger kommen in erster Linie dabei Streptokokken sowie der Mikrokokkus F i s c h e r - S c h i c k in Frage. Es ist nur die Frage, ob man daneben noch einen besonderen Erreger des „Rheumatismus specificus" anzunehmen hat. Diese Frage ist aber für den Therapeuten nebensächlich, weil er in jedem Fall auf das Vorhandensein etwaiger Herdinfekte achten und gegebenenfalls für ihre Entfernung sorgen muß, zumal es ja möglich ist, daß auch der hypothetische spezifische Erreger durch die Mandeln oder Rachenorgane eindringt (G r ä f f).

Nach der von den meisten Autoren vertretenen Auffassung setzen sich keine Erreger in den Geweben fest; einige Autoren nehmen eine Streuung von Bakterien in die Blutbahn an, nach einer anderen, sehr verbreiteten Annahme werden von den Herden aus Toxine abgegeben.

Daß in Blutkulturen keine Kokken gefunden werden, beweist nichts gegen ihr Vorhandensein in starker Verdünnung, denn zum Nachweis sind mindestens 10 000—1000 000 Keime im ccm nötig.

R ö ß l e spricht von Formes frustes einer Sepsis, S l a u c k von Fokaltoxikose. Man wird annehmen müssen, daß die Erreger oder ihre Toxine allmählich eine Überempfindlichkeit an den Geweben des Mesenchyms hervorbringen, und daß so bei jeder verstärkten Ausschwemmung von Toxinen die rheumatischen Anfälle als hyperergische Reaktion provoziert werden.

Für die Genese durch H y p e r e r g i e auf Streptokokken werden u. a. serologische Erscheinungen herangezogen. G o l d i e sah bei 500 Rheumatikern verstärkte Reaktionen auf Injektion von Streptokokkenvakzinen, im gleichen Sinn sprechen Ergebnisse von G r e e n und C o l l i s. Talât Vasfi ÖZ findet bei akuter Polyarthritis im Rachenabstrich vorherrschend Streptokokkus viridans. Extrakte aus den Abstrichen riefen intrakutan Herdreaktionen hervor, bei Katzen konnte durch Impfung Arthritis hervorgerufen werden.

S t u d e r findet bei 80%/0 der Kranken mit chronischem Gelenkrheumatismus Agglutination auf hämolytische Streptokokken im Serum, bei akuter Polyarthritis in 10%/0. Bei 80 bis 90%/0 der Rheumatiker war der Antistreptolysintiter erhöht.

Höchstwahrscheinlich bestehen bestimmte Beziehungen zur S e p s i s. R ö ß l e drückt sich darüber folgendermaßen aus: „Es ergeben sich unter dem Gesichtspunkt lange anhaltender, geringfügiger Lokalinfekte weiter Beziehungen zwischen dem Rheumatismus und der Lehre von der Fokalinfektion, besonders wichtige Beziehungen zur Sepsis, die ja nicht selten als schließliche Erkrankung sich auf den rheumatischen Zustand aufpfropft. Grundsätzlich liegt eine Gegensätzlichkeit zwischen beiden Erkrankungen vor: Während der Rheumatismus eine durch

Öffnung der Blutgefäßwandschranken mittels mildem Schock erfolgende Abdrängung der Allergene in die Gewebe bzw. in die Gefäßwände und ihre Umgebung ist, zeichnet sich die reine septische Allgemeininfektion durch eine Auseinandersetzung des Blutes und der blutreinigenden Organe mit dem Antigen bei einer die Gewebe schützenden Abdichtung des Endothels aus!"

v. Bergmann sieht mit Klinge im Rheumatismus eine Analogie zur Serumkrankheit, wobei nicht nur morphologische, sondern auch humorale Vorgänge entscheidend sind. Er sieht im Rheumatismus vorwiegend eine bakteriotoxische Reaktion im Gegensatz zu den bakteriell-septischen metastasierenden Vorgängen der Sepsis.

Es wird also mit Gerhardt und Weintraud, die den Begriff des Rheumatoids aufgestellt haben, eine Überempfindlichkeit des Organismus als Voraussetzung gefordert. Der Erreger ruft bei Verschleppung in die Blutbahn nur deshalb keine Sepsis hervor, weil er virulenzgedrosselt ist und vom Gewebe rasch abgetötet wird, und weil das Gewebe in der Abwehr sensibilisiert ist. Bei Schüben können sich aber doch einmal Metastasen entwickeln wie bei der Endokarditis.

v. Neergaard vertritt demgegenüber den Standpunkt, daß es zwar einen „Kokkenrheumatismus" gibt, daß in der Hauptsache aber enge Beziehungen zur Grippe und zum Erreger der banalen Katarrhe, dem Virus Kruse-Dochez, bestehen.

Die ausgeschwemmten Toxine, welcherart sie auch sein mögen, wirken in verschiedener Weise auf das allergisierte Gewebe und vor allen Dingen auf das Gefäßsystem ein. Über die Art, wie solche Vorgänge im einzelnen ablaufen, haben wir bisher nur unklare Vorstellungen. Es darf wohl angenommen werden, daß — vielleicht über das vegetative Nervensystem — bestimmte Teile des feineren Blutgefäßnetzes sensibilisiert oder erregt werden, so daß in diesen Verzweigungsgebieten angiospastische Zustände und dadurch Ernährungsstörungen in den betreffenden Geweben eintreten. Nur auf diese Weise, durch das momentan erregbare Gefäßsystem, wird man sich das blitzartige Eintreten eines Anfalls von akutem Muskelrheumatismus, eines „Hexenschusses" also, erklären können. Eine starke Mitbeteiligung des Gefäßsystems beim rheumatischen Geschehen ist schon von Pemberton und von Rößle angenommen worden und wird auch von vielen Autoren (Kovacs und Wright, Danyi, Leignel-Lavastine, Weil, Ruhmann, Lunedei, Evers) betont.

Eindrucksvoll sind die experimentellen Ergebnisse von Kaether, der mit der Saugglockenmethode bei Rheumatikern eine erhöhte Kapillardurchlässigkeit feststellte, und zwar auch bei Arthritis deformans.

Es gibt noch eine andere Erklärung für die plötzlichen Vorgänge beim Rheumatismus, die zuerst von Adolf Schmidt und von Queckenstedt gegeben worden ist. Diese Hypothese ist dann von Slauck übernommen und ausgebaut worden. Auf Grund verschiedener Überlegungen kommt Schmidt zu der Ansicht, daß der rheumatische Muskelschmerz, die „Myalgie", in Wirklichkeit eine Neuralgie des Muskelnerven sei. Er nimmt dabei an, daß „die

Schädlichkeit, welche die myalgischen und neuralgischen Schmerzen erzeugt, wahrscheinlich an allen Abschnitten der peripheren sensiblen Bahnen angreifen kann, daß sie aber mit besonderer Häufigkeit an den Wurzelgebieten ansetzt. Wir haben dabei speziell die reinen, spontan entstehenden idiopathischen Fälle im Auge. Bei den reflektorisch erzeugten und symptomatischen Fällen kommen daneben noch andere Auslösungsorte in Frage". S c h m i d t nimmt also an, daß die das Rheuma auslösenden Toxine sich hauptsächlich an den S p i n a l w u r z e l n festsetzen und dadurch die Erscheinungen des Muskelrheumatismus hervorrufen. Er kommt zu dieser Auffassung zum Teil deshalb, weil an den rheumatisch erkrankten Muskeln niemals irgendwelche histologischen Veränderungen gefunden werden. Er erklärt mit seiner Theorie „die Doppelseitigkeit vieler Fälle, das Herumziehen der Schmerzen, die Ähnlichkeit der myalgischen Schmerzen mit den Schmerzen bei der Rückenmarksschwindsucht".

Inwieweit rheumatische Erscheinungen auch vom Darm aus durch „I n t e s t i n a l e A u t o i n t o x i k a t i o n" hervorgerufen werden können, ist noch nicht ganz geklärt. Jedenfalls ist die Möglichkeit solcher Zusammenhänge durchaus nicht von der Hand zu weisen, und G u t z e i t und B e c h e r schreiben ihnen große Bedeutung zu. Wohl als gesichert kann der Zusammenhang gelten bei den Rheumatoiden nach Ruhr, die nach W a l t h e r nach über 50% aller Ruhrerkrankungen auftreten sollen. Vielleicht wirken die dysenterischen Geschwüre als Infektherde, vielleicht spielt auch eine abnorme Durchlässigkeit des Darmes für toxische Stoffe mit. Bei den neuralgischen Schmerzen durch Vitamin-B-Mangel, die leicht mit rheumatischen Schmerzen verwechselt werden können, sind oft Vorgänge im Darm erheblich beteiligt, und zwar im Sinne einer relativen B-Avitaminose; die Darmschleimhaut ist dabei infolge chronischer enteritischer Veränderungen nicht imstande, das Vitamin B zu resorbieren.

Es ist anzunehmen, daß das Bestehen einer H y p o v i t a m i n o s e B das Auftreten rheumatischer Erscheinungen ganz allgemein begünstigt.

Auf jeden Fall sollte bei den Rheumatikern mehr als bisher dem Zustand der Verdauungsorgane Aufmerksamkeit geschenkt werden. Reinigung des Darmes durch Klistiere usw. hat dabei wenig Wert, da es in der Hauptsache die Dünndarmschleimhaut sein dürfte, deren schlechte Funktion zu diesen Störungen Anlaß gibt.

Nicht jeder Infektherd gibt Toxine ab, und man hat demgemäß aktive und „s t u m m e" H e r d e zu unterscheiden. Eine solche Unterscheidung differentialdiagnostisch zu treffen, ist in der Praxis außerordentlich schwer, ja oft unmöglich.

Wesentlich ist nach P ä ß l e r die Ausbildung von „t o t e n R ä u m e n", und ich sehe diese Auffassung immer wieder bestätigt. Es kommt beispielsweise nicht darauf an, ob die Mandeln groß sind oder starke sichtbare Pfröpfe enthalten, sondern auf die Räume, die hinter den Mandeln liegen und sich nicht nach außen entleeren können. Auch bei den Zähnen führen nur die abgeschlossenen Herde zu Fernsymptomen; sowie Abfluß vorhanden ist, etwa durch eine Fistel, oder wenn der Wurzelkanal aufgebohrt ist, fällt das schädigende Moment weg.

Hier möchte ich meine Erfahrung bei einem Kranken mit Analfistel erwähnen. Jedesmal, wenn eine Verhaltung in der Fistel eintrat, stellten sich rheumatische Beschwerden ein, die sofort wieder verschwanden, wenn die Fistel Abfluß hatte. Für den Praktiker besteht eine große Schwierigkeit darin, daß meist eine größere Zahl von Herden als Eintrittspforten des Infekts in Frage kommt. Dies hat vielfach zu einer kritiklosen Entfernung aller Zähne und der Mandeln bei rheumatisch erkrankten Individuen geführt. Manchmal kann man billige und überraschende Erfolge durch ein solches Vorgehen erzielen; es kommt aber auch vor, daß der Erfolg ausbleibt. Es ist nämlich durchaus nicht gesagt, daß der Herd wirklich an den Zähnen und Mandeln sitzt, sondern es gibt auch noch genügend andere Organe, die bei chronischer Entzündung als Herde in Frage kommen. In erster Linie sind die N a s e n n e b e n h ö h l e n zu nennen, die G a l l e n b l a s e, die A p p e n - d i x und die P r o s t a t a. Auch die S a m e n b l a s e n können als Infektherde in Frage kommen; bei Frauen ist ganz besonders auf den Zustand von Uterus und A d n e x e n zu achten. Dies um so mehr, als bei gynäkologischen Erkrankungen oft ausstrahlende Schmerzen in Rücken und Hüften vorhanden sind, die mit rheumatischen Schmerzen verwechselt werden. Schließlich ist auch an B r o n c h e k t a s e n und t h r o m b o p h l e b i t i - s c h e H e r d e (A g o s t i n i, M e y e r) zu denken.

Daß Geschoßsplitter als Herdinfekte wirken können, ist wiederholt beobachtet worden.

Ist an einem solchen Organ im Körper ein S t r e u h e r d vorhanden, so nützt die Entfernung von Zähnen und Mandeln überhaupt nichts. Dies wird von S l a u c k zwar bestritten, aber es gibt doch genügend Beobachtungen, bei denen die Entfernung von Herden, die nicht der Mundhöhle und ihrer Umgebung angehören, zur Heilung rheumatischer Erscheinungen geführt hat.

Ein 14jähriges Mädchen kam in meine Behandlung mit starker Schwellung und Versteifung beider Kniegelenke (sekundär-chronische Polyarthritis). Es war schon in anderen Kliniken behandelt und als unheilbar bezeichnet worden; die Erkrankung bestand bei der Aufnahme bereits über 1½ Jahre. Die Mandeln waren vor einem Jahr entfernt worden, eine Besserung war danach nicht eingetreten. Zähne gut. Durch Behandlung mit Ultra-Kurzwellen lokal und als Hyperthermie gelang es, den Zustand so weit zu bessern, daß das Mädchen wieder radfahren und tanzen konnte. Zwei Jahre später trat jedoch ein Rückfall mit den gleichen Erscheinungen wie im Anfang ein; die Erkrankung reagierte diesmal nicht auf die Kurzwellenbehandlung. Nach sechswöchiger Behandlung wurde wegen amenorrhoischer Beschwerden eine Durchflutung des Abdomens vorgenommen. Kurz darauf traten Bauchschmerzen am McBurneyschen Punkt und Temperaturerhöhung auf, es wurde eine chronische Appendizitis angenommen und die Appendix chirurgisch entfernt. Die Ultra-Kurzwellenbehandlung wurde danach wieder aufgenommen und führte in vier Wochen zu einem vollen Erfolg.

Immer wird man auch an die Möglichkeit der A n a c h o r e s e (A s - c o l i) denken müssen. Nach der Entfernung eines Herdes kann ein vorher inaktiver Herd aktiv werden und nun seinerseits zu streuen anfangen. Anachorese = Zusammenruf. Ein Entzündungsherd hat die Fähigkeit,

Keime in sich zu sammeln, wahrscheinlich weil Entzündungsherde gefäßreich und die Gefäße besonders durchlässig sind.

Weiterhin ist zu bedenken, daß mit der Entfernung der Herde zwar eine Eintrittspforte, aber nicht die Infektion beseitigt ist. Oft sind schon in den regionären Lymphdrüsen Metastasen vorhanden, die ihrerseits als Infektherde wirken. Zwar gehen die Drüsenentzündungen häufig nach der Entfernung der primären Herde zurück, das ist aber durchaus nicht immer der Fall.

Hundertprozentige Erfolge der Herdsanierung dürfen also nicht erwartet werden.

Die Tatsachen zeigen immer wieder, daß in vielen Fällen von rheumatischen Erkrankungen, besonders beim Muskel- und Nervenrheumatismus, aber auch in manchen Fällen von Gelenkrheumatismus, durch Entfernung der Herde eine Wandlung zum Besseren erzielt wird. Allerdings kann trotzdem in den meisten Fällen auf sonstige Behandlung nicht verzichtet werden.

Eine Entfernung der Herde macht sich nicht immer sofort bemerkbar, sondern der Erfolg tritt manchmal erst nach Wochen und Monaten in Erscheinung. In vielen Fällen zeigt sich der Erfolg der Tonsillektomie erst nach 6 bis 9 Monaten.

Oft flackern die rheumatischen Beschwerden gleich nach der Herdentfernung auf, wohl infolge des Aufreißens der Blutbahnen mit vermehrter Resorption von Toxinen und Bakterien.

Die Erfolgsziffern nach Tonsillektomie dürften im ganzen nicht so hoch sein, wie man nach den Ausführungen von Rosenow, Veil, Slauck, Gehlen hätte erwarten müssen.

Schoen gibt einen Erfolg nur in 25% der Fälle an, Gutzeit hat dagegen bei 100 Kranken 50 Heilungen, 25 Besserungen und 25% Fehlschläge gesehen. Die Verschiedenheit der Zahlen dürfte sich z. T. durch die Auswahl der Kranken erklären.

Nach Erke hat die Herdsanierung günstige Dauererfolge ergeben bei akutem Gelenkrheumatismus und bei Spondylarthritis ankylopoetica: dagegen sind die Ergebnisse fraglich bei primär chronischer Infektarthritis.

Vogel sah von 63 akuten Polyarthritiden nach Tonsillektomie 38 abheilen; 23 wurden besser, 16 blieben unverändert, einer starb. Auch er fand das Ergebnis bei primär chronischer Polyarthritis unbefriedigend.

Zweifellos gibt es auch einen Rheumatismus ohne nachweisbaren Herdinfekt. Nach Erling Christophersen leiden die Bewohner der Insel Tristan da Cunha häufig an Rheumatismus, obwohl die Zahnkaries bei ihnen so gut wie unbekannt ist.

Die Wirkungen der ausgeschwemmten Toxine erstrecken sich überwiegend auf das Mesenchym, und zwar offenbar in verschiedener Weise, je nach der Virulenz der Erreger und Gifte einerseits, der Stimmung beziehungsweise Allergie der Gewebe andererseits. Außer der allgemeinen hormonalen Einstellung im Körper (lokale Gewebeverfassung nach v. Bergmann) kommt offenbar noch eine örtliche Gewebedisposition in Frage (F a h r), auf Grund deren es zu erklären ist, daß beim einen Individuum die Gelenke und ihre Kapseln, beim anderen das periphere Nervensystem, die Sehnen, das Periost usw. bevorzugt erkranken. Beim akuten Gelenkrheumatismus ist, wie schon erwähnt, noch nicht klar, ob der akute Verlauf nur durch das Zusammentreffen besonders hochvirulenter Infektion mit dispositionellen Faktoren bestimmt wird, oder ob es sich um einen spezifischen Erreger handelt. Zahlreiche Versuche sind mit Vaccinen gemacht worden, die man von extrahierten Zahngranulomen und von Punktat aus Tonsillen gewonnen hat. Es wird über allergische Herd- und Allgemeinreaktionen, auch über Heilerfolge berichtet.

Le i b e r empfiehlt Punktion der Tonsillen, wobei eine kleine Menge des Punktates mit 5 ccm phys. Kochsalzlösung aufgenommen wird. Davon werden 0,1 ccm intrakutan eingespritzt, daneben wird eine Kochsalzquaddel gesetzt. Vorher und nach 72 Stunden wird das Differentialblutbild untersucht. Die Reaktion besteht darin, daß manchmal nach 24 und 48 Stunden Infiltrate auftreten, oft auch Urticaria in Nähe der Quaddel. Im Differentialblutbild fallen die Eosinophilen erst ab und steigen später an. Lympho- und Monozyten steigen an. Die Körpertemperatur kann schwanken. Als sonstige Allgemeinreaktionen werden asthmatische Zustände angegeben, ferner Gelenkschmerzen, Myalgien, Tachykardie, als Herdreaktion Halsschmerzen. Negatives Ergebnis schließt chronische Tonsillitis nicht aus. Die Tonsillektomie hatte beim größten Teil der positiv reagierenden Kranken Erfolg.

Das Antisepton (G a n s l m e y e r) ist ein Testserum und besteht aus einer Testkomponente, die aus zahlreichen Bakterienstämmen aus Infektherden gewonnen wird, daneben einen Streuschutz, der aus einem antitoxischen Serum gegen die gleichen Erreger besteht. Hier treten hauptsächlich Herdreaktionen an den Zähnen, manchmal auch Allgemeinreaktionen auf. Das Serum kann in steigenden Dosen auch zur Desensibilisierung und zur Therapie verwandt werden (F e n n e r, H a u s s).

Erkältung und Rheumatismus

Der Rheumatismus steht in ganz eindeutigen Beziehungen zur Erkältung, was insbesondere in Hinsicht auf die Prophylaxe von großer Wichtigkeit ist. Hierüber herrschten bisher ziemlich unklare Begriffe, doch ist auch diese Frage in letzter Zeit einer Klärung nähergebracht worden. Die Erkältung beruht auf einer S t ö r u n g   d e r   W ä r m e r e g u l a t i o n. In Tierversuchen ist es dem Verfasser gelungen, eine Erkältungsdisposition künstlich hervorzurufen, und zwar durch Schädigung der zentralen Wärmeregulation.

Dies gelang dadurch, daß bei Kaninchen der Hinterkopf mit Ultra-Kurzwellen von bestimmter Wellenlänge sehr kräftig durchflutet wurde. Die so behandelten Tiere wiesen, wie spätere Sektion und histologische Untersuchung ergab, deutliche Schädigungen an Ganglienzellen, hauptsächlich im Zwischenhirn und in der Gegend des dorsalen Vaguskernes und am Boden des IV. Ventrikels auf. Alle die Tiere, bei denen solche Schäden später festgestellt wurden, hatten während ihrer Lebenszeit mehr oder weniger dauernd geringe Temperaturerhöhungen, bei anderen, die eine sehr starke Dosis bekommen hatten, war die Körpertemperatur poikilotherm, bei einigen weiteren Tieren waren die Tagesschwankungen der Temperatur abnorm groß; bei einer letzten Gruppe schließlich zeigten sich spontan keine Störungen, die Tiere waren aber nicht mehr imstande, auf Einspritzung von Pyrifer mit Fieber zu reagieren.

Bei allen den Tieren, die irgendwelche erheblichen Störungen der Wärmeregulierung aufgewiesen hatten, traten Erkältungserscheinungen auf, wie Schnupfen mit starker Nasensekretion und dauerndem Schnüffeln. Alle Tiere mit stärkeren Störungen dieser Art gingen später spontan zugrunde, und bei der Sektion fanden sich regelmäßig solche Erkrankungen als Todesursache, die wir gemeinhin als Erkältungskrankheiten zu bezeichnen pflegen, also Pneumonien, Bronchitiden und Pleuritiden.

Weiterhin ergab sich, daß die Störungen der Wärmeregulierung und die Erkältungskrankheiten leichter und schneller zustande kamen, wenn die Tiere mit Äther, Chloroform oder Alkohol narkotisiert worden waren. Das stimmt mit der Tatsache überein, daß Erkältungen bei Menschen besonders nach alkoholischen Exzessen und Narkosen auftreten.

Zentrale und periphere Wärmeregulation stehen in engem Zusammenhang; Erfolgsorgane der physikalischen Wärmeregulierung sind in erster Linie die f e i n s t e n G e f ä ß e, Arteriolen und Kapillaren. Wir wissen, daß bei Individuen, die zu Erkältungen und Rheumatismus neigen, häufig gewisse A n o m a l i e n d e r W ä r m e r e g u l a t i o n vorhanden sind. Sie schwitzen leicht, oft auch nachts, sind empfindlich gegen Kälte und Zugluft und haben vielfach feuchte Hände und Füße. Auch sind sie fast stets stark wetter- und klimaempfindlich. Damit zusammenhängend ist bei ihnen das K a p i l l a r s p i e l fast immer gestört. S c h m i d t und K a i r i e s haben in grundlegenden Versuchen einen wichtigen Beitrag zu dieser Frage geliefert. Sie stellten fest, daß bei Versuchspersonen, die von Kältereizen, insbesondere bei Abkühlung der Füße, betroffen werden, die Temperatur im Gaumen absinkt. Es besteht also eine Reflexbahn von den Kälterezeptoren der Körperperipherie zum Nasenrachenraum.

Bei gesunden, kräftigen Personen führte der Reflex nur zu kurzdauernder Ischämie im Gaumen, die Temperatursenkung glich sich rasch wieder aus. Bei solchen Personen jedoch, die nach ihren Angaben stark zu Erkältungen neigten, blieb die Ischämie der Kapillaren im Rachenraum längere Zeit bestehen. Hierdurch werden aber die Lebensbedingungen für die im Rachenraum stets befindlichen Krankheitserreger (Kommensualen nach v a n L o g h e m) verbessert. In Frage kommen verschiedene Arten von Katarrherregern, wie Staphylo-Strepto-Pneumokokken, Grippeerreger, Viren, die durch Vermehrung und Virulenzsteigerungen einen Schleimhautkatarrh oder Schnupfen herbeiführen können. So ist auch das Zustandekommen von schnupfenartigen Erscheinungen bei unseren Kaninchen zu erklären.

Die Versuche des Verfassers zeigen auch, daß offenbar nicht nur in den oberen Luftwegen, sondern bis in die feinsten Bronchen hinein die A b w e h r k r ä f t e gegen die Infektion geschwächt werden, wenn die Wärmeregulation gestört ist. Inwieweit Katarrhe wirklich eintreten, hängt außerdem von der V i r u l e n z der Erreger ab; der Erkältungsdisponierte wird schon wenig virulenten Erregern leicht erliegen, während der Kräftige, Abgehärtete erst durch eine massive Infektion mit virulenten Keimen erkrankt. Besonders hochvirulente Erreger rufen also auch bei nichtdisponierten Personen Schnupfen und Anginen hervor, was wir ja bei den alljährlich auftretenden Schnupfen- und Anginaepidemien genügend zu beobachten Gelegenheit haben. Nach Beobachtungen von C h r i s t o - p h e r s e n auf der Insel Tristan da Cunha im Stillen Ozean treten dort nur Katarrhinfektionen auf, nachdem Schiffe gelandet sind. Sonst leiden die Einwohner der Insel nie an „Erkältungen". Unter den nichtimmunisierten Bewohnern breitet sich also jeder derartige Infekt epidemieartig aus.

Die B e z i e h u n g e n z w i s c h e n E r k ä l t u n g u n d R h e u m a - t i s m u s sind verschiedener Art. Zunächst kann der Katarrh zur Ursache des Rheumatismus werden (v. N e e r g a a r d). Eine A n g i n a kann einen akuten Gelenkrheumatismus nach sich ziehen, ganz einerlei, welche Erreger dabei im Spiele waren. Wiederholte Anginen führen bekanntlich oft zu schleichenden rheumatischen Erkrankungen verschiedener Art. Ebenso können sich aus einem S c h n u p f e n unter Umständen Erkrankungen der Nasennebenhöhlen entwickeln, die ihrerseits wieder Ursachen eines rheumatischen Leidens werden können. Schließlich kann aber, wie jeder Rheumatiker weiß, jeder Schnupfen rheumatische Anfälle und Schübe auslösen. Die Erfahrung hat dabei gezeigt, daß kräftige akute Schnupfen mit starker Nasensekretion meist ohne Folgen vorübergehen; verläuft dagegen der Schnupfen mehr subakut, unterschwellig, dann ist die Gefahr der Fernwirkung viel größer. Der Katarrh ist der Abwehrkampf gegen den eingedrungenen Schaden. Je akuter und kräftiger er sich entwickelt, um so besser werden die Krankheitserreger beseitigt und herausgespült, desto stärker werden auch die Abwehrkräfte mobilisiert. Die Keime kommen gar nicht dazu, sich anzusiedeln und ihre Toxine ins Innere des Körpers abzugeben. Diese Tatsache entspricht der alten Volksbeobachtung, daß die Unterdrückung derartiger Katarrhe Schäden nach sich zieht, daß die Erkältung „nach innen schlägt".

Eine zweite Beziehung zwischen Erkältung und Rheumatismus besteht darin, daß auch die K a p i l l a r e n i m K ö r p e r zu träge oder mit örtlichen Störungen reagieren, und daß dadurch Schäden in einzelnen Geweben und Organen entstehen können. Man wird wohl nicht fehlgehen mit der Annahme, daß die hyperergische Reaktion auf Toxine mit Vorliebe da erfolgt, wo eine schlechte Blutversorgung der Gewebe vorhanden ist. Diese Theorie des Verfassers findet eine volle Bestätigung durch die Untersuchungen von R a t s c h o w, der bei Rheumatikern abnorme Reaktionen in den Blutgefäßen der erkrankten Gliedmaßen fand.

Beim Rheumatiker liegt also eine S t ö r u n g d e r g e k o p p e l t e n W ä r m e r e g u l a t i o n vor. Wo die Ursachen dieser Störung liegen, ist noch nicht eindeutig festgestellt. Nach den bereits erwähnten Untersuchungen ist jedenfalls anzunehmen, daß Schädigungen der zentralen

Steuerung zu einem derartigen Verhalten führen können. Daneben ist die von R a t s c h o w gemachte Annahme nicht von der Hand zu weisen, daß auch periphere Schädigungen der Gefäße durch die Rheumatoxine verursacht sein können, etwa in der Art, daß beim Rheumatiker endoangiitische Entzündungsherde vorkommen. In Anlehnung an S u n d e r - P l a ß m a n n wurde auch an eine durch den Herdinfekt hervorgerufene Ganglionitis und von da aus bedingte Störung der Gefäßinnervation gedacht. Daß beim Rheumatismus toxische Schädigungen der Gefäße vorkommen, beweisen u. a. die Purpura rheumatica, das Erythema nodosum und die paroxysmale Hämoglobinurie.

Die Ursachen des eigentlichen Erkältungsschadens liegen also keineswegs bloß in einfacher Wärmeentziehung. Dies geht schon daraus hervor, daß es schwierig, ja fast unmöglich ist, bei gesunden, trainierten Menschen durch Kälteeinflüsse, Durchnässungen und ähnliche Einwirkungen Erkältungsschäden herbeizuführen. Es gehört dazu die E r k ä l t u n g s - b e r e i t s c h a f t, bestehend in abnormer Reaktion der physikalischen Wärmeregulation.

Die falsche Reaktionsweise der Gefäße kann wieder durch verschiedene ursächliche Faktoren bedingt sein. Der häufigste liegt in der Verstädterung des Menschen, also in der V e r w e i c h l i c h u n g. Schon die Anpassung der Kleidung an die jeweilige Außentemperatur, das Tragen von Pelzmänteln usw. schränkt das normale Kapillarspiel ein; ganz besonders gilt dies für die Bekleidung der Füße, die nur eine ungenügende Ausdünstung zuläßt. Aus den Untersuchungen von S c h m i d t und K a i - r i e s haben wir aber gesehen, daß gerade Füße und Rachenorgane durch Reflexe miteinander verknüpft sind. Außerordentlich schädlich sind in dieser Beziehung die Heizungen, in erster Linie die Zentralheizungen mit ihrer stets gleichbleibenden Temperatur.

Nach L. H i l l ist der Rheumatismus bei den Eskimos unbekannt, solange sie ihrer natürlichen Umgebung leben. Kanadische Holzfäller, denen rheumatische Krankheiten kaum bekannt waren, erkrankten epidemieartig an Gelenkrheumatismus, als ihnen geheizte Hütten zur Verfügung gestellt wurden.

Beim deutschen Heer in Rußland hat es so gut wie keine „Erkältungen" und keinen Rheumatismus gegeben, trotz der außerordentlichen Kälte. Nach Rückkehr in die Heimat, besonders in zentralgeheizten Räumen, traten alsbald Katarrhe und Rheumatismus auf.

Die P i g m e n t i e r u n g der Haut scheint von einer gewissen Bedeutung zu sein; durch Untersuchungen von B o r c h a r d t wissen wir, daß in einer durch Besonnung pigmentierten Haut das Kapillarspiel viel lebhafter ist als in einer unpigmentierten Haut. Der gut trainierte, abgehärtete Mensch reagiert auf Abkühlung mit blitzschnellen v i s z e r o k u - t a n e n R e f l e x e n; der Kältereiz der Rezeptoren bewirkt, daß im gleichen Gefäßgebiet, auch in den darunterliegenden und entfernteren Kapillargebieten, nach der anfänglichen Kontraktion eine Erweiterung der Gefäße eintritt, die einen Kälteschaden verhindert.

Beim verweichlichten Menschen erfolgen, wie wir gesehen haben, diese

Reflexe träge und verlangsamt. Dadurch kann nicht nur der Boden für einen Schleimhautkatarrh vorbereitet werden, sondern wir dürfen annehmen, daß beim Rheumatiker auch Gefäßkontraktionen in bestimmten Muskelgebieten eintreten, und daß so der r h e u m a t i s c h e A n f a l l, der H e x e n s c h u ß, entsteht.

Starke K ä l t e r e i z e sind dabei lange nicht so gefährlich wie ganz langsam oder sogar unterschwellig erfolgender Wärmeentzug. Auf den starken Reiz spricht auch der Verweichlichte an; sein Kapillarsystem ist dagegen zu unempfindlich, um auch auf den schwachen Reiz einer geringen Zugluft oder die langsame Wärmeentziehung durch feuchte Strümpfe anzusprechen; es erfolgt, wie dies aus zahlreichen Untersuchungen (siehe L a m p e r t) hervorgeht, nur eine Gefäßkontraktion, nicht aber die nachfolgende Hyperämie im betreffenden Gebiet.

Die cuti-vasalen Reflexe folgen bestimmten R e f l e x b a h n e n, und zwar, wie wir auf Grund von Erfahrungen der physikalischen Therapie wissen, zum Teil in der Form von Axonreflexen. Wir haben demnach insbesondere in den Segmentgebieten, wo die Kälte einwirkt, entsprechende Reaktionen auch in den tiefergelegenen Kapillaren zu erwarten; umgekehrt kennt jeder Rheumatiker die Tatsache, daß die Hautgebiete über den rheumatisch erkrankten Muskeln und Organen besonders kälteempfindlich sind. Der Ischiaskranke merkt plötzlich, daß Stühle kalt sind, auf die er sich setzt.

Stärker noch als die lokalen Kälteentziehungen wirken k l i m a t i s c h e E i n f l ü s s e auf das Befinden des Erkältungsdisponierten ein. Hierher gehören nicht nur plötzliche Kälterückschläge im Frühjahr, sondern auch Wärmeeinbrüche im Winter. Gerade nach solchen Ereignissen bemerkt man eine starke Häufung von Katarrhen und rheumatischen Beschwerden, während in längeren Kälteperioden nur wenig derartige Klagen auftreten. Ähnlich verhält es sich mit plötzlicher Verpflanzung in anderes, besonders in wärmeres Klima, wie dies H i l l bei den Eskimos beschreibt. Der Einbruch von F ö h n wirkt stark auf den Rheumatiker. Das schädigende Moment solcher Ereignisse liegt vor allen Dingen in der Durchbrechung des natürlichen R h y t h m u s, dem die Wärmeregulierung angepaßt ist. Wird der Rhythmus gestört, so tritt zunächst eine gewisse Unsicherheit, eine Labilität in der Einstellung des Wärmezentrums ein. Das gleiche zeigt sich bei Störungen des Tag-Nacht-Rhythmus; man erkältet sich besonders leicht nach Nachtwachen und nächtlichen Bahnfahrten. Schließlich sind ungeeignete, feuchte und dunkle Wohnungen für die Begünstigung rheumatischer Leiden anzuschuldigen.

Störungen der Wärmeregulation können weiterhin durch t o x i s c h e Einflüsse zustande kommen. Untersuchungen des Verfassers zeigten unter anderem, daß durch Narkotika die Disposition zu Störungen der Wärmeregulierung erhöht wurde. Wie schon erwähnt, gehören hierher besonders Alkohol und Äther. Anscheinend wirken die Toxine aus Infektherden analog, wenigstens lassen die schon erwähnten Befunde von S c h m i d t und K a i r i e s darauf schließen. R a t s c h o w nimmt auf Grund seiner Versuche an, daß sich die Rheumatoxine besonders gern im Zwischenhirn verankern; er glaubt an eine besondere Affinität, wie sie auch bei der Chorea minor für das rheumatische Agens anzunehmen ist. Die Parallelität zwischen Erkältung und Rheumatismus geht unter anderem auch daraus hervor, daß alle die Schäden, die eine Erkältungskrankheit erfahrungsgemäß auszulösen imstande sind, auch den bestehenden Rheumatismus verschlimmern können. Beim Muskelrheumatismus können sie den myalgischen oder neuralgischen Anfall auslösen, bei den anderen Formen des peripheren oder viszeralen Rheumatismus können sie neue Schübe hervorrufen.

Zu erwähnen ist schließlich noch, daß traumatische Einflüsse dem rheumatischen Schaden Vorschub leisten (traumatischer Rheumatismus).

Die Ernährung scheint nach den bisherigen Erhebungen keinen wesentlichen Einfluß auf die Entwicklung des Gelenkrheumatismus zu haben.

Die Formen des Rheumatismus

Rein vom therapeutischen Standpunkt gesehen haben wir d r e i g r o ß e G r u p p e n abzugrenzen: 1. den akuten Gelenkrheumatismus, 2. die schleichenden Formen des Gelenkrheumatismus, zu denen auch die essentielle Arthritis deformans (besser A. sicca) zu rechnen ist, 3. den viszeralen Rheumatismus, 4. die verschiedenen Formen des Weichteilrheumatismus. Darunter als Hauptgruppe den Muskelrheumatismus, den Nervenrheumatismus, wozu verschiedene Formen von Neuritiden und Neuralgien gehören, schließlich die Tendoperiostitis.

Vorwiegend ist der Rheumatismus eine Erkrankung des M e s e n c h y m s ; es können also praktisch alle mesenchymalen Gebilde erkranken. Allerdings dürfte daneben auch eine gewisse Affinität zum E k t o d e r m bestehen, denn die Chorea minor, die zu den rheumatischen Krankheiten gehört und auf antirheumatische Behandlung, besonders auf Kurzwellentherapie anspricht, gehört zweifellos zu den rheumatischen Erkrankungen, ebenso wie das Erythema exsudativum und nodosum, die Psoriasis, die Purpura und die paroxysmale Hämoglobinurie.

Welche Organe und Organsysteme beim einzelnen Individuum erkranken, scheint in erster Linie durch die lokale G e w e b s d i s p o s i t i o n bestimmt zu sein. Eigenartig ist, daß die einzelnen Formen selten ineinander übergehen. Dies ist zwar ´kein Gesetz, denn man findet gelegentlich doch einmal solche Übergänge, aber es ist die Regel.

Innige Beziehungen bestehen nur zwischen dem akuten Gelenkrheumatismus und dem viszeralen Rheumatismus, wie dies ja schon von alters her bekannt ist. Dies gilt auch für die subakuten Formen.

Selten dagegen sehen wir ein Zusammentreffen zwischen der primär chronischen Polyarthritis und rheumatischen Erkrankungen der Kreislauforgane. Im Gegenteil haben wir bei längerer klinischer Beobachtung immer wieder den Eindruck gewonnen, daß Herz und Kreislauf bei solchen Kranken gut funktionieren. Ähnliches gilt für den peripheren Weichteilrheumatismus. Wir sehen selten, daß Menschen, die an Muskelrheumatismus, Neuritiden und Neuralgien leiden, zu rheumatischen Affektionen innerer Organe neigen. Ebenso verhält es sich mit den Gruppen Gelenkrheumatismus und Weichteilrheumatismus. Auch hier sind, abgesehen von den sekundär chronischen Formen, Übergänge selten. Der Muskel- und Nervenrheumatismus neigt wenig zu Gelenkaffektionen. Dieser Satz gilt aber scheinbar nicht umgekehrt. Bei vielen Gelenkerkrankungen, insbesondere denen der Wirbelsäule und des Schultergelenks, beobachten wir Schmerzzustände und Muskelhärten in bestimmten Nerven- und Muskelgebieten. Hier handelt es sich aber nicht um echte Neuritiden oder Myalgien, sondern um symptomatische Erkrankungen. Auch bei Verletzungen der Gelenke sehen wir ja Kontrakturen der zugeordneten Muskeln. Oft werden auch Nerven, die an den entsprechenden Gelenken und Gelenkkapseln vorüberziehen, durch kollaterale Entzündungsvorgänge irritiert, so daß Schmerzempfindungen in den Verzweigungsgebieten dieser Nerven entstehen. Von den als Ischias angesehenen Erkrankungen ist ein großer Teil keine echte Neuritis ischiadica, sondern symptomatische Ischias.

Gelenkrheumatismus

Die Formen des schleichenden Gelenkrheumatismus spielen sich am ganzen Bindegewebeapparat der Gelenke ab, und zwar sind je nachdem die Kapseln oder die Knorpel bevorzugt. Hierdurch unterscheidet sich die primär chronische Polyarthritis, die mit hoher Blutkörperchensenkung einhergeht, von der Arthritis sicca, sogenannten A. deformans. Wahrscheinlich sind die essentiellen Formen der A. deformans nur eine besonders chronische Reaktionsweise bei der rheumatischen Erkrankung.

Wenn man von Arthrosis deformans spricht, so wird damit von vornherein etwas präjudiziert, nämlich daß es sich um eine nichtentzündliche Erkrankung im Gegensatz zu den anderen Formen handelt, analog den Nephrosen im Gegensatz zur Nephritis. Man sollte unter diesen Begriff deshalb nur diejenigen Erkrankungsformen einreihen, bei denen die nichtentzündliche Genese außer jedem Zweifel steht, also die tatsächlich durch Überbeanspruchung oder Trauma verursachten Formen sowie die statisch bedingten Gelenkerkrankungen an den unteren Extremitäten. Auch hier können oft rheumatische Schäden noch eine Rolle spielen, die sich auf das Trauma aufgepfropft haben. Oft ist es differentialdiagnostisch schwierig, ja unmöglich, diese Komponenten zu trennen, manchmal läßt sich die Trennung erst ex iuvantibus durchführen, wenn die antirheumatische oder die orthopädische Behandlung zum Ziel geführt hat.

Es geht aber unbedingt zu weit, die zu Deformierung neigenden Formen der Arthritis als nichtentzündliche „Arthrosen" oder „A u f b r a u c h - k r a n k h e i t e n" zu bezeichnen. Wenn die Bezeichnung als Aufbrauchkrankheiten Berechtigung hätte, dann müßte sie folgenden Forderungen entsprechen: Diese Erkrankungen müßten unheilbar sein, denn etwas, das abgenutzt ist, kann nicht neu aufgebaut werden. Seit Einführung der Ultra-Kurzwellentherapie wissen wir aber, daß Erkrankungen dieser Art vielfach recht gut und zu einem hohen Hundertsatz besserungsfähig sind. Sie müßten fernerhin bei den Menschen und Bevölkerungsschichten besonders stark vertreten sein, die die betreffenden Gelenke besonders stark anstrengen.

Wir hätten dann bei allen Bergführern und Bergsteigern im Alter mit chronischen deformierenden Erkrankungen der Hüft-, Knie- und Fußgelenke zu rechnen. Wir müßten bei ehemaligen Infanteristen ein Überwiegen von Erkrankungen des Knies, bei Kavalleristen Coxitiden sehen. Statistische Erfahrungen darüber liegen zwar nicht vor, aber die allgemeinen klinischen und sportärztlichen Beobachtungen sprechen durchaus nicht in diesem Sinne. Man sieht sogar sehr oft „Arthrosis deformans" bei solchen Menschen, die ihre Glieder wenig gebrauchen und eine sitzende Lebensweise bevorzugen. Daß Waldarbeiter und Holzfäller oft daran erkranken, ist zwanglos aus der großen Feuchtigkeit in den Wäldern zu erklären. Auffallend ist auch, daß die erkrankten Gelenke gerade in der am meisten beanspruchten Bewegungsrichtung am wenigsten „abgenutzt" zu sein pflegen. Die Gelenke sind da am meisten gehemmt, wo sie am wenigsten beansprucht werden.

Es handelt sich, was besonders auch bei der Therapie zu berücksichtigen ist, bei der A r t h r i t i s s i c c a immer um eine Allgemeinerkrankung, wenn auch die Kranken meist nur über Schmerzen in einzelnen Gelenken klagen. Fast immer sind, wie durch genaue Untersuchung festgestellt werden kann, mehrere Gelenke ergriffen; bei der Omarthritis findet man fast stets Knarren auch bei Bewegung des anderen Gelenkes, und bei der scheinbar einseitigen Coxitis, dem Malum coxae senile, ist meist auch die Spreizung des anderen Hüftgelenkes eingeschränkt. Daß die Schmerzen fast immer nur in einem Gelenk gespürt werden, hängt mit dem Phänomen der S c h m e r z a b l e n k u n g zusammen.

v. N e e r g a a r d hat zur Frage der Genese der von ihm so genannten „Arthronosis deformans" mehrfach Stellung genommen und gibt für eine entzündliche Genese folgende Gründe an: Auch außerhalb des eigentlichen Gelenkes, an manchen Stellen des Periosts, die der Beanspruchung nicht besonders ausgesetzt sind, finden sich röntgenologisch Aufrauhungen und osteophytische Auflagerungen, die mit Wahrscheinlichkeit auf vorangegangene entzündliche Prozesse zurückzuführen sind. Dafür, daß wir es mit einer allgemeinen Erkrankung zu tun haben, spricht auch der Verlauf in Schüben, der demjenigen bei anderen rheumatischen Erkrankungen ganz ähnlich ist. Schließlich ist zu erwähnen, daß die BSG fast nie ganz normal ist und während der Schübe zunimmt, wenn sie auch im ganzen nicht erheblich erhöht ist.

Maßgebend dafür, ob sich bei einem Menschen eine A. sicca oder eine primär chronische Arthritis entwickelt, sind in erster Linie k o n s t i t u -

t i o n e l l e F a k t o r e n. Wir sehen die schleichende Polyarthritis mehr beim Leptosomen und Astheniker, die A. sicca vorwiegend beim Pykniker (K o w a r s c h i k und W e l l i s c h, K o v a c s). Die primär schleichende Infektarthritis beginnt schon in früherem Alter, manchmal im Beginn des 3. Lebensjahrzehnts, die endokrin bedingte Form nach oder kurz vor dem Klimakterium, während die A. sicca selten vor dem 5. Jahrzehnt anfängt.

Nerven-, Muskel-, tendoperiostitischer Rheumatismus

Die wohl am meisten verbreitete Form der rheumatischen Krankheiten ist der N e r v e n r h e u m a t i s m u s. Darunter gibt es Formen, bei denen Veränderungen am Perineurium und an der Zwischensubstanz der Nervenfasern in Gestalt fibrinoider Verquellungen und Infiltrate nachgewiesen worden sind, in späteren Stadien auch narbige Zustände und Adhäsionen (K o e p p e n, K l i n g e). Auch an Ganglienzellen wurden bei Rheumatikern Veränderungen gefunden (J u n g h a n s). Nur diese Zustände sollten als Neuritis bezeichnet werden, doch ist intra vitam die Unterscheidung von anderen, neuralgischen Formen oft sehr schwer. Im allgemeinen wird man eine Neuritis annehmen können, wenn neben starker Druckempfindlichkeit des ganzen Nervenstammes Atrophien, Reflexdifferenzen oder stärkere vasomotorische Störungen auftreten, oder wenn die BSG. erhöht ist.

Daneben bestehen viele Formen von N e u r a l g i e n, von denen nur ein Teil rheumatischer Natur ist. Man wird wohl eine Verankerung der Rheumatoxine an der Nervensubstanz annehmen müssen. Außerordentlich wichtig ist die richtige differentialdiagnostische Unterscheidung von Neuralgien anderer Art und von Mischformen, damit die richtige Therapie eingeschlagen werden kann. Selten sind Formen, wo reine Überanstrengung und Trauma zu neuralgischen Erscheinungen führen, meist ist die Sachlage die, daß sich der rheumatische Schaden an den Nerven festsetzt, die dauernd überanstrengt werden, so daß wir es mit Mischformen zu tun haben. Wiederholt habe ich Fälle von Schreibkrampf und von „Epikondylitis" bei Tennisspielern, von Erkrankungen also, die gemeinhin als nur durch Überanstrengung hervorgerufen angesehen werden, nach Herdsanierung rasch abheilen sehen, nachdem alle vorher angewandten Mittel vergeblich gewesen waren. Ähnlich verhält es sich mit den Neuralgien, die mit Mangel an Vitamin B zusammenhängen. Auch hier begünstigt oft der Vitaminmangel nur das Auftreten eines rheumatischen Schadens, und man wird die Therapie danach einzurichten haben. Weiterhin sind die Neuralgien nach Infektionskrankheiten, wie Grippe, Ruhr usw., zu nennen. Schließlich ist gerade bei den Neuralgien die Rolle der Darmfunktion zu beachten. Intestinale Autointoxikation, schlechte Vitaminresorption und relative Avitaminose können die Ursachen von Neuralgien sein (B e c h e r).

Bei einem 45jährigen Mann traten wiederholt schwerste Kopfneuralgien auf, die sich besonders auf das Okzipitalisgebiet erstreckten. Es zeigte sich, daß sie besonders nach Genuß bestimmter Nahrungsmittel, insbesondere schon nach geringen Mengen starkgezuckerter Weine und Sekt, auftraten. Die Schmerzen reagierten auf keines der üblichen Antineuralgika und Antispasmodika. Auf kräftiges Abführen mit Bittersalz oder Rizinusöl dagegen verschwanden sie fast sofort. Hier besteht also zweifellos eine abnorme Durchlässigkeit der Darmwand für bestimmte Stoffe, wahrscheinlich ätherische Öle, und vielleicht eine Allergie gegen diese Stoffe.

Ein großer Teil der „Neuralgien" ist rein symptomatisch. Wie schon erwähnt, können solche Nervenschmerzen durch Prozesse an Gelenken verursacht sein; Schmerzen im Okzipital- und Schultergebiet kommen oft von spondylarthritischen Veränderungen der Halswirbelsäule, sogenannte Herzschmerzen und Interkostalneuralgien von Erkrankungen der Brustwirbelsäule. Ebenso gibt es zahlreiche Fälle von symptomatischer Ischias, die von einer Spondylarthritis der Lendenwirbelsäule herrühren. Entzündliche Prozesse im kleinen Becken können Neuralgien im Femoralis- und Ischiadikusgebiet verursachen.

Die N e u r i t i d e n sind meistens fixiert und beschränken sich auf das Gebiet eines bestimmten Nerven. Die rheumatischen Neuralgien dagegen können hexenschußartig entstehen und verschwinden; sie können von einem Gebiet auf das andere überspringen und im Körper herumziehen und leiten damit über zu dem Gebiet des Muskelrheumatismus.

Die t e n d o p e r i o s t i t i s c h e n Formen des Rheumatismus pflegen, ebenso wie die arthritischen Formen, meist an bestimmte Stellen fixiert zu sein. Bei ihnen finden sich auch anatomische Veränderungen in Gestalt der „Sehnenknötchen", die sich hauptsächlich an den Ansatzstellen der Sehnen und Kapseln finden (G r ä f f, K l i n g e). Ob die H e b e r d e n - schen K n ö t c h e n an den Endgelenken der Finger hierher gehören, ist noch nicht ganz geklärt. Periostitische Reizungen rheumatischer Natur können überall am P e r i o s t vorkommen, sie bevorzugen solche Stellen, wo ein Trauma oder eine Überanstrengung stattgefunden hat. An den Rippen können solche Prozesse „Herzschmerzen" vortäuschen. Besonders quälend sind periostitische Prozesse am Fuß, besonders zwischen den Metatarsalknochen. Der „C a l c a n e u s s p o r n" ist ein solcher periostitischer Prozeß, was schon aus dem guten Ansprechen auf antirheumatische Therapie hervorgeht.

Die S e h n e n s c h e i d e n sind ein bevorzugter Sitz der rheumatischen Veränderungen. Die rheumatischen Erkrankungen im Gebiet der Achillessehne können sehr unangenehm werden. Auch die D u p u y t r e n sche Kontraktur der Palmaraponeurose gehört hierher.

Zu dem gleichen Gebiet gehören die verschiedenen B u r s i t i d e n , wie sie teils spontan, teils auf Grund mechanischer Reizung auftreten. Es gibt dabei sowohl eine rein rheumatische als auch eine rein mechanische sowie eine gemischte Genese.

Die Ganglien an den Sehnenscheiden scheinen, da sie in Frühfällen gut auf Kurzwellentherapie ansprechen, ebenfalls rheumatischer Natur zu sein.

Anders als die zwar im Anfang herumziehenden, aber später fixierten Formen des Gelenkrheumatismus und der Neuritis verläuft der Muskelrheumatismus, der der ganzen Krankheitsgruppe den Namen gegeben hat. Sein Hauptmerkmal ist das Herumziehen. Wie schon erwähnt, ist das blitzartige Auftreten an einer bestimmten Stelle, das ebenso plötzliche Aufhören und Wiederauftauchen an anderen Punkten, das An- und Abschwellen der Erscheinungen am besten zu erklären durch die Annahme von Angiospasmen. Die dabei entstehende Ischämie bereitet den Boden für eine in diesem Gebiet auftretende hyperergische Reaktion, die zunächst keine anatomisch und histologisch nachweisbaren Veränderungen hervorzurufen braucht. Alles was die Ischämie fördert, vermehrt die Beschwerden, alle Maßnahmen, welche die Durchblutung bessern, wirken günstig. Daher kann örtliche Abkühlung einen rheumatischen Anfall auslösen; die rheumatischen Schmerzen treten, wie ich bereits a. a. O. ausgeführt habe, mit besonderer Vorliebe im Bett nachts zwischen 3 und 4 Uhr auf, wahrscheinlich infolge der stärksten Azidose des Blutes um diese Zeit. Wir hören immer wieder beim anamnestischen Befragen des Rheumatikers, daß seine Beschwerden am stärksten nach längerem Sitzen oder Liegen sind. Seine Glieder sind dann steif; erst wenn er sich wieder etwas bewegt hat, bessern sich Steifheit und Schmerzen. Nach längerer Bewegung gehen die Beschwerden zurück.

Der oft außerordentlich starke Schmerz spricht dafür, daß die sensiblen Nervenapparate in den Muskeln zum mindesten beteiligt sind. A. Schmidt geht so weit zu sagen, daß jeder Muskelrheumatismus eigentlich ein Nervenrheumatismus der Muskelnerven sei. Diese Annahme ist nicht von der Hand zu weisen; schließlich muß ja bei jeder Schmerzerscheinung im Körper eine Nervenbeteiligung in irgendeiner Weise angenommen werden. Dieselben Schmerzen wie beim Muskelrheumatismus haben wir auch nach Überanstrengungen, beim Muskelkater, oder nach stumpfen Gewalteinwirkungen auf die Muskeln. Offenbar wird hier der Schmerz durch die starke ödematöse Durchtränkung der Muskelsubstanz und damit verbundene Drucksteigerung auf die nervösen Endapparate hervorgerufen. Für die Ähnlichkeit der genannten Erscheinungen spricht auch, daß sie alle sowohl durch Ultrakurzwellen als auch, allerdings langsamer, durch Massage und Hyperämie gut zu beeinflussen sind. Ähnlich verhält es sich mit den „Muskelhärten", die so oft als pathognomonisch in den Vordergrund gestellt werden. Man kann zwischen den Muskelhärten bei Myalgie und denjenigen nach Anstrengung oder stumpfem Trauma keinerlei sicheren Unterschiede finden, auch nicht gegenüber denjenigen, die sich durch statische Überbeanspruchung oder bei reflektorischen Muskelkontraktionen nach Gelenkschäden entwickeln. Jeder stärkere Reiz bewirkt eben eine Änderung des Spannungszustandes im Muskel.

Schon allein die Ischämie kann genügen, um abnorme Kontraktionszustände hervorzurufen. Wir kennen dieses Verhalten auch bei der ischämischen Kontraktur. Vielleicht beruht die Spannungsänderung beim Muskelrheumatismus auf verwandten Vorgängen.

Der Ausdruck Myogelose ist eine nichtssagende Wortbildung, denn jede Änderung im Spannungs- oder Turgorzustand des Muskels, ebenso wie auch jede Änderung der Substanz ist notwendigerweise eine Änderung des Gelzustandes. Ich stehe diesbezüglich auf dem Standpunkt von A. Schmidt, daß die Muskelhärten nichts anderes sind als isolierte Kontraktionen einzelner Faserbündel. Dies wurde neuerdings durch elektromyographische Untersuchungen von Bayer bestätigt, andere Autoren haben aber nachgewiesen, daß an diesen Stellen Zelldegeneration und andere Schäden an der Muskelfaser entstehen können. Von Slauck wird das bereits von A. Schmidt unter dem Namen Myokymie angeführte Muskelfibrillieren als unbedingt sicheres Merkmal der fokaltoxisch bedingten rheumatischen Erkrankungen angeführt. Schon Schmidt hat angenommen, daß eine toxische Beeinflussung der Hinteren Wurzeln diese Erscheinung hervorrufe, eine Anschauung, die sich dann Slauck zu eigen gemacht hat. Dagegen hat Grund gezeigt, daß auch nach Lumbalanästhesie das Muskelfibrillieren noch bestehen bleiben kann, also auch von peripheren Vorgängen herrühren kann. Nuppeney hat auf Veranlassung von Géronne (s. d.) 231 Kranke genau nach den Slauckschen Richtlinien untersucht und gefunden, daß bei etwa 1/4 der Kranken, die keinen Fokus hatten, das Fibrillieren doch vorhanden war, während bei zahlreichen nicht fokaltoxisch bedingten Krankheiten das Fibrillieren nachgewiesen wurde.

Auf jeden Fall sind die Veränderungen am Muskel außerordentlich flüchtig und hinterlassen auch meist keine histologisch einwandfrei nachweisbaren Spuren. Mit dem Aschoff-Geipelschen rheumatischen Knötchen haben die Muskelhärten sicher nichts zu tun.

Mit dem Muskulometer stellte Bayer bei Muskelverhärtungen immer eine lokale sehr lebhafte Faseraktivität fest. Der Grad der Verhärtung hängt nach ihm von der motorischen Innervation ab. Sie kann durch Einspritzung von 1% Novokainlösung gedämpft werden. Dabei werden die proprioceptiven spinalen Muskelnerven betäubt, die Motorik bleibt unbeeinflußt. Dies bestärkt die Annahme, daß die Fasertätigkeit beim Muskelrheumatismus von den propriorezeptiven Reizen abhängt, demnach eigenreflektorisch ist. Daher kommt das Aufhören der Schmerzen bei Ruhe, denn ohne sensible Impulse entsteht kein motorischer Reflex. Der Schmerz wird als vegetativer Organschmerz aufgefaßt, wie er bei rhythmischer elektrischer Reizung entsteht, wenn eine bestimmte Stärke der Kontraktion überschritten wird. Durch Besserung der Blutzufuhr kann der Zustand gebessert werden.

Die Diagnostik des Muskelrheumatismus stößt, wie aus diesen Ausführungen hervorgeht, auf große Schwierigkeiten. Die Blutkörperchen-Senkungsreaktion läßt ganz im Stich, sie kann völlig normal sein. Vielleicht bringt uns die Mestersche Reaktion (Einspritzung von Salizylsäure intrakutan, bei positivem Ausfall Leukopenie) noch weiter, doch sind die Erfahrungen damit noch nicht genügend, um ein Urteil zu gestatten. Von differentialdiagnostisch wichtigen Erkrankungen kommt in erster Linie die Grippe-Myositis in Frage (Korth), sowie Myalgien nach anderen Infektionskrankheiten und Intoxikationen.

Therapeutisch ist es gut, an dem Standpunkt stets festzuhalten, daß der Muskelrheumatismus keine mehr oder weniger akut auftretende Erkrankung ist, sondern daß der rheumatische Anfall nur das plötzliche Manifestwerden einer latent bestehenden Allgemeinerkrankung ist.

II. Prophylaxe

Es steht außer Zweifel, daß ein großer Teil der zum Rheumatismus führenden Schädigungen mit der Z i v i l i s a t i o n zusammenhängt. Nach L. H i l l kommt der Rheumatismus im tropischen Afrika selten, bei den Eskimos überhaupt nicht vor, obwohl sie dauernd Kälteschäden ausgesetzt sind. Die Hauptrolle spielen wohl V e r w e i c h l i c h u n g , G e b i ß v e r f a l l und c h r o n i s c h e M a n d e l e n t z ü n d u n g . Auch die letztere Erkrankung dürfte zum Teil als Zivilisationsschaden anzusprechen sein; durch die starken Menschenansammlungen der Städte, den Kehricht der Zimmer und die verweichlichenden Einflüsse der Stadt sind die Menschen leicht Infektionen, Erkältungen und Anginen ausgesetzt, die das Tonsillengewebe allmählich zerstören und zum Bild der chronischen Amygdalitis führen. Die Prophylaxe kann hier nicht viel tun, denn im heutigen Arbeitsleben können die Schäden kaum vermieden werden. Die Bevölkerung muß aber noch mehr als bisher auf die Bedeutung der A n g i n e n hingewiesen werden. Es sollte immer wieder darauf gedrungen werden, daß die Kranken sich bei jeder Angina, wenn irgend möglich, sofort ins Bett legen und schwitzen, damit es nicht erst zu tiefergreifenden Veränderungen der Mandeln kommt. Bei akut fieberhaften Anginen ist zu fordern, daß der Kranke nicht früher als 5 Tage nach Entfieberung aufsteht. Der kurze Ausfall an Arbeitskraft wird durch den Nutzen weit aufgewogen, denn die Ausfälle, die durch verschleppte Anginen und ihre oft irreversiblen Folgen später entstehen, beanspruchen bestimmt mehr Zeit zu ihrer Behandlung als die wenigen Tage der Frühbehandlung der frischen Anginen.

Die Z a h n p f l e g e und die Bekämpfung des Gebißverfalls, eine der Voraussetzungen einer wirksamen Prophylaxe, hat in den letzten Jahrzehnten erfreuliche Fortschritte gemacht. Noch mehr als bisher wird auf äußerste Asepsis bei Wurzelbehandlungen Wert zu legen sein, sowie auch darauf, daß Zähne, bei denen Verdacht auf Granulombildung besteht, nicht überkront oder als Stützpfeiler zu Brücken benutzt werden. Ich gehe nicht so weit, unbedingt eine Entfernung sämtlicher wurzelbehandelter Zähne zu fordern oder jede Wurzelfüllung abzulehnen. Das künstliche Gebiß kann doch niemals die Kaukraft des echten Gebisses ersetzen. Es ist durchaus nicht gesagt, daß pulpatote Zähne unbedingt zu rheumatischen Erkrankungen führen müssen; dies ist nur der Fall bei rheumadisponierten Menschen, und wir sehen zahllose Menschen mit wurzelbehandelten Zähnen, die nie irgendwelche Beschwerden davon gehabt haben. Unbedingt gefordert werden muß aber eine regelmäßige Überwachung des Gebisses, damit Kariesfälle so frühzeitig behandelt werden können, daß keine Wurzelbehandlungen nötig werden. Eine erfolgreiche Behandlung der Granulome ist möglich durch das Elektrolyse-Verfahren von W o l f. Da die W o h n u n g s f r a g e eine gewisse Rolle bei der Ätiologie des Rheumas spielt, wird man ihr Aufmerksamkeit widmen müssen. Besonders bei rheuma-disponierten Familien wird man darauf zu achten haben, daß sie trockene, sonnige Wohnungen zugewiesen bekommen. Ofenheizung ist dabei besser als Zentralheizung, die durch ihre gleichbleibende Temperatur stark zur Verweichlichung beiträgt. Nachts sollen die Fenster offen gehalten, der Körper gut zugedeckt werden. Nach meinen Erfahrungen sind hölzerne Bettstellen den metallenen vorzuziehen, da bei diesen leicht ein unbemerkter Wärmeentzug von unten her stattfinden kann. Überhaupt ist ein genügender W ä r m e s c h u t z von unten besonders wichtig. Die Betten sollen außerdem nicht an Außenwänden stehen.

Im übrigen wirken prophylaktisch alle die Maßnahmen, die den Zivilisationsschäden entgegenwirken und den Körper abhärten. Hier ist in den letzten Jahren viel geschehen, schon dadurch, daß der Sportgedanke mehr ins Volk getragen worden ist. Alle S p o r t arten mit Bewegung an frischer Luft mit leicht bekleidetem Körper, besonders Rudern, Paddeln und Schwimmen, sind zu bevorzugen. Gelegentliche kleine Durchnässungen und Abkühlungen schaden nicht, wenn der Körper in Bewegung bleibt, und wenn hinterher für Abtrocknung und trockene Kleidung gesorgt wird. Der Rheumatiker kann ohne weiteres auch an kühlen Tagen s c h w i m m e n gehen, wenn er sich erst einmal daran gewöhnt hat. Besonders hoch ist das B a r f u ß l a u f e n zu bewerten, da nach den obengenannten Untersuchungen offenbar besonders enge reflektorische Beziehungen zwischen Füßen und Rachenraum bestehen. v. N e e r g a a r d weist mit Recht auf den Wert der K n e i p p - K u r e n für die Rheumavorsorge hin. Er sieht eine Hauptaufgabe der Vorsorge in der Hebung der Resistenz gegen den Katarrhinfekt. „Die gleichen physikalischen Umweltfaktoren, die, wie wir nachher sehen werden, die Resistenz brechen, können, in anderer Form und Dosierung angewandt, die Resistenz heben und zu einer zielstrebig geleiteten Abhärtung führen... Diese Faktoren... müssen aber sinngemäß und der momentanen individuellen Immunitätslage angepaßt werden, wenn sie nicht zum gegenteiligen Ziel, einer Schädigung, führen sollen." Wichtig ist, wie schon erwähnt, die Vermeidung schleichender, unbemerkter Abkühlung. Aufenthalt an der See oder im Mittelgebirge, wenn er mit reichlicher Bewegung verbunden ist, wird sich stets günstig bemerkbar machen. Man soll dabei trockene Plätze aufsuchen. Mitten im Wald gelegene Plätze sind wegen der erheblichen Feuchtigkeit ungeeignet.

Bewegung ist immer gut für den Rheumatiker; er soll also nach Möglichkeit wandern, radfahren, rudern o. dgl. Weiterhin sind gelegentliche Schwitzpackungen und römisch-irische Bäder von großem Vorteil. Der Nutzen der finnischen S a u n a und der japanischen Bäder ist bekannt. Eine Maßnahme, auf die immer hingewiesen wird, ist die B e s t r a h l u n g mit Sonnenlicht oder künstlicher Höhensonne. Durch Untersuchungen von B o r c h a r d t wissen wir, daß das Kapillarspiel des bestrahlten und pigmentierten Körpers viel lebhafter und ausgiebiger ist als das des unbestrahlten. Dazu kommt die Beeinflussung des Vagustonus und des Vitaminhaushaltes. Es empfiehlt sich deshalb für erkältungs- und rheumaveranlagte Personen, in den besonders gefährdeten Spätherbst- und Wintermonaten sich regelmäßig mit Ultraviolett in schwachen Dosen bestrahlen zu lassen. Die Bestrahlungen sollen unter der Erythemschwelle bleiben. In den Sommermonaten ist die Möglichkeit natürlicher Sonneneinwirkung nach Möglichkeit auszunutzen.

Ganz unsinnig ist aber dabei die Art, wie sie in Winterkurorten jetzt so häufig betrieben wird: Man legt sich ohne Kopfbedeckung in die pralle Sonne und läßt sich so stundenlang in regloser Stellung bestrahlen. Hierbei wird die Gesichtshaut, die an sich wenig strahlenempfindlich ist, sehr schnell so stark pigmentiert, daß eine tiefere Einwirkung der langwelligeren Sonnenstrahlen nicht mehr möglich ist, und die Körperhaut wird überhaupt nicht getroffen. Diese nur der Eitelkeit dienende schlechte Angewohnheit ist nicht nur nutzlos, sondern wegen der Gefahr der Insolation auch gefährlich.

Die Art der E r n ä h r u n g hat, wie auch v. N e e r g a a r d schreibt, nicht die überragende Bedeutung, wie sie von mancher Seite angenommen worden war. Nach v. N e e r g a r d steigert eine kalorienreiche, kalziumarme und kaliumreiche Kost die Allergiebereitschaft und ist deshalb zu vermeiden. Den Vorteil einer kalorienarmen, rohkosthaltigen Ernährung sieht der genannte Autor nicht im Vitaminreichtum, sondern in der Kalziumzufuhr und Kochsalzbeschränkung.

III. Allgemeine Therapie

Infektbehandlung

Die vorangegangenen Ausführungen waren notwendig, weil nur auf Grund einer geschlossenen Anschauungsweise, selbst wenn sie nur den Wert einer Arbeitshypothese besitzen sollte, eine zielbewußte Therapie möglich ist.

Vor jeder anderen Therapie hat eine Untersuchung auf etwaige I n - f e k t h e r d e zu erfolgen [1]). Man wird bei der Entfernung solcher Herde

---

[1]) Ich möchte hier auf eine sprachliche Mißbildung hinweisen; nämlich die Wortbildung Fokalherd, die eine Tautologie ist.

mit einer gewissen Kritik und Auswahl vorgehen müssen, zumal bei Entfernung der Zähne; oft sind große Teile des Gebisses schadhaft, und man wird immer eine ungünstige Rückwirkung auf die Verdauungsvorgänge durch Entfernung eines größeren Teils der Kaufläche erwarten müssen. Man wird also zunächst einmal Röntgenaufnahmen der Zähne machen, muß sich aber darüber klar sein, daß es einerseits „stumme" Granulome gibt, die nicht mit der Blutbahn kommunizieren, also nicht streuen, und daß es andererseits gefährliche Streuherde gibt, die sich im Röntgenbild nicht oder nur als schwacher Schattenrand an der Wurzelspitze darstellen. Um alle Herde radikal zu entfernen, müßte man deshalb eigentlich alle Zähne mit toten Pulpen entfernen; dies bedeutet stets einen schweren Eingriff und ist in den seltensten Fällen wirklich notwendig. Man kann nach solchem radikalen Vorgehen manchmal billige Erfolge ernten, manchmal wird aber die Kaukraft für einen völligen Mißerfolg geopfert. Jedenfalls wird man versuchen, erst einmal mit geringeren Maßnahmen auszukommen. Sieht man nach der Extraktion eines oder einiger besonders verdächtiger Zähne keinen Erfolg, so kann man immer noch später die anderen Zähne behandeln[1]). Das Ultra-Kurzwellenverfahren zur Behandlung von Wurzelherden hat leider die Hoffnungen nur zum Teil erfüllt. Man kann die Herde vorübergehend inaktivieren, aber nicht auf die Dauer heilen. Dies ist verständlich, da immer ein Nachschub von Bakterien durch den Pulpakanal vor sich geht, der das Granulom reaktiviert.

v. R i e s empfiehlt, bevor man zu ausgedehnteren Extraktionen greift, stets eine Ultra-Kurzwellenbehandlung der Zähne vorzunehmen. Nach vorstehenden und anderen Erfahrungen ist ferner zu raten, bei den verdächtigen Zähnen erst einmal den Wurzelkanal bis zur Spitze zu öffnen und zu reinigen und eine Zeitlang offen zu behandeln. Ist der tote Raum eröffnet und hat Abfluß nach außen, dann gehen gewöhnlich die von diesem Granulom aus verursachten rheumatischen Schmerzen zurück, und wir haben so wenigstens einen diagnostischen Anhalt. Extraktion oder Wurzelspitzenresektion können dann später immer noch erfolgen.

Wie G u t z e i t und K ü c h l e i n gezeigt haben, kann man das Ultra-Kurzwellenverfahren auch zur Provokation von Zahnherden diagnostisch verwenden.

Die Schwierigkeiten des G u t z e i t schen Provokationsverfahrens liegen darin, daß es zeitraubend ist, wenn mehrere Herde verdächtig sind, und deshalb große Geduld seitens der Kranken und der Ärzte erfordert. Immerhin haben wir aber doch ein Mittel, um inaktive von aktiven Herden zu unterscheiden.

Daß man der P a r a d e n t o s e Aufmerksamkeit widmen wird, erscheint selbstverständlich. Allerdings kommt ihr keine allzu große Bedeutung für die Genese des Rheumatismus zu, wenn sich nicht abgeschlossene Herde, also tote Räume, gebildet haben. Man wird aber doch schon rein prophylaktisch die Paradentose bekämpfen, wozu das Ultra-Kurzwellen-

---

[1]) Über Ergebnisse der Herdsanierung siehe S. 16 ff.

verfahren ein gutes Mittel an die Hand gibt. In Kombination mit den üblichen zahnärztlichen Verfahren, im Anfangsstadium auch allein, ist es imstande, die Blutversorgung und Ernährung des Zahnfleisches ganz wesentlich zu bessern und so das Fortschreiten der Paradentose zu verhindern. Daneben kann man noch Massage und Höhensonnenbestrahlungen (B a c h) anwenden.

Bei den T o n s i l l e n ist es meist unmöglich, vom äußeren Aussehen auf die Gefährlichkeit als Infektherd zu schließen. Oft sind Mandeln, die vergrößert sind und Stippchen aufweisen, verhältnismäßig harmlos, während manchmal ganz kleine geschrumpfte Mandeln, an denen sich äußerlich nichts Krankhaftes erkennen läßt, gefährliche Infektherde sind. Es kommt nicht auf die Entzündungsvorgänge in den Krypten an, die sich nach außen entleeren können, sondern auf die toten Räume, die man nicht übersehen kann (s. a. K a h l e r, K o f l e r, M a y e r u. a.).

Nach diesen Autoren gibt es folgende Anhaltspunkte für das Vorliegen chronischer Tonsillitis mit Indikation zur Tonsillektomie: Tiefliegende Eiterung der Tonsillen verrät sich oft durch eine Rotfärbung der Tonsillengegend bis zu den vorderen Gaumenbögen hin, in Kontrast zur Färbung der übrigen Mundschleimhaut, sowie Druckempfindlichkeit der Tonsillen. Sichtbare Mandelpfröpfe sind keine sicheren Zeichen für Vorliegen chronischer Amygdalitis, sie kommen auch bei Gesunden vor. Von den Mandeln kommender Foetor weist dagegen oft auf tiefliegende Herde hin. Sehr verdächtig ist das Vorhandensein von flüssigem Eiter im Exprimat, der erhebliche Mengen von Leukozyten im Eiter enthält. Allerdings sind auch bei 20% der Gesunden Leukozyten im Eiter enthalten. K n ü - c h e l unterscheidet 4 Typen nach dem mikroskopischen Befund des Exprimats: Bei 1 und 2, die nur Lymphozyten bzw. Segmentkernige enthalten, soll nicht ektomiert werden. Bei 3 mit einzelnen Leukozyten und vielen Kokken und 4 mit nur Kokken kann dann ektomiert werden, wenn keine Nebenhöhleneiterung gleichzeitig vorhanden ist. Der größte Wert wird allgemein auf die Anamnese gelegt. Wiederholte peritonsilläre Abszesse und rezidivierende Mandelentzündungen lassen die Ektomie ratsam erscheinen. Gegenindiziert ist die Tonsillektomie nach S l a u c k bei Hypertension, Tuberkulose und bei lange bestehenden Formen der chronisch-exsudativen Polyarthritis mit Übergang zum produktiven Stadium.

Wichtig ist der D r ü s e n b e f u n d im Kieferwinkel und im seitlichen Halsdreieck. Lassen sich durch Betastung deutliche harte Lymphknoten feststellen, so ist die Tonsillektomie angezeigt. Man kann sich noch durch Absaugen des Sekretes und seine histologische Untersuchung ein Bild von der Aktivität des Prozesses machen.

Von manchen Autoren wird nach dem Vorgang von R o e d e r die S a u g b e h a n d l u n g der Gaumenmandeln empfohlen, zu der noch Auswischen des Nasenrachenraumes bis zum Fornix mit einem watteumwickelten Draht und Ausspülungen gehören. Diese Maßnahmen sind wohl im wesentlichen als eine kräftige Massage zu bewerten. Sie kommen nur da in Frage, wo noch ein vollständiger Abfluß der Sekrete möglich ist, wo also die Krypten noch nicht zugeklebt sind. Durch die Evakuation der Sekrete und vor allen Dingen durch die starke mechanische

Einwirkung werden die Mandeln gereizt, es entsteht eine Hyperämie; das Absaugen wirkt also wie ein unspezifischer Reiz. Nach dem Absaugen hat sich Pinseln mit Katadynsilber (S c h e r i n g) empfohlen.

Das S c h l i t z e n der Mandeln dürfte nur vorübergehenden Erfolg mit sich bringen, denn man wird mit Recht annehmen können, daß die Schnittwunden bald wieder verkleben, und daß dadurch der frühere Zustand wieder hergestellt wird. Es kann nur da von Wert sein, wo die Entzündung der Mandeln noch nicht chronisch geworden ist. Ähnlich verhält es sich mit der U l t r a - K u r z w e l l e n behandlung der Mandeln. Sie hat im akuten und subakuten Stadium ausgezeichnete Erfolge, vor allen Dingen kommt man bei Tonsillarabszessen wegen der Beschleunigung des Durchbruchs fast immer ohne Inzision aus; im chronischen Stadium kann sie vorübergehenden Erfolg haben und wirkt unbedingt gut bei akuteren Schüben. Sie ist aber nicht imstande, die toten Räume auf die Dauer zu beseitigen, zumal man immer wieder einen Nachschub von Bakterien aus der Mund- und Rachenhöhle annehmen muß. Es ist übrigens keineswegs sicher, ob nur die Mandeln als Infektherde wirken können, sondern es erscheint möglich, daß auch andere Teile der Rachenschleimhaut als Eintrittspforten für Bakterien oder Viren in Frage kommen. Besonders bei der v. N e e r g a a r d schen Theorie müßte dies angenommen werden.

Hinzuweisen ist noch darauf, daß man die chronische Tonsillitis auch mit Röntgenbestrahlungen behandelt hat (K u t t n e r, K n o x, H i l w e g). Angewandt werden kleine Dosen (5 m A bei 150—160 V, 3 mm Al, wöchentlich 1mal je 5 Min., insgesamt 4—8 Bestrahlungen).

Zweifellos können die N e b e n h ö h l e n d e r N a s e Infektherde darstellen, besonders wenn sich tote Räume bilden, wenn also kein Abfluß vorhanden ist.

Bei der Behandlung der Entzündungen der Nebenhöhlen der Nase ist die Kurzwellentherapie von großem Wert (P r i e t z e l). Die Erfolge sind um so besser, je frischer die Entzündungen an den Nasenhöhlen sind, auch bei älteren eitrigen Entzündungen gelingt aber häufig noch eine völlige Heilung durch Ultra-Kurzwellen. Ungeeignet sind diejenigen Fälle, wo schon stärkere Polypenbildungen vorhanden sind, da diese Wucherungen nicht mehr durch Ultra-Kurzwellen beseitigt werden können und stets Anlaß zu Rezidiven geben.

Auch andere Herdinfekte lassen sich meist gut beeinflussen. Thrombophlebitische und pulmonale Herde reagieren in den meisten Fällen ausgezeichnet auf Ultra-Kurzwellen. Das gleiche gilt für die Cholezystitis und für die meisten Adnexerkrankungen. Auf chronische Appendizitis muß geachtet werden.

Für die A l l g e m e i n b e h a n d l u n g rheumatischer Leiden ist eine Grundregel: Bei frischen, akuten Erkrankungen ist Schonung und Beruhigung angebracht, bei älteren Reizung, bei veralteten Übung. Für alle diese Maßnahmen steht eine große Menge von arzneilichen und physikalischen Mitteln zur Verfügung.

Arzneibehandlung, Chemotherapie

Unter den beruhigenden Mitteln stehen nach wie vor die **Salizylate** an erster Stelle. Sie sind das souveräne Mittel zur Behandlung des akuten Gelenkrheumatismus oder, wie man vielleicht besser sagt, des rheumatischen Fiebers. Es gibt verschiedene Präparate, die einander ungefähr gleichwertig sind, sich aber durch verschiedene Verträglichkeit unterscheiden.

Die einzelnen Präparate wirken etwas verschieden; so wird dem Na salicylicum eine bessere Gelenkwirkung zugeschrieben, dem Aspirin neben besserer Verträglichkeit eine stärkere beruhigende und peripher gefäßerweiternde Wirkung (Klemperer, Jakoby).

Am besten bewährt sich die Stoßbehandlung mit kräftigen Dosen, wobei einmal bis zu 8 g Salizyl im Lauf einer Stunde gegeben werden. Pfeffer gibt bis zu 12 g täglich.

Die Salizylate sollen nie auf leeren, aber auch nicht allzu vollen Magen verabreicht werden. Der Kranke soll vorher keine sauren oder stark süßen Speisen zu sich genommen haben. Er nimmt am besten Weißbrot mit Butter, Ei, mageres Fleisch, Reis, Grieß- oder Haferbrei. Dazu soll reichlich Milch oder Lindenblütentee getrunken werden. Man kann außerdem, besonders bei empfindlichen Personen, 0,1 g Koffein und 1 g Natrium bicarbonicum zufügen. Durch das erstere Mittel können stärkere Kreislaufbeschwerden, durch das zweite Aziditätsbeschwerden verhütet werden.

Wichtig ist, daß an den Salizylstoß sofort eine **Schwitzpackung** angeschlossen wird, am besten als Trockenpackung.

Die Salizylate erweitern nicht nur die peripheren Blutgefäße, sondern nach Eppinger und Schottmüller und anderen Autoren wirken sowohl die Salizylate als auch die Pyrazolderivate gefäßabdichtend. Nach Käther wird außerdem der erhöhten Kapillardurchlässigkeit entgegengewirkt. Ob darüber hinaus eine besondere Wirkung dieser Präparate auf die Gelenkprozesse besteht, mag dahingestellt bleiben. Vielleicht ist aber noch eine Wirkung über das vegetative Nervensystem vorhanden, wie sie insbesondere von Hoff angenommen wird. Dieser Autor hält es für möglich, daß Pyramidon und Salizylsäure durch ihre Wirkung als Zwischenhirnnarkotika die anaphylaktisch-allergischen Vorgänge hemmen, die beim Rheumatismus von so großer Bedeutung sind. Auch die Wirkung der Schwitzbäder sieht Hoff zum Teil in einer solchen Verknüpfung mit Vorgängen im vegetativen System. Auf jeden Fall ist die Kombination von Salizylaten mit Schwitzprozeduren bei akutem Gelenkrheumatismus besonders günstig. Oft genügt bei dieser Krankheit schon ein einziger Salizylstoß, um den Kranken zu entfiebern.

Die Wirkungen des Salizyls werden neuerdings auch auf die Hypophyse bezogen. Roskam und v. Cauwenberghe fanden eine vermehrte Ausscheidung von Steroiden im Harn nach hohen Salizylgaben. Nach einmaliger intraperitonealer Injektion von Salizylaten wurden chemische und morphologische Veränderungen an den Nebennieren gefunden, wie sie auch nach „Streß" als Zeichen einer Überfunktion der Nebennierenrinde vorkommen. Es entsteht ein Abfall der eosinophilen Zellen im Blut und Abnahme von Cholesterin und Ascorbinsäure in den NNR; bei hypophysenlosen Tieren bleiben diese Veränderungen aus und werden durch Corticotropin wieder hervorgerufen. Auch beim Menschen fallen die Eosinophilen nach Salizyl ab, der Harnsäure-Kreatinin-Quotient im Harn steigt. Daraus schließen die Autoren, daß Salizyl zu einer Erregung des Hypophysen-Hypothalamus-Systems mit vermehrter Ausschüttung von Corticotropin und Überfunktion der Nebennierenrinde führt.

Wir geben diese Medikamente zunächst jeden 2. Tag; wenn die Kranken fieberfrei sind, wird abgesetzt und mit schwächeren Dosen oder mit Pyramidon fortgefahren. Die Höhe der Dosis richtet sich nach der Konstitution des Kranken und dem Verlauf der Erkrankung. Im allgemeinen kann man nach Abklingen der akuten Erscheinungen das Salizyl refracta dosi geben, 3- bis 4mal täglich 1 bis 2 g.

Wird das Salizyl per os schlecht vertragen, so kann man es auch als Klysma geben, oder besser intravenös, mit Traubenzucker zusammen. Die schweren Gelenkrheumatiker vertragen Salizylate, wenn sie in der richtigen Weise gegeben werden, fast immer gut.

Entgegen früheren Ansichten haben Salizylate auch bei manchen chronischen Erkrankungsformen eine günstige Wirkung (Dietrich und Oettel). In der Behandlung des Muskelrheumatismus sind sie kaum zu entbehren.

Salizyl wird perkutan resorbiert und kann daher bei Einreibemitteln verwandt werden.

Von Blumencron und Borkenstein ist versucht worden, auch die Art der Ausscheidung des Salizyls differential-diagnostisch zu verwerten. Es wurden 2 g Natrium salicylicum intravenös gegeben und danach Salizylgehalt im Serum nach 1½, 30, 120 min und 5 Std. und Ausscheidung bestimmt. Bei akuter Polyarthritis wurde ein verringerter Anstieg und verlangsamter Abfall gefunden, die Dauer der Ausscheidung im Harn war verlängert bis zu 30 Stunden (normal 11 bis 12 Stunden). Bei primär chronischer Polyarthritis war der Anstieg stark, der Abfall erfolgte schnell.

Die Pyramidonbehandlung bevorzugen wir bei den subakuten Formen, oder wenn die akute Polyarthritis nach 10 Tagen noch nicht völlig entfiebert ist. Wir geben nach Schottmüller das Pyramidon in großen Dosen, bis zu 3 g am Tag. Man muß das Mittel mindestens so lange geben, bis der Kranke fieberfrei ist. Tritt nach dem Absetzen wieder Fieber auf, so muß man es in der gleichen Dosis weitergeben. Bei fieberfrei verlaufenden schleichenden Polyarthritiden haben wir ebenfalls schon mehrfach Pyramidon gegeben, uns jedoch von einem sicheren Erfolg, außer der vorübergehenden Schmerzbeseitigung, nicht überzeugen können.

Bei schmerzhaften rheumatischen Zuständen, insbesondere beim Muskel- und Nervenrheumatismus, haben sich ferner das Melubrin und sein Abkömmling Novalgin bewährt (Schoch, Häuer, Bockmühl, Brümmer, Auer).

Das Atophan ist 1911 von Nicolaier und Dohrn in die Therapie der Gicht eingeführt worden, da es den Purinstoffwechsel beeinflußt. Man glaubte damals, daß ein großer Teil der rheumatischen Erkrankungen mit Störungen der Harnsäureausscheidungen zusammenhinge, eine Annahme, die sich inzwischen zwar als unrichtig herausgestellt hat, aber in der Laienmedizin immer noch eine erhebliche Rolle spielt. Nur bei einem geringen Hundertsatz der Kranken mit rheumaartigen Symptomen sind Störungen der Harnsäureausscheidung beteiligt. Trotzdem hat sich das Atophan auch bei der Behandlung mancher rheumatischer Erkrankungen behaupten können, da es schmerzstillende und antiphlogistische, auch antipyretische Eigenschaften hat, die im Tierversuch nachgewiesen worden sind. Z. B. kann im Kaninchenauge hervorgerufene Chemosis durch vorherige Verabreichung von Atophan verhindert werden.

Kontraindiziert sind alle atophanhaltigen Präparate bei Erkrankungen des Magen-Darm-Kanals und der Leber. Sie können aber in solchen Fällen in Gestalt der Atophansalbe perkutan gegeben werden, denn das Atophan wird ziemlich gut durch die Haut resorbiert. Sehr gut ergänzen sich Salizyl und Atophan, offenbar im Sinn einer Potenzierung der Wirkung. Es gibt mehrere derartige Kombinationspräparate. Atophanyl besteht aus einer Lösung der Natriumsalze des Atophans und der Salizylsäure und kann intravenös und intramuskulär eingespritzt werden. Die parenterale Anwendung empfiehlt sich besonders, wenn voraussichtlich die Behandlung länger dauern wird, um Schädigungen des Magens zu vermeiden. Leberschäden können allerdings auch bei der parenteralen Anwendung nicht vermieden werden.

Die Behandlung mit Goldpräparaten bedeutet in der Rheumatherapie einen großen Fortschritt. Schon Paracelsus hat Goldverbindungen zur Behandlung verschiedener Krankheiten angewandt. Als Begründer der modernen systematischen Goldtherapie ist Feldt auf Grund seiner 1913 veröffentlichten Arbeit „Über die Chemotherapie der Tuberkulose mit Gold" anzusehen. 1926 stellte Feldt die Wirkung von Goldsalzen auf Rekurrensinfektionen und Streptokokkeninfektionen der Maus und auf syphilitische Erscheinungen bei Kaninchen fest. Bei Gelenkrheumatismus wurden Goldpräparate zuerst an den Kliniken von F. Kraus und Umber und seinen Schülern (Landé) angewandt. Zweifellos wirkt das Gold in der Hauptsache als Reizmittel, und zwar durch Aktivierung des retikuloendothelialen Systems, wenn auch eine gewisse bakteriotrope Wirkung möglicherweise mitspielt.

Die verschiedenen Goldpräparate wirken nicht alle gleichartig, was sich höchstwahrscheinlich aus der verschiedenen Art ihrer Ablagerung im Organismus erklärt.

Nach Siegmund und Koppenhöfer werden die einzelnen Goldverbindungen in verschiedener Weise und in verschiedenen Zellarten abgelagert. Sie finden sich außerdem in den Zellen nicht in der ursprünglich zugeführten Form wieder. Gesunde Tiere speichern die Goldverbindungen überwiegend in den

Parenchymzellen der Organe, während bei kranken Tieren das Gold hauptsächlich in den Zellen des Retathels gefunden wird.

Die Zahl der Arbeiten über die Ergebnisse der Goldbehandlung ist schon zu groß, als daß sie in diesem Rahmen alle angeführt werden könnten. F e l d t und B e c k s t r ö m haben über 5000 Fälle mit chronischen Gelenkleiden aus der Weltliteratur gesammelt. Hierbei sind durchschnittlich 60 bis 80 % Erfolge angegeben. Die Heilungsaussichten sind um so besser, je früher die Behandlung begonnen wird.

Die Angaben von Heilungsziffern in Prozenten sind allerdings mit Vorsicht zu bewerten. Die rheumatischen Arthritiden verlaufen so verschieden und sind so verschieden gut beeinflußbar, daß eine exakte zahlenmäßige Darstellung des Geschehens kaum möglich ist. Auch ist es schwer, bestimmte Grade der Besserung oder Heilung exakt zu fixieren und zu bewerten. Alle Angaben sind deshalb mehr oder weniger subjektiv.

Die hauptsächliche I n d i k a t i o n ist die primär chronische Polyarthritis. Die Wirkung ist aber nicht auf diese Erkrankungsform beschränkt, sondern wir sehen auch gelegentlich bei anderen Formen des Rheumatismus Gutes, so bei manchen Tendoperiostitiden und bei Periarthritis humeri. Gut sind die Erfolge bei Morbus Bechterew. Statt der Goldpräparate kann auch Kupfer in Gestalt des Ebesal angewandt werden, das intravenös in Dosen von 0,01—0,3 g injiziert wird. Gegenüber den Nebenwirkungen des Solganals wird empfohlen, Kalzium intravenös mit Vitamin B und C zu verabfolgen, auch BAL bewährt sich.

Bei allzu vorgeschrittenen Erkrankungen hat die Gold- und Kupferbehandlung keinen Zweck mehr. Es handelt sich dabei um solche Formen, bei denen die Abwehrkräfte stark erschöpft sind. Dies äußert sich im Bestreben zur Generalisierung; die Blutsenkung ist sehr stark beschleunigt, das Allgemeinbefinden ist schlecht, es besteht eine starke Linksverschiebung des Blutbildes und negative Anergie, die durch Intrakutanreaktion mit spezifischen Stoffen festgestellt werden kann. Bei stark anämischen Individuen soll man mit Bluttransfusionen beginnen, die gerade bei den eben geschilderten Formen der Erkrankung meist rasche Besserung des Allgemeinbefindens zur Folge haben. Die Behandlung wird dann fortgesetzt mit Eigenblutinjektionen.

Die E i g e n - und F r e m d b l u t b e h a n d l u n g hat noch den besonderen Vorteil, daß sie das Allgemeinbefinden und die Stimmung, die besonders bei der progressiven Infektarthritis meist sehr darniederliegt, günstig beeinflußt. Meist tritt schon bald ein erhöhtes Kraftgefühl und eine gewisse Euphorie ein, der Appetit hebt sich, und meist ist bald eine Gewichtszunahme zu verzeichnen. Auch der Hämoglobinbefund pflegt sich bald zu heben.

Da die rheumatischen Vorgänge sich, wenigstens im Anfang, zu einem großen Teil an den feinsten Gefäßen abspielen, haben alle g e f ä ß erweiternden Stoffe eine gewisse Wirkung auf rheumatische Erkrankungen. Hierher gehören das C h o l i n und das H i s t a m i n. Das Histamin ist von D e u t s c h in die Behandlung des Muskelrheumatismus eingeführt worden, und zwar in Gestalt der Iontophorese. Er ging davon aus, daß die Wirkungen von Hautreizmitteln in der Rheumatherapie zum Teil auf dem Freiwerden von Histamin in der Haut beruhen. Das Verfahren benutzt einen elektrischen Strom zum Transport der Histamin-Ionen durch die unverletzte Haut.

Zu diesem Zweck wird ein mit Histaminlösung getränktes Papier (Katexon-Folie) auf die Haut aufgelegt und mit dem positiven Pol eines Gleichstrom-Elektrisierapparates verbunden. Die Stromstärke wird individuell zwischen 3 und 10 mA variiert, die Behandlungszeit beträgt 1 bis 6 Minuten. Nach der Behandlung entsteht eine leichte Rötung der Haut mit nachfolgender Quaddelbildung und manchmal leichtem Juckgefühl. Als Indikationen werden angegeben: Primäre Myalgien, traumatische Myalgien, Ischias ohne Reflexanomalien und Parästhesien, nichtinfektiöse Gelenkerkrankungen.

Nach meiner Erfahrung bewirkt die Histamin-Iontophorese, wie auch andere Hautreizverfahren, ein Nachlassen der Schmerzen bei Myalgien. Bei ausgesprocheneren Veränderungen ist aber ein Dauererfolg nicht zu erzielen (s. a. I r l e , B e h r e n d , B e t t m a n n).

Auch intrakutan wird Histamin gelegentlich eingespritzt (W e i ß e n b a c h , P e r l é s , F r a n ç o n).

Die Behandlung rheumatischer Leiden mit Cholin und dem 10000mal so wirksamen Azetylcholin ist wiederholt propagiert worden. P a y r wendet das Azetylcholin intramuskulär und zur unmittelbaren Einspritzung in die Gelenke an.

Es wird zuerst eine Quaddel mit 0,5% Novokain angelegt, dann die Gelenkkapsel mit 2 bis 5% Novokain anästhesiert; anschließend werden 0,05 bis 0,1 g Azetylcholin ins Gelenk eingespritzt, nachdem man sich durch Kapselfüllung überzeugt hat, ob man im Hohlraum ist. Danach wird noch etwa 2proz. Novokain nachgefüllt.

Die Cholintherapie geht zurück auf F r a n c i l l o n, der sie bei Ankylosen durch Fixation 1933 anwandte, und auf M u n o z, A n s a r t und P i u l a c h s, die 1935 Arthritis deformans mit Cholinpräparaten behandelten. Mit sog. Depot-Cholinen sind gelegentlich Erfolge zu erzielen.

Als unspezifische Reiztherapie dürfte die Behandlung mit S c h w e f e l anzusehen sein, die allerdings seit dem Aufkommen der Goldbehandlung stark zurückgegangen ist. Bei der Injektion von Schwefelölemulsionen treten Herd- und Allgemeinreaktionen auf, deren Stärke man nur schwer beherrschen kann; bei empfindlichen Individuen können erheblichere Temperatursteigerungen eintreten.

Die Abwehrkräfte sollen durch Schwefelinjektionen gebessert werden, die allergische Reaktionslage soll beeinflußt werden. Kontraindiziert ist Schwefeltherapie bei Leber- und Nierenschädigungen.

Auf die Schwefelbäder, deren Wirkung auf der starken Resorption des Schwefels durch die Haut beruht, wird weiter unten eingegangen.

Eine Bereicherung der Rheumatismusbehandlung ist die Therapie mit A m e i s e n s ä u r e und B i e n e n g i f t. Diese Mittel wirken ausgesprochen nur beim Muskelrheumatismus und bei leichteren Formen rheumatischer Neuritis und Neuralgie. Die Ameisensäurebehandlung ist von K r u l l eingeführt worden. Die Ameisensäure wird zunächst in Verdünnung $^1/_{1000}$ subkutan oder besser intrakutan eingespritzt, später wird zu stärker konzentrierten Lösungen übergegangen.

Von Bienengiftpräparaten stehen in erster Linie das Forapin, Apikosan und Apikur zur Verfügung. Die Präparate werden in allmählich steigender Dosis intrakutan unter Quaddelbildung eingespritzt; ich pflege gewöhnlich 4 bis 6 Quaddeln zu setzen. Man beginnt mit einer sehr schwachen Probedosis, um die Reaktionsweise des Patienten festzustellen. Zur Behandlung eignen sich nur diejenigen Fälle von Muskel- oder Nervenrheumatismus, bei denen Herdinfekte nicht nachweisbar oder bereits entfernt sind. K i r c h n e r sieht die Wirkung des Bienengiftes in einer Desensibilisierung. Die Erfolge sind bei richtiger Indikationsstellung gut. Es gelingt oft, selbst ältere und gegen andere Behandlungsarten refraktäre Rheumatismen zum Verschwinden zu bringen. Wie bei der Goldbehandlung bewährt sich auch hier eine Kombination mit Ultra-Kurzwellenbehandlung ausgezeichnet. Es gelingt stets, mit weniger Kurzwellendurchflutungen als sonst auszukommen, und die Behandlungsdauer wird gegenüber der bloßen Injektionsbehandlung wesentlich abgekürzt. Das Forapin kann auch als Salbe verwandt werden; es sind kleine Glassplitterchen beigemischt, die beim Einreiben die Haut anritzen und so das Eindringen des Bienengiftes erleichtern.

Außer den erwähnten Mitteln sind noch alle möglichen unspezifischen Reizstoffe aller Art bei Rheumatismus eingespritzt worden, zum Teil mit recht guten Erfolgen. Das ist verständlich, denn sehr viele körperfremde Stoffe bewirken eine Umstimmung im Gewebe oder eine Kapillarerweiterung und können deshalb vor allen Dingen auf die flüchtigen Erscheinungen des Muskel- und Nervenrheumatismus günstig einwirken, wenn auch diese Wirkungen meist vorübergehend sind. Hierher gehört u. a. der Traubenzucker, ferner die meisten Vakzinen. Von ihnen sind zu nennen das ältere Vakzineurin, das Paragen (T r a u n e r), das im subakuten Stadium des Gelenkrheumatismus oft recht gut wirkt, und das Schlangengift (Viprasid), mit dem noch nicht genügend große Behandlungsreihen vorliegen, um zu einem sicheren Urteil zu kommen. Mehrfach sind auch Versuche gemacht worden, spezifische Antikörper herzustellen und therapeutisch zu verwenden (G o r d o n u. a.). Von einer Behandlung mit Penicillin und anderen Mycotherapeutika ist beim Rheumatismus nichts zu erwarten.

Hormonbehandlung

Die Hormonbehandlung kommt in gewissen Fällen arthritischer Erkrankungen in Frage, bei denen aus der Anamnese ein Zusammenhang mit hormonalen Vorgängen wahrscheinlich gemacht wird. Solche Beziehungen bestehen zweifellos; die Pubertät wirkt sich insofern aus, als in dieser Zeit etwa doppelt so viele Mädchen als Knaben an Polyarthritis erkranken. Auch in der Zeit des Klimakteriums erkranken Frauen besonders häufig an primär-chronischer Polyarthritis. Man hat von einer endokrinen Polyarthritis gesprochen (F o x); durch das Klimakterium wird aber nur eine Disposition für die Arthritis geschaffen. S y l l a hat darauf hingewiesen, daß im Klimakterium das Reaktionsvermögen gegen Infektionen vermindert ist, so daß die Entstehung chronisch-infektiöser Erkrankungen begünstigt wird; eine ähnliche Ansicht wird von S c h i t t e n - h e l m vertreten. Bei derartigen Kranken ist eine Behandlung mit Ovarialpräparaten notwendig, und zwar in großen Dosen. Auch mit synthetischen Ovarialhormonen haben wir Versuche gemacht (Östromon, Stilben), doch scheinen die nativen Präparate vorerst noch überlegen zu sein.

Dabei besteht ein Antagonismus zwischen Follikel- und Luteumhormon in bezug auf die Beeinflussung der Abwehrvorgänge (T o n u t t i).

Hypothyreotische Zustände dürften das Zustandekommen von schleichenden Arthritiden begünstigen. R i l t o n empfiehlt in diesen Fällen eine Kombination von Oestradiolbenzoat und Thyreoideasubstanz. Die Arthritis sicca (deformans) wird vielfach durch Fettsucht begünstigt, zum Teil durch die Belastung, zum Teil vielleicht auch auf endokrinem Weg. In diesen Fällen ist eine Behandlung mit Schilddrüsenpräparaten und Entfettungsmitteln besonders angebracht.

Bei Männern weist S t o t z e r auf die Tatsache hin, daß Gelenkerkrankungen oft bei Patienten auftreten, die an Prostatahypertrophie leiden; diese Erkrankung wird vielfach als Ausdruck einer Keimdrüseninsuffizienz aufgefaßt. Auch hier ist es also nicht ausgeschlossen, daß Beziehungen zwischen der endokrinen Funktion des Sexualapparates und Gelenkerkrankungen bestehen. v. D r i g a l s k i und D i e t h e l m haben günstige Beeinflussung einer endokrinen Arthritis deformans mit männlichem Sexualhormon beschrieben. Sie nehmen an, daß diese Arthropathien auf einer Dysfunktion des Hypophysenvorderlappens beruhen, die durch Verabreichung von Testosteron eingeschränkt wird.

Versuche des Verfassers an kastrierten Menschen mit Bestrahlung endokriner Drüsen haben diese Auffassung insofern bestätigt, als nach Wegfall der Keimdrüsen die Hypophyse anders reagiert als bei Gesunden. Auf Grund meiner Funktionsprüfungen des Endokriniums ist die Ursache dafür wahrscheinlich darin zu suchen, daß mit dem Rückgang der Ovarialfunktion eine Hemmung auf den HVL wegfällt. Es entsteht eine Gleichgewichtsstörung im Hormonsystem, die sich in vermehrter Neigung zum Rheuma äußert.

S y l l a glaubt auch bei fokal bedingten Arthritiden gute therapeutische Wirkungen der Hormonbehandlung gesehen zu haben, die er durch Besserung der Reaktionsbereitschaft erklärt.

Durch die Arbeiten von T h a d d e a ist vor einigen Jahren die Aufmerksamkeit stark auf die Nebennierenrinde gelenkt worden. In den USA wurden die Untersuchungen weiter entwickelt, man probierte Nebennierenhormone bei allen möglichen Krankheiten aus, und vor einigen Jahren erreichte uns durch die Tagespresse und später durch die Fachpresse die Nachricht, daß es nun im Cortisone (Compound E) ein Mittel gebe, das jede Arthritis schlagartig zu heilen vermöge. Aus den neueren Veröffentlichungen läßt sich entnehmen, daß die Injektionen von Cortison zwar die Symptome beseitigen, aber nicht die Krankheit, und daß die Erfolge nur so lange anhalten, wie das Mittel dauernd gegeben wird. Das entspricht unseren eigenen Erfahrungen. Bald danach erschienen weitere Veröffentlichungen aus Schweden mit der Angabe, daß die Kombination von Desoxycorticosteron mit Vitamin C ungefähr die gleichen oder wenigstens ähnliche Wirkungen habe wie das Cortison.

In Übereinstimmung mit anderen Autoren ergibt sich, daß etwa von der Hälfte der Kranken, die mit Cortison + Vitamin C behandelt wurden, eine Besserung angegeben wird. Diese Besserung ist rein subjektiv und hält nur einige Stunden bis zu einem Tag an. Nach fortgesetzten Einspritzungen ergibt sich keine Dauerwirkung und vor allen Dingen keine objektive Besserung. Der Verlauf ist also umgekehrt wie bei der Gold- und Kupferbehandlung. Dort treten besonders am Anfang Reaktionen mit subjektiver Verschlechterung auf; nach einigen Wochen stellt sich jedoch eine deutliche Besserung des allgemeinen und örtlichen Befundes ein mit Rückgang der Schwellungen und verbesserter Beweglichkeit.

Wesentlich besser sind die Ergebnisse der Ü b e r w ä r m u n g, die nicht zu hoch, nicht über 39°, getrieben werden darf. Mit der kombinierten Gold-Hyperthermie-Behandlung haben wir Erfolge, die denen mit Desoxycorticosteron + Vitamin C weit überlegen sind. Allerdings sehen wir den Erfolg meist noch nicht während der Behandlung, sondern erst nach mehreren Wochen oder sogar einige Zeit nach Abschluß der Behandlung. Dafür ist es uns aber auch in über $^2/_3$ der Fälle gelungen, die primär chronische Polyarthritis schon mit einer Kur zum Stillstand zu bringen und mit Wiederholungskuren Dauererfolge zu erzielen. Als unterstützende Therapie zur Beseitigung der subjektiven Beschwerden scheinen Nebennierenrinden-Hormone recht nützlich zu sein; bisher ist aber die Gold- und Überwärmungsbehandlung eindeutig überlegen, was Dauererfolge anbelangt. Und auf die Dauererfolge kommt es an.

Erwähnt sei, daß uns heute eine Therapie durch Anregung der natürlichen Tätigkeit endokriner Drüsen möglich ist. Die Versuche sind aber noch nicht abgeschlossen.

Sie beruht auf der Feststellung von S c h l i e p h a k e und W e i ß e n b e r g, daß die natürliche Produktion von Hormonen durch Ultrakurzwellendurchflutungen endokriner Drüsen angeregt wird. Untersuchungen von D a u s s e t und F e r r i e r sowie Befunde von S a m u e l s bestätigen dies. Man kann zeigen, daß sich dabei die Höhe des Blutzuckerspiegels ändert, und daß der Cholesteringehalt des Blutes in verschiedener Weise variiert, je nachdem, welche Krankheit vorliegt. Das Adreno-corticotrope Hormon der Hypophyse und die Steroide der Nebennieren werden vermehrt abgesondert. Auf diese Weise ist nicht nur eine Diagnose der endokrinen Stimmungslage möglich, sondern auch eine therapeutische Beeinflussung von Krankheiten, die innersekretorisch beeinflußt sind, und zwar auf natürlichem Wege.

Die Vitaminbehandlung hat bei den Arthritiden keine besondere Bedeutung erlangt. Wenn auch nachgewiesenermaßen bei den meisten Arthritiden ein Vitamin-C-Defizit besteht und der Vitamin-C-Spiegel des Blutes erniedrigt ist, hat Verabreichung von Vitamin C doch keine sicheren therapeutischen Erfolge gebracht.

Die Diätbehandlung des Rheumatismus hat nicht zu überzeugenden Erfolgen geführt. Rohkostbehandlung und Kalorienentzug ist günstig bei den fettsüchtigen Arthritikern; bei den leptosomen und meist unterernährten Kranken mit primär-chronischer Arthritis ist dagegen eine kalorienreiche Kost am Platze. Bei diesen Kranken besteht sogar der Eindruck einer günstigen Wirkung reichlicher Eiweißernährung. Lotze empfiehlt eine Kost, die reich an Vitamin B, C, daneben B_2 und an Phosphor ist. Er hält die Regulierung des Mineralhaushaltes für besonders wichtig. Nach Pemberton bestehen bei der Polyarthritis Störungen des Kohlehydrathaushaltes; er empfiehlt kohlehydratfreie Kost. Besonders bei den subakuten Formen der Polyarthritis haben auch wir von einer solchen Kost immer wieder Gutes gesehen.

Gudzent nimmt an, daß der Rheumatismus zum Teil auf hyperergischer Reaktion gegenüber Allergenen in Nahrungsmitteln beruhe. Er stellt bei Rheumatikern durch Testung die Art der Überempfindlichkeit fest und entzieht dann die betreffenden Stoffe der Nahrung. Fehlow findet bei einem hohen Prozentsatz der Rheumatiker Überempfindlichkeit gegen folgende Stoffe (in der Reihenfolge der Stärke und Häufigkeit der Reaktion): Getreide, Fisch, Gemüse, Fleisch, Schimmel, Milch, Ei, Hefe, Bakterien. Nur bei 10 bis 15% der Rheumatiker verliefen die Testungen negativ. Aber auch bei Gesunden war in 50% das Ergebnis positiv. Es wird deshalb heute meist angenommen, daß es sich bei diesen Reaktionen um den Ausdruck einer allgemeinen Überempfindlichkeit des Rheumatikers, einer Parallergie handelt. Auffallend ist übrigens, daß keineswegs eine Überempfindlichkeit gegen Fleisch im Vordergrund steht, sondern auf vegetabilische Stoffe, was im Hinblick auf die Bestrebungen der „Naturheilkundigen" zu denken gibt.

Physikalische Therapie

Unter den physikalischen Verfahren stehen von alters her in der Behandlung des Rheumatismus die Hautreizmittel mit an erster Stelle. Sie wirken auf das Gefäßsystem und sind deshalb bei allen rheumatischen Erscheinungen flüchtiger Art am Platze, also in erster Linie beim Muskelrheumatismus und bei verschiedenen Arten von Neuralgien, die noch nicht fixiert sind. Auch zur Schmerzstillung bei Gelenkprozessen und zur Nachbehandlung gelenkrheumatischer Erscheinungen haben Hautreizmittel ihre Berechtigung. Ihre Wirkung dürfte zum größten Teil darauf beruhen, daß aus der Haut histaminähnliche Stoffe freigemacht werden (H.-Substanzen). Das Histamin bewirkt eine Hyperämie im betroffenen Gebiet. Außerdem entstehen, zum Teil wohl auf reflektorischem Wege, zum Teil vielleicht auch unter der Wirkung der H.-Substanzen, konsensuelle Gefäßerweiterungen in den segmental zugeordneten Gebieten. Auf jeden Fall ist es eine alte, auch im Volk verankerte Erfahrung, daß Hautreize der verschiedensten Art günstig auf rheumatische Prozesse wirken. Man sprach früher von ableitender (derivierender) Behandlung in der Vorstellung, daß eine an einer Körperstelle künstlich hervorgebrachte Entzündung andere Entzündungsprodukte dorthin zöge und gewissermaßen ableitete.

In der häuslichen Praxis, wo sonstige Einrichtungen nicht zur Verfügung stehen, kann man immer wieder mit Vorteil von der Hautreizbehandlung in verschiedenen Formen Gebrauch machen. Am einfachsten ist das Bürsten des Körpers mit einer Kleiderbürste am offenen Fenster oder an der frischen Luft; schon etwas kräftiger wirken Bürstenbäder, kühle Halbbäder, bei denen der Kranke gründlich gebürstet wird.

Das E i n r e i b e n mit allen möglichen Mitteln gehört zum größten Teil hierher. Nur wenige der eingeriebenen Substanzen, darunter Schwefel und Salizylsäure, können durch die Haut resorbiert werden; alle anderen Substanzen, wie Senföle, Chloroform usw., wirken durch den mehr oder weniger starken Hautreiz. In das gleiche Gebiet gehört die Behandlung mit dem unblutigen S c h r ö p f k o p f, die einen ziemlich kräftigen Reiz darstellt und oft eine ausgezeichnete lokale schmerzstillende Wirkung hat. Beim blutigen Schröpfen und bei der A k u p u n k t u r dürfte noch ein unspezifischer Reiz durch die Resorption von Wundsekreten dazukommen, also eine ähnliche Wirkung wie bei der Eigenblutbehandlung.

In das Gebiet der Reizbehandlung gehört auch die M a s s a g e, die gerade bei den rheumatischen Erkrankungen wegen der genaueren Dosierung möglichst nur von Hand ausgeübt werden sollte. Sie erzeugt nicht nur auf der Haut, sondern auch in den durchgekneteten tiefergelegenen Geweben eine kräftige Hyperämie. Nach H o f f entstehen bei der Massage Substanzen im Gewebe, die in den Kreislauf gelangen und Allgemeinwirkungen hervorbringen. Nach R u h m a n n' handelt es sich um Cholinkörper.

Grundlagen der Massagebehandlung

Die Beeinflussung von Schmerzen und Verhärtungen am menschlichen Körper durch mechanische Behandlung ist ein uraltes Verfahren. Schon die Chinesen, Japaner, Araber und Tibetaner kannten vor Jahrtausenden solche Methoden. In der alten chinesischen Medizin wurden am Körper

Reihen von Punkten gezeichnet, von denen aus auf verschiedene Körperfunktionen eingewirkt werden kann. Im Abendland haben H e a d und M a c k e n z i e als erste die Massage wissenschaftlich begründet und in die Medizin eingeführt. Sie sind die abendländischen Begründer der Lehre von den reflektorischen Zonen. Nach ihnen projiziert das kranke Organ seine Schmerzempfindung in tastbare Zonen: Haut, Unterhautbindegewebe und Muskulatur, während nach ihrer Ansicht das Organ selbst unempfindlich ist. Diese Ansicht erscheint nach neueren Erkenntnissen als zu weit gehend. Die empfindlichen Zonen werden als Reflexzonen bezeichnet, da eine reflektorische Übertragung vom kranken Organ über das zugehörige Rückenmarksegment auf die vom gleichen Segment ausgehenden sensibeln Nerven angenommen wurde.

Auf den Arbeiten dieser Forscher bauen alle neueren Autoren mehr oder weniger auf: S o u l i é, L i n g (Begründer der schwedischen Massage), W i l l i a m und D a n i e l G r i f f i n, M a r s h a l l, H a l l, L a n g e, W e i h e, L. F. B o n n e t, L e m a i r e, A b r a m s, C o r n e l i u s als Begründer der „Nervenpunktmassage".

Die Wirkungen der Massage erstrecken sich nicht nur auf die behandelten Stellen, sondern auf den gesamten Körper. Die ö r t l i c h e Wirkung ist z. T. rein mechanisch. Durch den Hautreiz wird Histamin mobilisiert, dadurch entsteht eine aktive Hyperämie, deren günstiger Einfluß sich bis in tiefere Gewebsschichten erstreckt. Die Art der Hautröte ist für den Masseur ein wichtiger Fingerzeig. Eine hellrote, frische Farbe ist Zeichen des guten Erfolges, ein düsteres, schmutziges Rot deutet auf schwerere Veränderungen im darunter liegenden Gewebe. Man beobachtet, daß im Verlaufe der Behandlung diese Reaktion sich bessert, der erzielte Farbton frischer wird.

Stauungen im Gewebe werden beseitigt, hauptsächlich durch Anregung der Lymphzirkulation und Beförderung des venösen Blutstroms. Dies kommt besonders in Frage, wenn der Rückstrom zum Herzen gestört ist oder die Venenklappen nicht richtig schließen. Die Resorption aus den Geweben wird dadurch gefördert. Rein mechanisch kann eine Lockerung verhärteter und geschrumpfter Gewebe erzielt werden. Verklebte Gewebsschichten werden gegeneinander verschieblich gemacht, Narben werden gedehnt, reaktiv wird die Elastizität der Gewebe und ihr Turgor gebessert.

Jede lokale Massage pflegt A l l g e m e i n w i r k u n g e n nach sich zu ziehen. Diese zeigen sich schon in dem Wohlbefinden, das einige Zeit nach jeder richtig durchgeführten Massage eintreten soll. Im Vordergrund stehen Wirkungen auf Herz und Kreislauf, auf die weiter unten eingegangen wird. Sie beruhen z. T. auf der mechanischen Beeinflussung des Blut- und Lymphstroms, z. T. auf nervalen Reflexen, z. T. auf Mobilisierung von Wirkstoffen. Hiermit eng zusammenhängend ist der Anreiz zur Ausscheidung von Stoffwechselprodukten. Über die Ablagerung von „Stoffwechselschlacken" liegen keine exakten Untersuchungen vor, jedoch soll diese Möglichkeit nicht geleugnet werden. Mit einer gewissen Wahrscheinlichkeit darf angenommen werden, daß bei Rheumatismus die Verbrennungsvorgänge im Muskel gestört sind und eine übermäßige Sauerstoffschuld in den befallenen Geweben entsteht (Rheuma ex retentione). Die mechanische Beanspruchung der Gewebe durch die Massage ist geeignet, solche Zustände zu bessern. Mit großer Wahrscheinlichkeit darf angenommen werden, daß die im Gewebe mobilisierten chemischen Produkte und Wirkstoffe von der Blutbahn aus auf das Endocrinium wirken. Nach den Untersuchungen von Tonutti, Selye, Schliephake u.a. ist anzunehmen, daß auch auf dem nervalen Weg reflektorisch endokrine Organe angeregt werden, wobei insbesondere Hypophyse, Schilddrüse, Nebenniere und Milz in Aktion treten.

Ebenso wichtig sind die reflektorischen Wirkungen auf andere Organe. Hier stehen im Vordergrund die Wechselwirkungen zwischen Organen, die gleichen Metameren angehören und daher von denselben oder benachbarten Segmenten des Rückenmarks innerviert sind. Zu jedem inneren Organ gehören bestimmte Dermatome, die in dieser Weise zu ihm in Beziehung stehen. Eine Reizung dieser Dermatome ruft reaktive Vorgänge in diesen Organen hervor. Bei Erkrankungen dieser Organe entstehen andererseits Veränderungen in den zugehörigen Dermatomen; sie bestehen in erhöhter Schmerzempfindlichkeit aller Grade bis zur Parästhesie, Spannungszunahme des Gewebes, Piloarrektion, manchmal auch erhöhtem und verlängertem Dermographismus.

Bei der primär chronischen Polyarthritis ist die Massage im Anfangsstadium nicht angebracht, weil durch sie Reizungen entstehen. Die Kranken sollen ihre Glieder bewegen, sie aber nicht stärker belasten. In Frage kommt später vorsichtige Streich- und Knetmassage, die sich auf die Muskulatur beschränkt. Sie soll die zunehmende Atrophie verhüten. Im fortgeschrittenen Stadium, in dem die Schrumpfungen und Versteifungen beginnen, sollen auch die Gelenke bewegt und massiert werden.

Bei der Arthritis sicca ist von vornherein kräftige Massage der Gelenke und Muskulatur mit Bewegungsübungen anzuwenden. Für den Morbus Bechterew gilt sinngemäß dasselbe. Zu massieren sind vor allen Dingen die langen Rückenstrecker, wobei auch Punktmassage der reflektorischen Zonen anzuwenden ist.

Bei Lähmungen nach zentralen und peripheren Nervenkrankheiten hat die Massage den Zweck, die Atrophie der Muskeln zu verhindern und sie so lange als möglich in einigermaßen funktionstüchtigem Zustand zu erhalten. Wenn die Funktion der Nervenbahnen wiederkehrt, trifft sie dann auf eine noch einigermaßen brauchbare Muskulatur.

Bei frischen Neuralgien und Neuritiden soll man auf keinen Fall massieren, ehe die akuten Erscheinungen abgeklungen sind. Man beginnt dann zunächst mit vorsichtiger Massage der Muskulatur; später sucht man die Schmerzpunkte auf und versucht von da aus reflektorisch auf das Geschehen einzuwirken.

Der tendo-periostitische Rheumatismus wird meistens durch die Massage günstig beeinflußt.

Krankheiten des Blutkreislaufs sind ein sehr dankbares Gebiet für die Reflexmassage. Hierher gehören vor allem funktionelle Störungen und Herzbeschwerden im Sinne der vegetativen Dystonie, mit Herzklopfen, Schmerzen in der linken Brustseite und Extrasystolen. Angewandt wird eine leichte Klopfmassage der Herzgegend, die möglichst synchron mit dem Puls ausgeführt wird. Man legt den Handballen auf und klopft mit den Fingerspitzen. Wirksamer ist die Massage der Reflexzonen, in die die Herzschmerzen häufig ausstrahlen. Die Zonen liegen hinten hauptsächlich am Nacken und neben den obersten Brustwirbeln, vorn links neben dem Sternum, in der Gegend der Herzspitze sowie in der Höhe der zweiten Rippe, ferner im linken Arm. Günstig wirkt weiterhin Massage des Bauches, insbesondere der Leber, weil dadurch der Pfortaderkreislauf angeregt, die Leber ausgedrückt wird.

In nicht zu schweren Fällen von Angina pectoris wird mit der Reflexzonenmassage eine gute Dauerwirkung erzielt; manchmal können sogar Anfälle kupiert werden.

Die Claudicatio intermittens wird durch Massage ausgezeichnet beeinflußt. Zu behandeln ist das ganze Bein mit Streich- und Knetmassage, außerdem die Zonen etwas seitlich vom Kreuzbein und am Beckenkamm entlang. Bei W i n i w a r t e r - B ü r g e rscher Krankheit und R a y n a u dscher Gangrän der Arme werden die Zonen vorn an der Schulter im Gebiet des M. trapezius sowie am vorderen Rand der Achselhöhle massiert; dazu kommt Streich- und Knetmassage des Armes.

Die Massage der Reflexzonen am Thorax erzeugt einen kräftigen Reiz auf die Atmung. Die Atemexkursionen werden vertieft.

Zur Behandlung rheumatischer Kopfschmerzen sucht man sich die Schmerzpunkte, die überall in der Galea, der Kopfmuskulatur und den Hals- und Nackenmuskeln liegen können. Die Reflexzonen liegen hauptsächlich bei den Ansätzen der Nackenmuskeln und neben der Wirbelsäule von C 3 bis C 5, sowie in der Fossa supraspinata, vorn in der Kopf-Schultermuskulatur und dem Kopfnicker.

Erwähnt sei, daß die Massage als diagnostisches Hilfsmittel angewandt werden kann. Bei Erkrankungen innerer Organe findet sich häufig eine Zunahme der Spannung in den Geweben unter den Reflexzonen, die der tastende Finger nachweisen kann, und zwar oft schon, ehe andere Symptome nachweisbar sind. Diese Stellen können mehr oder weniger schmerzhaft sein, auch die Haut ist oft überempfindlich gegen Berührung, Streichen, Stechen.

Die mildeste Form der Massage besteht in Streichungen unter leichtem Zusammendrücken des Gewebes, die im allgemeinen in der Richtung auf das Herz ausgeführt wird. Je nachdem eine Lockerung der Gewebe oder ein sonstiger Zweck erstrebt wird, können auch ringförmige und quergerichtete Streichungen ausgeführt werden.

Reibungen führt man entweder punktförmig oder in mehr oder weniger größeren Kreisen aus. Man setzt dazu die Fingerspitzen auf, die Fingergelenke müssen gekrümmt gehalten werden.

Knetungen führt man zwischen dem Daumen und Daumenballen einerseits und einem oder mehreren Fingern der gleichen Hand andererseits aus. Die beiden Hände können sich entgegenarbeiten. Man beginnt gewöhnlich am distalen Ende, es gibt aber Fälle, insbesondere mit Störungen der Zirkulation, in denen der Beginn am proximalen Ende zu bevorzugen ist.

Die sogenannte B i n d e g e w e b s m a s s a g e ist im großen ganzen identisch mit der Nervenpunktmassage. Ihr Wesen besteht darin, daß durch einen verschieden starken Druck, der durch Streichungen mit einer oder mehrerer Fingerkuppen ausgeübt wird, die verschiedenen Schichten des Bindegewebs unter Zug gesetzt und gegeneinander verschoben werden. Bevorzugt werden die Reflexzonen der einzelnen Organe, sowie schmerzhafte und im Tonus veränderte Partien der Gewebe. Die sogenannte Nervenpunktmassage erstreckt sich dabei auf die einzelnen schmerzhaften Punkte. Bei der Gelotripsie versucht man die tastbaren Muskelhärten durch punktförmige Massage zu beseitigen.

Die Vibrationsmassage kann mit der Hand ausgeführt werden. Dabei werden die Fingerkuppen aufgesetzt und führen leichte rhythmisch erschütternde Bewegungen aus. Es gibt auch verschiedenartige Apparate zur Ausführung der Vibrationsmassage.

Ein besonders schonendes Verfahren ist die U n t e r w a s s e r m a s s a g e. Sie ist dadurch sehr wirksam, daß im warmen Bad die Muskeln entspannt werden. Man massiert mit einem Wasserstrahl, der aus einer Düse mit einem Druck von 2—5 atü ausströmt. Die Größe der Düse kann variiert werden, wodurch der örtlich ausgeübte Druck mehr punktförmig oder flächenhaft wirkt. Der Strahl kann auch rhythmisch unterbrochen werden, so daß eine pulsierende Einwirkung entsteht. Das Verfahren ist besonders wirksam bei versteifenden und verschrumpfenden Prozessen aller Art.

Durch Verschiebungen von Flüssigkeit wirkt die Massage resorptiv. Nach E p p i n g e r öffnen sich bei der Massage viele Kapillaren in der Muskulatur, die sonst nicht in Tätigkeit waren. Durch den so hervorgerufenen arteriovenösen Kurzschluß wird die Anhäufung von Milchsäure verhindert. Nach v. P a p wird das massierte Glied sauerstoffreicher, der massierte Muskel wird besser mit Sauerstoff versorgt und kann deshalb mehr leisten. Die einzelnen Formen der Massage wirken nicht ganz gleich: Streichen und Kneten tonisieren und rufen eine Hypertrophie hervor, Klopfen setzt den Tonus herab. Jede Irritation der Haut wirkt außer-

Grundlagen der Massagebehandlung

dem, wie bei den Hautreizverfahren schon ausgeführt, auf die vasomotorischen Nerven im betreffenden Segment (H o f f a - G o c h t - S t o r c k). Bei Gelenkerkrankungen ist die Massage stets mit äußerster Vorsicht zu verwenden. Solange noch irgendwelche entzündlichen Erscheinungen an den Gelenken bestehen, sollte nicht massiert werden. Nach S t o r c k (in H o f f a - G o c h t) lassen sich „alle vorkommenden Mißerfolge der Massagebehandlung durch eine fehlerhafte Indikationsstellung erklären". Ein Warnzeichen ist dabei immer lokale Wärmesteigerung der Haut, die entzündliche Prozesse anzeigt, sowie Schmerzhaftigkeit. „Massage ist falsch, wenn sie weh tut." Gegenindikation gegen Massage bilden nach den genannten Autoren Faszienrisse und Muskelhernien, Muskelrisse mit Ausnahme leichter Zerrungen, Myositiden, Tendovaginitiden und Periarthritis humeri. Massage ist angebracht bei Arthrosen, und zwar ist die Muskulatur zu massieren, um der Atrophie entgegenzuwirken. Dazu ist eine vorsichtige, die Gelenke entlastende B e w e g u n g s t h e r a p i e anzuwenden.

Eine Massage des eigentlichen Gelenkapparates ist, wie gesagt, im allgemeinen unangebracht; sie hat auch keine durchgreifende Wirkung, da nur die äußerlich erreichbaren Teile der Gelenkkapsel bearbeitet werden können. Dagegen ist eine Massage des Gelenkinneren möglich mittels der vom Verfasser zuerst angewendeten S c h a l l w e l l e n. Eine mit Schallfrequenz schwingende Platte wird dabei auf das Gelenk aufgesetzt. Der Schall wird infolge der verhältnismäßig hohen Frequenz der Schwingungen durch das Gewebe, besonders die Knochen, fortgeleitet.

Das Verfahren hat sich bewährt zur Lockerung bereits versteifter Gelenke, insbesondere der Wirbelgelenke bei Spondylarthritis sicca.

Wegen des starken Lärmes bei der Schallbehandlung verwendet man besser U l t r a s c h a l l; hierbei können viel größere Energien angewandt werden. Ultraschallgeräte sind heute allgemein verbreitet. Die Wirkung beschränkt sich auf die Lockerung von Versteifungen und Narben. Dazu kommt die Analgesie, die längere Zeit anhält; dadurch hat die Ultraschallbehandlung große Vorteile bei den schmerzhaften Zuständen von Nerven- und Muskelrheumatismus.

Beim M u s k e l r h e u m a t i s m u s und der Tendoperiostitis spielt die Massage von jeher eine besonders große Rolle. Alle möglichen Massageschulen haben geglaubt, mit bestimmten Methoden dem Muskelrheumatismus besonders gut zu Leibe gehen zu können. Bei den meisten dürfte dabei aber eine gewisse Selbsttäuschung mitspielen, denn bei dem starken Wechsel der Erscheinungen des Muskelrheumatismus führt jede genügend lange und energisch durchgeführte Reiztherapie schließlich zum Ziel. Bei der N e r v e n p u n k t m a s s a g e (C o r n e l i u s) werden einzelne, besonders schmerzhafte Punkte herausgesucht und massiert. Diese haben mit irgendwelchen besonderen Punkten der Nervenversorgung nichts zu tun, sondern entsprechen den sogenannten Muskelhärten, über deren

Wesen ich mich weiter oben bereits ausgesprochen habe. In manchen Massageschulen versucht man, diese Muskelhärten oder „Myogelosen" „wegzumassieren" oder zu zerdrücken („Gelotripsie"). Die theoretische Annahme, man könnte den Rheumatismus dadurch heilen, daß man die Muskelhärten zerdrückt, erscheint doch als sehr grob mechanistisch. Bei jeder richtigen Behandlung des Muskelrheumatismus, bei der es gelingt, wieder eine richtige Durchblutung und einen geordneten Stoffwechsel des Muskels herbeizuführen oder — etwa durch Entfernung von Infektherden — die Ursachen des Rheumatismus zu beseitigen, verschwinden die „Muskelhärten" von selbst, denn es handelt sich nach allem, was wir wissen, nur um veränderte Kontraktionszustände einzelner Fasern. Selbstverständlich kann eine richtig durchgeführte Massage, die den ganzen Muskel erfaßt, hierzu in weitgehendem Maße beitragen. Es ist aber dann richtiger, den ganzen Muskel, nicht nur die im Sinne des Hartspanns (Müller) kontrahierten Teile, gründlich durchzumassieren.

Bewegung ist beim Muskelrheumatismus immer von Vorteil, soweit sie möglich ist. Allgemeine Bewegung, auch der nichtbefallenen Gliedmaßen und Muskelgruppen, wirkt immer günstig auf die rheumatisch erkrankten Muskeln. Man macht sogar die Erfahrung, daß beim Schwimmen im kalten Wasser die rheumatischen Schmerzen verschwinden und daß Kranke, die vor Schmerzen sich kaum bewegen konnten, ganz gut schwimmen, wenn sie einmal im Wasser sind. Wahrscheinlich spielt hierbei der Reiz des kalten Wassers eine Rolle. Wir sehen übrigens immer wieder, daß die Schmerzen des Rheumatikers am stärksten nach längerer Ruhe sind und beim Bewegen allmählich geringer werden. Ein umgekehrtes Verhalten legt immer den Verdacht auf eine andersartige Erkrankung nahe. Vielleicht wirken die im Muskel entstehenden Ermüdungsstoffe günstig auf die rheumatischen Erscheinungen, vielleicht hängt das genannte Verhalten auch nur mit der besseren oder schlechteren Sauerstoffversorgung zusammen. Ich möchte jedenfalls annehmen, daß auch die Wirkungen der Massage auf ähnlichen Vorgängen beruhen.

Die Elektrotherapie mit Gleich- oder Niederfrequenzströmen wirkt im Grunde ähnlich wie die Massage. Faradische Behandlung mit der Rollenelektrode oder mit dem Tonisator ist wirkungsvoll bei der Nachbehandlung von Infektarthritiden, nachdem die Schwellungen und entzündlichen Erscheinungen zurückgegangen sind. Sie dient dazu, die Muskeln zu kräftigen und ihre allzu starke Atrophie zu verhüten. Beim Muskelrheumatismus wirkt das Elektrisieren, ähnlich wie Massage, als Kontraktionsreiz und erzeugt so eine Hyperämie und bessere Sauerstoffversorgung der Muskulatur. Bei Neuralgien wirkt außerdem das Galvanisieren mit der Anode schmerzstillend (Kowarschik), da der anodische Reiz die Erregbarkeit herabsetzt.

Wird die Elektrizität dazu benutzt, um den Transport chemischer Substanzen durch die Haut hindurch zu erleichtern, so haben wir die Elekt r o p h o r e s e. Nicht nur Histamin läßt sich auf diesem Wege in den Körper hineintransportieren, sondern auch Salizylsäure und verschiedene andere Substanzen. Man nimmt dabei als aktive Elektrode den Pol mit dem gleichen Vorzeichen wie die zu transportierenden Ionen oder Kolloidteilchen, z. B. bei Histamin den positiven, bei Salizyl den negativen Pol. Im allgemeinen pflegt allerdings der Weg per os einfacher und sicherer zu sein, so daß die Elektrophorese nur bei Stoffen, die in der Epidermis wirken sollen, in Frage kommt und sonst überflüssig ist. Von B ä d e r n m i t E l e k t r o p h o r e s e ist das Stangerbad zu nennen, das eine Art von Gerberlohe enthält. Das Bad wird von einem Gleichstrom durchflossen, wobei Substanzen aus dem Bad auf elektrophoretischem Weg in die Haut hineintransportiert werden. Das Stangerbad ist von manchen Seiten empfohlen worden.

Eine gute Verbindung von Massage- mit Bäderbehandlung bildet die U n t e r w a s s e r m a s s a g e. Sie ist eine wesentliche Bereicherung der Rheumatherapie (H o r s c h, H a e r t l, H o f f n e r, H o h m a n n, W e n d e l). An sich ist das Verfahren nicht neu: die Kranken wurden früher unter Wasser mit der Hand massiert, wozu der Masseur mit in die Wanne steigen mußte. Dies war umständlich und zeitraubend. Heute verwendet man zur Massage den Wasserstrahl, der durch verschieden weite Düsen mit einem Druck von 2 bis 4 atü mit einem Schlauch ausgespritzt wird. Der Wasserstrom kann kontinuierlich oder pulsierend sein. Die Massage im Bad hat den Vorteil, daß im warmen Wasser der Muskeltonus herabgesetzt ist. Der auftretende Wasserstrahl übt eine kräftig massierende Wirkung aus, besonders wenn er hin und her bewegt wird. Durch stärkere oder geringere Annäherung der Düse kann man die Stärke noch variieren. Der durch die Unterwassermassage ausgeübte Reiz ist stark; man wird deshalb das Verfahren bei akuten Gelenkerkrankungen überhaupt nicht anwenden dürfen; ebenso nur mit äußerster Vorsicht bei allen Erkrankungen, bei denen noch irgendwelche entzündliche Erscheinungen vorhanden sind. Ausgezeichnet ist aber die Unterwassermassage bei bereits eingetretenen Versteifungen und Kontrakturen, zur Mobilisierung der Gelenke und Kräftigung der atrophierten Muskeln. Sie hat den besonderen Vorteil, daß sie noch mit Bewegungstherapie verbunden werden kann. Auch kann mit dem Bad eine Hyperthermisierung verbunden werden.

Ein neuartiges, mechanisch ausgeführtes Verfahren ist die synkardiale Massage nach F u c h s, die bei peripheren Durchblutungsstörungen angewandt wird. Hierbei sind die zu behandelnden Gliedmaßen mit einer luftgefüllten Staumanschette umgeben. In der Luft werden pulssynchrone Druckschwankungen erzeugt, die mit der Gefäßsystole zusammenfallen. Die Druckimpulse werden durch einen Elektrokardiographen gesteuert. Das Verfahren unterstützt den Mechanismus der Blutförderung in den Gliedmaßen. Behandelt werden Ulcus cruris, Lymphödem, Arteriosklerosen, W i n i w a r t e r sche Krankheit und Durchblutungsstörungen nach Thrombosen.

Wärme- und Kältebehandlung

Bei der Wärmebehandlung sind zu unterscheiden die Anwendungen, die nur auf die Haut und dadurch rein reflektorisch wirken, und solche Anwendungen, die eine unmittelbare Erwärmung tiefgelegener Organe herbeiführen. Im ersteren Fall ist die Wärme als Hautreizmittel anzusehen, und zwar als das am meisten adäquate Hautreizmittel. Zu dieser Art Wärmetherapie gehört auch die Kältebehandlung, die in ganz ähnlicher Weise wirkt. Sowohl starke Wärme als auch starke Kälte bewirken zunächst eine Kontraktion der Hautgefäße. Was dann eintritt, hängt ab von der Konstitution des Individuums, seiner derzeitigen Disposition und von Stärke, Dauer und Umfang des Wärme- oder Kältereizes ab. In großen Zügen kann man sagen, daß bei Erwärmung sehr bald eine Gefäßerweiterung eintritt, und zwar in der Hauptsache eine Erweiterung der Kapillaren und Venolen, also eine vorwiegend passive Hyperämie, die nur verhältnismäßig kurze Zeit nach dem Aussetzen der Wärmeeinwirkung bestehen bleibt. Unter langdauernder Kälteeinwirkung verengern sich die Kapillaren bis zur Anämie, bei sehr starker Abkühlung bis zur Stase; kurzdauernde Kälte hat dagegen — nach vorübergehender Verengerung — eine Erweiterung der Arteriolen und Kapillaren, d. h. eine aktive Hyperämie, zur Folge. Voraussetzung für das Zustandekommen der Hyperämie ist dabei, daß die Individuen vorher nicht zu stark abgekühlt waren. Kälteeinwirkungen sollen deshalb immer aus der Bettwärme heraus oder nach vorheriger Anwärmung erfolgen und sollen auch nicht zu lange ausgedehnt werden. Wie lange, das hängt von der Konstitution und Reaktionsweise der Kranken ab. L a m p e r t unterscheidet A- und B-Typen, die verschieden auf die Wärme- und Kältereize reagieren. Auf Grund meiner endokrinen Funktionsprüfungen ist anzunehmen, daß diese Einstellung mit der Art der Zusammenarbeit der inkretorischen Organe, der mehr ergo- oder trophotropen Einstellung, zusammenhängt. Die Art der Reaktion hängt schließlich auch ab von der Plötzlichkeit des Reizes. Ein allmählich einschleichender Wärmereiz verursacht besonders starke Gefäßerweiterungen, ein einschleichender Kältereiz ist, wie schon weiter oben ausgeführt, viel gefährlicher als ein plötzlicher Reiz und ruft eine längerdauernde Gefäßkontraktion hervor.

Wichtig sind für die Therapie nicht nur diese örtlichen Vorgänge, sondern vielmehr die Wirkungen auf andere Gefäßgebiete, die auf dem Reflexweg zustande kommen. Bei örtlichen Wärme- und Kälteanwendungen an einem bestimmten Hautgebiet erweitern sich stets auch die tiefergelegenen Gefäße, die dem gleichen Rückenmarksegment zugeordnet sind (R u h m a n n , F r e u d e , T h a u e r). Außerdem tritt nach Erwärmung eines Gliedes eine Gefäßerweiterung an der ganzen Körperoberfläche auf, die als konsensuelle Reaktion bezeichnet wird (F r é d é - r i c q, M o s s o , A l w e n s , O. M ü l l e r , C o b e t). Wird durch Wärme oder Kälte eine Gefäßerweiterung an der ganzen Körperoberfläche bewirkt, so erweitern sich nach der Dastre-Moratschen Regel die Herz- und Nierenarterien gleichsinnig, die übrigen Gefäße im Körperinnern dagegen kontrahieren sich. Es sind aber auch schon Ausnahmen von dieser Regel beobachtet worden. Für die Rheumabehandlung können wir als Regel annehmen, daß bei Wärmeeinflüssen auf die Körperoberfläche auch die zugehörigen Muskelpartien besser durchblutet werden. Der Muskeltonus wird weiterhin durch Kälteeinwirkungen erhöht, durch Wärmereize herabgesetzt. Man wird deshalb bei akuten, zu Kontrakturen neigenden Zuständen zunächst Wärme vorziehen, bei mehr chronischen Zuständen dagegen Kältereize anwenden.

Eine Fortleitung der auf die Haut gebrachten Wärme in die Tiefe durch Kontakt ist so gut wie ausgeschlossen und nur möglich, wenn der Kreislauf unterbunden wird (Götze). Die Wärme wird sofort durch den Blutstrom abtransportiert und durch die Erfolgsorgane der Wärmeregulation beseitigt. Will man eine Tiefenerwärmung erzielen, so muß man den Organismus gewissermaßen überlisten.

Behandlung mit allgemeiner Überwärmung

Die Behandlung mit allgemeiner Hyperthermie hat der Verfasser gleichzeitig mit Walinski in die Therapie des Rheumatismus eingeführt. Eine Methode ist die der „ansteigenden" Bäder, die besonders von Lampert befürwortet werden. Wesentlich ist dabei, daß die Anfangstemperatur des Bades unter der Körpertemperatur liegt und nur ganz allmählich erhöht wird; man kann so bis zu Temperaturen von 42 bis 45° gehen. Die Körpertemperatur wird durch ein Thermometer im Mund gemessen; man kann sie bis 40° und darüber steigern, doch sind so hohe Temperaturen bei der Rheumatherapie im allgemeinen nicht notwendig.

Eine gewisse örtliche Tiefenerwärmung ist möglich durch Diathermie; früher hat man geglaubt, daß dabei die Feldlinien des Hochfrequenzstromes geradlinig durch die Gewebe zwischen den Elektroden hindurchflössen und so eine gleichmäßig in die Tiefe dringende Erwärmung erzeugten (Nagelschmidt, Kowarschik). In experimentellen Arbeiten hat der Verfasser jedoch nachweisen können, daß diese Annahme ein Irrtum ist und auf Experimenten beruht, die unter unrichtigen Versuchsbedingungen angestellt worden waren. Ein Maß für die Tiefenwirkung ist die relative Tiefendosis, d. h. das Verhältnis der Erwärmung in den am tiefsten gelegenen Organen zu derjenigen an der Oberfläche. Sie ist bei der Diathermie sehr gering, in dicken Körperteilen mit starkem Unterhautfettgewebe nur etwa 1%; bei dünnen Körperteilen kann man dagegen mit einer besseren relativen Tiefenerwärmung rechnen, und in Gelenken kann sie durch Zusammendrängen der Feldlinien im Gelenkspalt sehr beträchtlich werden.

Anders wirkt die Ultra-Kurzwellentherapie, deren Durchdringungsfähigkeit infolge der höheren Frequenzen bedeutend größer ist.

Die Größe der relativen Tiefenerwärmung hängt dabei vom Elektrodenabstand von der Hautoberfläche ab und, wie E s a u , A h r e n s und P ä t z o l d nachweisen konnten, von der Frequenz. Sie wird also mit abnehmender Wellenlänge immer größer.

Die Ultra-Kurzwellentherapie unterscheidet sich grundsätzlich von allen anderen Verfahren dadurch, daß das Innere der Zellen unmittelbar beeinflußt wird, während der Diathermiestrom die zelligen Bestandteile umfließt, ohne auf ihr Inneres einwirken zu können (S c h l i e p h a k e , S c h a e f e r , O ß w a l d und P ä t z o l d , R a j e w s k y). Ob bei der Ultra-Kurzwellentherapie noch unmittelbare, sogenannte spezifisch-elektrische Wirkungen mitspielen, ist noch nicht genügend geklärt und auch für die Therapie praktisch ohne Bedeutung. Jedenfalls ist die Ultra-Kurzwellentherapie das einzige Verfahren, mit dem wir auch bei dicken Menschen mit Sicherheit eine Tiefenerwärmung erzielen können, ohne die Haut dabei allzu stark zu überhitzen. Dabei haben wir es in der Hand, auch die Haut beliebig stark mit zu erwärmen, indem wir einfach die Elektroden-Hautabstände ändern.

Der Verfasser hat in Tierversuchen nachgewiesen, daß sich durch Ultra-Kurzwellentherapie eine Erhitzung des Gesamtkörpers leicht erreichen läßt. Hierauf baut sich das Verfahren der K u r z w e l l e n -Ü b e r w ä r m u n g auf, das sich bei der Rheumatismustherapie besonders bewährt hat. Sie hat den Vorteil, daß sie für die Kranken angenehm ist, in der milderen Form sich sogar ambulant ausführen läßt, daß ferner die Temperatursteigerung besonders exakt dosiert und in jeder gewünschten Höhe beliebig lange aufrecht erhalten werden kann.

Schließlich ist noch zu nennen die Erzeugung von Fieber durch Injektion von Bakteriengiften oder chemischen Substanzen, wie Schwefelpräparaten oder Pyrifer.

S c h w i t z p r o z e d u r e n sind eines der wichtigsten Mittel in der Rheumabehandlung und bei so gut wie allen Formen rheumatischer Erkrankungen von Vorteil, besonders bei den akuten. Beim akuten Gelenkrheumatismus sind sie besonders vorteilhaft in Verbindung mit dem Salizylstoß. Die Wirkung der Schwitzpackungen dürfte wohl in der Hauptsache auf der stärkeren Durchblutung beruhen.

Die so oft angeführte Ausscheidung von „S t o f f w e c h s e l s c h l a c k e n" ist eine sehr fragliche Angelegenheit, unter der man sich nichts Rechtes vorstellen kann. Eher kann angenommen werden, daß durch die Anregung aller Stoffwechselvorgänge auch die allgemeinen Abwehrfunktionen mit angeregt werden; vielleicht werden auch die esophylaktischen Funktionen der Haut angeregt. Auch die Wasserverschiebungen zwischen Geweben und Blut, die der Verfasser ungefähr gleichzeitig mit M a r c h i o n i n i und O t t e n s t e i n nachgewiesen hat, könnten mitspielen. H o f f nimmt eine durch das vegetative Nervensystem gesteuerte antiallergische Wirkung an. Wie dem auch sei, die günstige Wirkung des Schwitzens ist unbestreitbar.

Am einfachsten und im Haushalt leicht auszuführen ist die Trockenpackung, bei der der Kranke in wollene Decken mit einigen Wärmflaschen zusammen eingepackt wird. Man gibt am besten dazu Lindenblüten- oder Holundertee. Das Schwitzen soll mindestens 1—2 Stunden lang dauern.

Auch mit feuchten Ganzpackungen kann man kräftigen Schweißausbruch erzielen. Angenehm empfunden wird das Römisch-irische Bad, bei dem der Kranke zuerst in einen 45—50° warmen Raum kommt und dann bei 70° ausschwitzt. Sehr stark pflegt die Schweißabgabe im Dampfbad zu sein, bei dem man mit der Temperatur selten über 50° hinausgehen kann. Die Glühlichtbäder sind anstrengend und werden von vielen Kranken wegen der starken Überhitzung der Haut nicht angenehm empfunden, sie sind aber verhältnismäßig bequem durchzuführen.

Von besonderem Vorteil sind die Moorbäder, bei denen infolge der starken Wärmekapazität der Moore oder Peloide dem Körper große Wärmemengen zugeführt werden. Es ist möglich, daß bei diesen Bädern auch durch die Haut bestimmte Spurelemente aufgenommen werden; bewiesen ist es bis heute noch nicht, doch glauben die meisten Balneologen die Erfolge von Badekuren nicht ohne die Annahme solcher Wirkungen erklären zu können.

Eine besonders starke Wärmezufuhr ist möglich durch heiße Sandbäder, die der Überwachung bedürfen, und Schaumbäder. Bei den Peloiden (Heilsedimente und Heilerden) wird die Wärmehaltung als eine der wichtigsten Eigenschaften angesehen, durch die sie besonders intensiv auf den Körper einwirken. Die Wärmehaltung ist definiert durch den Quotienten:

$$\frac{\text{Spezifisches Gewicht} \cdot \text{spezifische Wärme}}{\text{Wärmeleitzahl}}$$

Sie drückt also u. a. aus, wie groß die Wärmeabgabe des betreffenden Stoffes in der Zeiteinheit ist. Benade hat die Wärmehaltung bei verschiedenen in der Heilkunde verwandten Moorerden, Lehm, Torfen, Organismenschlammen und Sedimenten zusammengestellt. Sie hängt in der Hauptsache ab vom Gehalt an organischen Substanzen und erreicht bei den Mooren Werte von 750—890.

Die geringe Konvektion in den Peloiden bringt es mit sich, daß das Wärmegefälle in der unmittelbaren Nähe des gebadeten Körpers nur gering ist, die Wärme also nur langsam an den Körper abgegeben wird, und daß aus diesem Grunde verhältnismäßig hohe Badetemperaturen ertragen werden. Um die Wärmeabgabe der Peloide auszunutzen, sind lange Badezeiten notwendig. Die Peloide eignen sich bei Gelenkentzündungen auch zu lokalen Packungen, die im Haushalt ausgeführt werden können. Dazu eignen sich besonders Fango, Eifelfango oder auch Lehm und ähnliche Substanzen.

Im Gegensatz zu den genannten Badeverfahren stehen die Hyperthermiebäder, bei denen eine meßbare Überwärmung des Körpers erstrebt wird. Letzten Endes geht die Hyperthermiebehandlung zurück auf Wagner-Jauregg, der die Erfolge hauptsächlich auf die Wirkung der Infektion zurückführte. Inzwischen hat sich aber gezeigt, daß man die gleichen Erfolge nicht nur mit dem durch Infektion hervorgerufenen echten

Fieber, sondern auch mit physikalischen Hyperthermieverfahren erzielen kann. Wesentlich für den Erfolg ist das Einschleichen, indem die Temperatur des Badewassers ganz langsam erhöht wird. Zur Behandlung geeignet sind alle primär-chronischen Polyarthritiden und alle Fälle von Arthritis sicca. Auch bei subakuten Polyarthritiden, die nicht recht entfiebern wollen, können diese Bäder mit gutem Erfolg angewandt werden. Die Körpertemperatur soll in den Bädern etwa $1/2$ Stunde lang auf 39—40° gehalten werden.

L o k a l e   W ä r m e b e h a n d l u n g hat beim Rheumatismus nur beschränkten Wert, wenn sie auch stets angenehm empfunden wird. Wir müssen immer wieder daran denken, daß der Rheumatismus eine Allgemeinerkrankung ist und durch örtliche Behandlung allein nicht wirksam bekämpft werden kann. Immerhin wirkt lokale Wärme günstig bei muskelrheumatischen Schmerzen, Neuralgien und Erkrankungen, die im wesentlichen auf ein Gelenk beschränkt sind. Insbesonders eignen sich Restzustände, bei denen die allgemeine Erkrankung gebessert und geheilt ist, jedoch einzelne Stellen noch schmerzhaft oder krankhaft verändert sind.

Zum Verständnis der Wärme- und Kälteanwendungen sind bedeutsam die E r f a h r u n g e n   a n   U n t e r k ü h l t e n   (K ö n i g) . Bei Unterkühlung werden von der Haut aus Reaktionen ausgelöst, die vor dem Eindringen der Kälte in den „homoiothermen Kern" des Körpers schützen. Dadurch wird Wärme im Gesamtorganismus eingespart. Die Reaktion steht aber zu der dem Körper entzogenen Anzahl von Kalorien nicht in einem bestimmten Verhältnis. Wie kompliziert die Regulationen dabei sind, zeigt sich u. a. darin, daß die rektal gemessene Temperatur bei Abkühlung der Peripherie steigt (J ü r g e n s e n s Gesetz der Kompensationen). Dies kommt durch Einschränkung der Durchblutung der „poikilothermen Schale" zugunsten der Bauchorgane zustande. Dieser Vorgang ist aber keine Überkompensation gegenüber der entzogenen Wärme, sondern er beruht auf veränderter Verteilung der Wärme zwischen poikilothermer Schale und homoiothermem Kern. „Jedes Steigen oder Fallen der Bluttemperatur zeigt nicht etwa ein Mißverhältnis zwischen Wärmebildung und Wärmeabgabe des Körpers an, sondern ein solches zwischen Wärmeaufnahme und -abgabe des Blutes." (K ö n i g). Erst unter exzessiven und langdauernden Kältewirkungen kann auch die Kerntemperatur absinken, es kommt dann zur Stoffwechselsteigerung. Hierbei wird auch die Reaktion auf Hautreize erhöht, denn die Stoffwechselsteigerung durch äußeren Kältereiz wird nach Senkung der Bluttemperatur, etwa nach Trinken von kaltem Wasser, größer als vorher.

Wie schon Untersuchungen von L e v è v r e ergeben haben, steigt nach kalten Bädern die Kerntemperatur zuerst an und sinkt nach etwa 15 Minuten wieder ab. Die Körperwärme stellt sich auf ein niedrigeres Niveau ein, sie wird bei etwa 36° wieder homoiotherm. Der Temperaturabfall erfolgt also mit scheinbaren „Ruhepausen". Es kommt jedenfalls zu einem Abfall der Temperatur, wenn das Gleichgewicht zwischen Wärmeproduktion und -Abgabe gestört ist; erst nach dem jeweiligen Sinken der Kern- bzw. Rektaltemperatur wird die Wärmebildung erhöht. Unter tieferen Temperaturbedingungen entstehen daher immer stärkere Verluste des Wärmebestandes, der Körper arbeitet mit einem Zuschuß aus dem Wärmebestand der inneren Organe. Zeitweiliger Aufenthalt in Wärme ist daher

Behandlung mit allgemeiner Überwärmung

von Vorteil, weil dabei die Wärmebestände des Körpers wieder aufgefüllt werden können. Bei Unterkühlung wird die chemische Regulation in Gang gesetzt. Bei welcher Bluttemperatur das geschieht, hängt mit von der Stärke der Reize auf die Rezeptoren ab. Wind reizt z. B. die Rezeptoren sehr stark. Der Widerstand gegen extreme Kälte wird besonders stark herabgesetzt durch vorherigen Aufenthalt in mäßiger Kälte.

Schon länger ist bekannt, daß die Bluttemperatur nach Aufhören einer stärkeren Wärmeentziehung noch nachträglich absinkt (primäre Nachwirkung nach Liebermeister). Noch stärker tritt dies in Erscheinung bei Einpacken in Decken und Wärmebestrahlung (Pfleiderer). Bei unterkühlten Tieren sah Rein nach Bestrahlung mit Wärmelampen Kollapse eintreten. Er sucht die Erklärung darin, daß die Kreislaufreaktionen im Dienst der Wärmeregulation allen anderen Regulationen übergeordnet sind. Nun kann die Kerntemperatur nur aufrecht erhalten werden, indem sich das Blut aus der Schale ins Innere zurückzieht, wobei die Schale einen großen Teil ihrer Wärme abgibt; diese Wärme wird natürlich dem Gesamtkörper entzogen. Fällt nun die Erregung der Kälterezeptoren fort, dann hört die Anregung des Stoffwechsels auf, gleichzeitig sinkt durch stärkere Durchblutung der Peripherie die gesamte Blutwärme ab. Durch die plötzliche Blutverschiebung kann es zum Kollaps kommen.

Kowarschik weist darauf hin, daß für die Temperaturempfindungen das Wärmeleitungsvermögen besonders wichtig ist; daher erscheint Wasser immer als wärmer, bzw. kälter als Luft, je nachdem sich die Temperatur vom Differenzpunkt entfernt. Die Wärme- und Kältenerven verkoppeln also die Temperatur und das Wärmeleitungsvermögen des berührten Körpers. Peloide können deshalb bei besonders hohen Temperaturen angewandt werden, weil ihr Wärmeleitvermögen schlechter als das des Wassers ist.

Die Wärmeerzeugung durch Bestrahlung mit Lampen irgendwelcher Art ist der fortgeleiteten Wärme immer unterlegen, da die Hautbelastung verhältnismäßig zu groß ist. Deshalb sind die alten Heißluftapparate nach Bier besser als Bestrahlungslampen; feuchte Wärme erscheint am besten, da die Wärme vom Wasser rasch abgegeben wird und daher eine intensivere Wirkung hat.

Die Stärke eines Wärmereizes hängt von der Temperatur, der Einwirkungsdauer und der Größe der behandelten Hautfläche ab. Verschiedene Temperaturen können ganz verschieden wirken. Ein Bad von 36° beruhigt und fördert den Schlaf. Bäder von 39 bis 40° erregen. Leichte, milde Wärme stillt den Schmerz, starke Wärme vermehrt ihn. Die Dauer des Bades wirkt sich insofern aus, als kurze, heiße Bäder erfrischen, lange ermüden. Die Japaner machen von dieser Erfrischung durch kurze Tauchbäder Gebrauch. Im allgemeinen sieht Kowarschik Wärmebehandlungen von 10 bis 20 Minuten Dauer als unzulänglich an, man sollte 30 bis 60 Minuten einwirken. Wichtig ist die Berücksichtigung der Konstitution des Patienten, worauf Lampert wohl zuerst hingewiesen hat. Kowarschik unterscheidet die beiden Typen „wärmesatter und wärmehungriger" Menschen. Die ersteren reagieren rasch, vertragen aber die Wärme schlechter als der zweite Typ mit kalten Händen und Füßen, der träg reagiert und größere Toleranz hat. Alte Leute vertragen Wärme schlecht, jedoch gibt es Ausnahmen. Die Gewohnheit spielt eine große Rolle, denn nach vielen Kuren tritt Unempfindlichkeit auf, ebenso nach Aufenthalt in den T r o p e n, wobei der Indifferenzpunkt verschoben wird. Erhöhte Wärmeempfindlichkeit entsteht bei akuten Neuritiden und Neuralgien, besonders Brachialneuralgien. Bei Endangitis und Arteriosklerose können Dauerspasmen der Blutgefäße als paradoxe Reaktionen eintreten. „Löst eine Wärmebehandlung bei einem Gefäßkranken Schmerzen aus, so ist das ein sicherer Beweis dafür, daß der gesetzte Wärmereiz zu stark war." Auch bei akut infektiösen Krankheiten der Haut, der Sehnenscheiden und Gelenke kann durch Überdosierung Schaden entstehen. Immer muß im Auge behalten werden, daß Kranke anders reagieren als Gesunde.

Die Erweiterung der Hautgefäße entsteht nach B r e n n i n g durch parasympathisch wirkende Substanzen, die im Kreislauf nachweisbar werden. Histaminartige Stoffe sollen erst bei Zellschädigungen auftreten. Bei schwächerer Wärme (Lichtbad von 50°) wird nach einer halben Stunde die Magensaftmenge herabgesetzt. Die Azidität steigt erst an und sinkt später ab.

Als besonders wirkungsvolle Wärmetherapie wird die f i n n i s c h e S a u n a angesehen (C o n t i und Mitarbeiter, H a n g a r t e r, K a r s t e n, F a y). Sie besteht aus einer Schwitzstube, in der trockene Hitze durch einen Backofen erzeugt wird. Auf einem Rost über dem Ofen liegen Steine, die nach dem Heißluftbad mit Wasser übergossen werden, so daß heißer Dampf entsteht. Der Schweißausbruch wird noch vermehrt durch Peitschen mit Birkenreisern, wodurch ein mächtiger Hautreiz entsteht. Danach geht es hinaus ins Freie, in kaltes Wasser und Schnee. Die Körpertemperatur kann in der Sauna auf 38 bis 38,4° steigen. Das Bad wird je nach Konstitution und Kreislaufbeschaffenheit modifiziert. Bei chronisch Kranken ist Vorsicht geboten. Die Wirkungen sind auf Grund der theoretischen Ausführungen am Anfang verständlich.

Die a n s t e i g e n d e n T e i l b ä d e r haben bei Erkrankungen der Gliedmaßen gute Wirkung. Der Zeitfaktor spielt hier eine maßgebende Rolle. Kurzfristige Bäder können als „schroffer Reiz" wirken und eine erhebliche Kreislaufbelastung darstellen. Über 15 Minuten hinaus verlängerte Bäder mit sehr flachem Temperaturanstieg wirken eher sedativ und senken den Blutdruck.

Die T i e f e n w i r k u n g einiger physikalischer Wärmeapplikationen am lebenden Menschen untersuchte R a u s c h e r an Selbstversuchen. Die Anwendungen wurden immer so warm gemacht, wie es die Haut ertragen konnte. Die Temperaturen wurden gleichzeitig im Rektum und im Mund gemessen. Fango und Heizkissen und Lichtbogen auf den Bauch bewirkten keinerlei Änderung der Tiefentemperatur. Auch die Diathermie erzeugte keinerlei Tiefentemperatur. Nur im heißen Ganzbad und Heißluftbad stieg die Temperatur in Mund und Rektum etwas an, ebenso, wenn der größte Teil des Rumpfes in der gleichen Weise erwärmt wurde. Das Kurzwellenfeld bewirkte dagegen eine kräftige, sofort einsetzende

Tiefenerwärmung. Heißluft und heiße Bäder wirken also nur auf dem Umweg über die Gesamterwärmung des Körpers auch auf das Rektum; nur Kurzwellen wirken unmittelbar in die Tiefe. Im Gegensatz zu den Behauptungen von K o w a r s c h i k muß Fango, Heizkissen und Diathermie jede Tiefenwirkung durch Kontakt oder durch Feldwirkung, abgesprochen werden.

Im S t a n g e r b a d saß der Patient ursprünglich in einem Extrakt aus Gerberlohe, der von elektrischem Gleichstrom durchflossen war. Nach W a g n e r werden neuerdings Extrakte aus Rinden einheimischer und ausländischer Hölzer mit besserem Erfolg verwandt. Bei 40 Volt Spannung ist die Stromstärke 0,5 bis 1 A. Die Bäder dauern 15 bis 30 Minuten bei einer Wassertemperatur von 36 bis 37°. Es soll das Gefühl des Kribbelns und der angenehmen Durchwärmung auftreten, sowie eine Hautröte, die noch stundenlang anhält. Als Indikationen werden angegeben: alle rheumatischen Krankheiten, Ischias und Kinderlähmung, nach Abklingen der akuten Erscheinungen. Man gibt 6 bis 12 Bäder 2- bis 3mal wöchentlich.

Über die Einwirkungen von k a l t e n P a c k u n g e n auf die arteriovenösen Anastomosen bei Normalen und bei Patienten mit Polyarthritis chronica haben H a u s e r und S n o r r a s o n Untersuchungen angestellt. Während bisher mit W r i g h t und P e m b e r t o n angenommen worden war, daß die Gelenkpartien gewöhnlich eine niedrigere Hauttemperatur haben als die anderen Teile, ergaben ihre Versuche an 10 Frauen mit primär chronischem Gelenkrheumatismus höhere Temperaturen im Nagelbett und damit eine stärkere Blutzirkulation in den a-v-Anastomosen durch deren Erweiterung. Nach kalter Packung sank die Temperatur etwas unter Zimmerwärme. Das Verhältnis war dasselbe wie bei Normalen, es entstand keine vaskuläre Nachwirkung.

Die S t r a h l e n b e h a n d l u n g des Rheumatismus dient der Kräftigung des Gesamtorganismus und der Abwehrfunktionen. Im Vordergrund steht die Behandlung mit natürlichem Licht und mit Ultraviolett. Die Strahlung wirkt so gut wie ausschließlich auf die obersten Schichten der Epidermis. Durch den Hautreiz wird Histamin freigemacht, das ebenso wie bei jeder anderen Reiztherapie auf das rheumatische Geschehen einwirkt. Dazu kommt die Vitamin-D-Synthese in der Haut und vielleicht noch andere chemische Vorgänge, die auf den Stoffwechsel wirken (B a c h , E l l i n g e r).

Man beginnt am besten mit niedrigen Dosen (je 1 Min. vorn und hinten in 1 m Abstand) und steigert allmählich so, daß man nicht wesentlich über die Erythemschwelle hinausgeht. Will man dagegen bei Myalgie den akuten Anfall beeinflussen, so kann man auch einzelne Bestrahlungen mit kräftiger Dosis geben, die einen schockartigen Zustand hervorrufen können. Man gibt dann beispielsweise je 8—10 Minuten vorn und hinten in 1 m Entfernung.

Die U l t r a v i o l e t t b e s t r a h l u n g kann außer als Allgemeinbestrahlung auch als derivierende Behandlung lokal gegeben werden (W e l l i s c h). Dabei werden Felder von 10 zu 10 cm Größe kräftig (10 Minuten) bestrahlt, so daß eine starke Dermatitis auftritt. Wir hatten recht günstige

Ergebnisse mit dieser Bestrahlungsart bei Ischias, wobei dem Verlauf des N. ischiadicus entlang mehrere Felder bestrahlt wurden.

Die Röntgenbehandlung kommt in erster Linie für solche Erkrankungen in Frage, die sich auf eines oder wenige Gelenke beschränken, sowie für die verschiedenen Formen der Spondylarthritis. Da ein starker Reiz entsteht, ist sie vor allem bei alten, torpiden Prozessen angebracht, die auf Allgemeinbehandlung und auf sonstige Mittel nicht reagieren.

S c h r e m s gibt als Bestrahlungsdosis an je nach Größe des Gelenks 540 bis 720 r Oberflächendosis pro Feld, fraktioniert, bei Einzeldosen von 90—180 r OD. Je nach Größe und Lage des Gelenkes werden 1—4 Felder eingestellt, in der Woche wird ein- bis dreimal behandelt. Gesamtdauer fünf Wochen. Fokus-Haut-Abstand 30—40 cm. Halbwertschicht von 0,9—1,3 mm Cu. 180 kV, 4 mA, Filterung 0,5 bzw. 1 mm Cu. Die Besserungen traten oft erst einige Zeit nach den Bestrahlungen ein.

Die Erfolge werden als günstig angegeben, übereinstimmend mit C o c c h i , v. P a n n e w i t z , G l a u n e r , F r i e d , B a e n s c h. Auch Z u p p i n g e r gibt gute Erfolge an.

Bei der natürlichen Licht- und Freiluftbehandlung spielen klimatische Faktoren erheblich mit (s. a. P f l e i d e r e r), die schon bei der Besprechung der Rheumaprophylaxe erwähnt worden sind. Hauptsächlich übt die L u f t b e w e g u n g einen starken Reiz auf die Kapillaren aus. Auch geographische Faktoren beeinflussen das rheumatische Geschehen (v. N e e r g a a r d). Das Höhenklima wirkt, wie ich aus eigener Erfahrung bestätigen kann, günstig auf den Muskelrheumatismus, auch das trockene Wüstenklima soll die rheumatischen Erkrankungen günstig beeinflussen.

Ultraschall

Das bei weitem erfolgreichste und vielseitigste Verfahren in der Behandlung aller rheumatischen Krankheitsformen ist die U l t r a - K u r z w e l l e n t h e r a p i e (UKT). Damit ist nicht die „Kurzwellenbehandlung" gemeint, wie sie, zum Teil selbst in großen Kliniken, kritiklos von Schwestern und Bademeistern ohne genügend sachkundige Leitung ausgeübt wird, sondern eine unter richtiger Indikationsstellung, mit zureichenden Apparaturen und mit der richtigen Technik ausgeführte Behandlung.

Die therapeutische Anwendung der Ultrakurzwellen hat ihren Anfang vor 21 Jahren genommen, als es mir gelang, einen Furunkel im Selbstversuch in kurzer Zeit zu heilen. Versuche an Modellen, an menschlichen Körperteilen und an Tieren waren vorangegangen, in denen die Verteilung der Energie und damit die Art der Tiefenwirkung festgestellt wurde.

Die Einwirkung von S c h a l l e n e r g i e wurde von mir 1932 zuerst untersucht, indem die Energie eines Unterwasser-Schallsenders benutzt wurde. Später wurde ein Apparat verhältnismäßig niedriger Frequenz angewandt, besonders zur Behandlung von Versteifungen der Gelenke. Dieser hörbare Schall wirkt im Grund ebenso wie Ultraschall, jedoch kann die Energie nicht genügend gesteigert werden, weil sonst der Lärm zu groß wird. Man verwendet deshalb heute den Ultraschall, dessen Frequenzen oberhalb des hörbaren Bereiches liegen. Meist werden Frequenzen von 16—800 kHz verwendet. Diese Frequenzen haben den Vorteil, daß sie auf verhältnismäßig bequeme Weise mit großer Energie (40 Watt und mehr) erzeugt werden können. Die Tiefenwirkung und die Fortleitung in den Geweben, besonders im Knochen, ist aber nicht so gut wie beim hörbaren Schall.

Der Ultraschall geht auf die Entdeckung des piezoelektrischen Effektes durch P. C u r i e zurück: Wird ein Quarzkristall zusammengedrückt, dann treten elektrische Ladungen an seiner Oberfläche auf. Wenn umgekehrt eine elektrische Spannung an den Quarz angelegt wird, dann zieht er sich zusammen oder dehnt sich aus. Bei schnellem Polwechsel von passender Frequenz schwingt der Quarz in einer Frequenz, die seiner Dicke proportional ist. Er hat also eine bestimmte Eigenfrequenz, auf die die erregende Frequenz abgestimmt sein muß. Wir brauchen daher einen Generator für den Hochfrequenzstrom. Der Quarz ist damit durch eine Energieleitung verbunden und ist beweglich, so daß man ihn an beliebigen Stellen auf den Körper aufsetzen und hin und her bewegen kann. Der Quarz ist in eine Metallhülse eingekapselt und bildet so den Schallkopf, mit dem die Behandlung ausgeführt wird. Bei der Behandlung ist wichtig, daß sich zwischen dem Schallkopf und der Körperoberfläche keine Luft befindet, da Luftblasen die Energie stark absorbieren und sich dabei erhitzen. Man muß deshalb den Schallkopf mit Öl, Glycerin oder Wasser genügend anfeuchten.

Die biologischen Wirkungen des Ultraschalls sind besonders von D o g n o n entdeckt und bearbeitet worden, nachdem L a n g e v i n die Grundlagen dafür geliefert hatte. Eine rationelle Anwendung für die Therapie ist dagegen erst viel später möglich geworden, nachdem man gelernt hatte, den Schallkopf vom Hochfrequenzgenerator zu trennen.

Schallwellen sind mechanische Schwingungen, die longitudinal erfolgen. Vom Schallerzeuger werden Stöße ausgeübt, die sich hauptsächlich in der Stoßrichtung, aber auch nach allen Seiten fortpflanzen. Ihre Fortpflanzungsgeschwindigkeit und damit Wellenlänge hängt von der Art und Dichte des Mediums ab, in dem sie fortgeleitet werden. Je höher der Ton, d. h. je geringer die Wellenlänge, desto geradliniger wird die Fortpflanzung, desto stärker andererseits die Absorption. Im menschlichen Körper werden deshalb längere Schallwellen im Hörbereich (Hörschall) besonders im Skelett, entlang den Knochen fortgeleitet; der Ultraschall wirkt mehr zusammengefaßt, gebündelt. Es entsteht bis zu einem gewissen Grade ein Schallstrahl, der von der Schallquelle ins Gewebe hinein wirkt.

Der Hörschall umfaßt Frequenzen von 16 Hz. bis 15 000 Hz. Die darüber liegenden Schwingungszahlen ergeben für uns Ultraschall; manche Tiere hören noch viel höhere Frequenzen als der Mensch; der Begriff des Ultraschalles ist nur auf das Hörorgan des Menschen bezogen.

Die Longitudinalwelle besteht in einer Bewegung der Teilchen von molekularer und kolloidaler Größenordnung gegeneinander. Im Abstand der halben Wellenlänge entstehen Schwingungsbäuche und -knoten im Gewebe, indem die Teilchen an den Bäuchen aufeinandergepreßt, an den Knoten voneinander entfernt werden. Die Strecken, die die Teilchen dabei zurücklegen, sind sehr gering, in der Größenordnung von tausendstel bis millionstel Millimetern (etwa 50 mμ), die Kräfte, die ausgeübt werden, sind dagegen groß. Zwischen einem Schwingungsbauch und einem Knoten kann eine Druckdifferenz von 4 bis 5 Atmosphären liegen: der Druckgradient. Infolgedessen werden auch auf beschallte Medien erhebliche Wirkungen ausgeübt. Das Quecksilber eines Thermometers zerreißt. Glasstäbe können zerbrechen. Wird Blut in einem Glasrohr beschallt, dann sammeln sich die Blutkörperchen an den Wellenknoten, die Bäuche bleiben frei. Bakterien können zerrissen werden. In hochmolekularen, kolloidal gelösten Stoffen können Umlagerungen und Polymerisationen erfolgen. Oxydationen werden beschleunigt. Paramaecien und andere Kleinlebewesen können unter gewissen Umständen zerstört werden.

Es hat sich gezeigt, daß diese Zerstörungen nur unter besonderen Bedingungen vor sich gehen. Die die Lebewesen und Teilchen umgebende Flüssigkeit darf keine zu hohe Viskosität haben, die Teilchen müssen darin in bestimmter Konzentration enthalten sein. Die zerstörende Wirkung hängt außerdem ab von der sogenannten K a v i t a t i o n. An Übergangsstellen, an denen die Energie reflektiert wird, entstehen Höhlenbildungen von mikroskopischer Größe. Sie kommen daher, daß gelöste Gase aus der Flüssigkeit austreten und zu kleinen Blasen zusammenfließen. An diesen Bläschen entsteht nun eine sehr starke Konzentration der Energie, und es kann hier zu Zerreißungen und anderen Wirkungen kommen.

Zerstörende Wirkungen wurden unter anderem von N a u m a n n am Kopf nachgewiesen. Nach Beschallung fand er Zerreißungen erheblichen Ausmaßes am Innenohr, besonders an den Bogengängen und der Schnecke sowie in Nähe der Liquorräume. Auch Zerstörungen von Ganglienzellen durch Ultraschall sind beschrieben worden. Von Beschallungen am Kopf, etwa bei Kopfneuralgien oder rheumatischen Kopfschmerzen, muß deshalb gewarnt werden. Ebenso kommen Zerstörungen vor an den noch nicht geschlossenen Epiphysenlinien bei jungen Individuen. Sie sind bisher nur im Tierversuch und bei Anwendung verhältnismäßig hoher Energie beobachtet worden, aber man wird doch gerade bei der Beschallung von Gelenken und Knochen bei Kindern vorsichtig sein müssen.

Die mechanische Energie wird im Gewebe in Wärme umgewandelt, und viele Autoren glauben die Wirkungen des Ultraschalls allein auf die Wärmeentwicklung zurückführen zu sollen. Zu einem großen Teil dürfte das auch der Fall sein. Dabei ist wichtig, daß die Energie in den behandelten Körper eingestrahlt wird, daß daher eine Wärmewirkung in tiefen Schichten ausgeübt werden kann, wie sie in ähnlicher Weise nur mit den Ultrakurzwellen möglich ist. Unter dem Schallkopf entsteht ein S c h a l l s t r a h l, der mehr oder weniger gut gebündelt ist, so daß große relative Tiefenwirkungen erzielt werden können.

Die meist benutzte F r e q u e n z ist 800 kHz. Es können E n e r g i e n bis zu 60 Watt und darüber erzeugt werden. So hohe Energien sind für die Therapie im allgemeinen nicht notwendig. Man berechnet die bei der Therapie zugeführte Schallenergie nach Watt pro qcm. 2 bis 3 Watt/qcm genügen in den meisten Fällen, bei höherer Energie entstehen gewöhnlich unbehagliche Gefühle bei den Behandelten. Es empfiehlt sich weiterhin nicht, mit feststehendem Schallkopf zu behandeln, da die Energiekonzentration an dieser Stelle zu groß wird, ebenso wie die Wärmeentwicklung.

Die Behandlung wird heute fast immer so ausgeführt, daß der Schallkopf auf der Haut in langsamer Bewegung hin- und hergeführt wird.

Der Schallkopf darf nicht direkt auf die Haut aufgesetzt werden. An der dazwischenliegenden Luftschicht entstehen nämlich Reflexe, auch absorbiert die Luft die Schallenergie sehr stark. Daher ist es immer nötig, den Schallkopf anzufeuchten, damit ein möglichst homogener Übergang der Energie gewährleistet wird. Man kann dazu Wasser nehmen, besser ist Glyzerin oder dünnes Öl.

Die ersten Versuche über die Einwirkung von starker Schallenergie auf den tierischen und menschlichen Körper habe ich 1931/32 mit einem Unterwasserschallsender gemacht.

Hervorzuheben war vor allem die analgesierende Wirkung bei schmerzhaften Zuständen, besonders bei Arthritiden, ferner die Auflockerung bei versteifenden Prozessen und Narben. Diese Therapie habe ich von 1933 an regelmäßig durchgeführt, besonders bei primär chronischer Arthritis, Arthritis deformans und bei Gelenkversteifungen nach Verletzungen. Vor allem ergab sich, daß während der Einwirkung des Schalles die Beweglichkeit der steifen Glieder wesentlich besser wurde, und daß gleichzeitig Massage viel bessere Wirkung hatte als wenn sie für sich ausgeführt wurde.

Schon aus den genannten Wirkungen: Analgesie und Lockerung ergibt sich das hauptsächliche A n w e n d u n g s g e b i e t des US. Es sind die rheumatischen Krankheiten, und zwar sowohl die Arthritiden als auch der Muskel- und Nervenrheumatismus. Allerdings sind auch da gewisse I n - d i k a t i o n e n zu beachten. Bei der primär-chronischen Polyarthritis darf der US nicht angewandt werden, solange noch Entzündungen bestehen. In diesem Fall tritt Verschlimmerung auf. Man muß hier zunächst mit Ultrakurzwellen und Hyperthermie behandeln, bis die akuten Erscheinungen abgeklungen sind. Man muß warten, bis die Gelenke trocken geworden sind, und bis der Bandapparat zu schrumpfen beginnt. Man kann dann durch Beschallung das Entstehen von Subluxationen und Kontrakturen verhindern.

Die Wirkung dürfte wohl in der Hauptsache auf der M i k r o m a s s a g e der Gewebeteilchen beruhen. Dafür spricht, daß sie schon beim Hörschall vorhanden ist, bei dem nur ganz wenig Wärme entsteht. Beim Ultraschall kommt sicher noch eine Wärme-Komponente dazu, denn die Wärme, die in den beschallten Gebieten entsteht, ist immerhin beträchtlich.

Worauf die a n a l g e t i s c h e Wirkung beruht, ist noch nicht sichergestellt. Auf Grund anderer Wirkungen, so auf das Asthma, liegt die Annahme nahe, daß die Nervenenden, vielleicht auch die hinteren Wurzeln oder die Spinalganglien, vom US beeinflußt werden.

Von speziellen Anwendungen möchte ich in erster Linie die rheumatischen Erkrankungen der Wirbelsäule nennen. Über die Behandlung des M. Bechterew hat H i n t z e l m a n n verschiedentlich berichtet. In Anbetracht der sonst traurigen Prognose sind die Erfolge immerhin als günstig zu bezeichnen. Ich behandle die Kranken zunächst mit Hyperthermie im Bad oder besser mit Kurzwellen in der Fieberkammer und schließe dann die US.-Behandlung an. Es ist selbstverständlich, daß man die Verknöcherungen und Osteophyten nicht beseitigen kann, aber für die Kranken ist es doch sehr wichtig, daß ihre Schmerzen auf einige Monate gebessert werden können, und daß auch die Beweglichkeit bis zu einem gewissen Grade zunimmt. Ebenso gut sind die Erfolge bei Spondylitis sicca. Herr Dr. G e r s t e r hat 8 Kranke so behandelt, die alle über 10 Monate schmerzfrei geblieben sind. In gleicher Weise reagiert die allgemeine Arthrititis sicca (deformans), speziell die der Kniegelenke, die sonst so außerordentlich resistent gegen therapeutische Maßnahmen ist. Bei der Periarthritis humeroscapularis sind die Erfolge im Anfangsstadium nicht so eindeutig. Ich behandle hier auch am Anfang lieber mit Wärme, vor allem Kurzwellen-Hyperthermie, und schließe dann, um die Beweglichkeit wiederherzustellen, US. an, zugleich mit Bewegungsübungen.

Die tendoperiostitischen Formen des Rheumatismus sind ein besonders dankbares Gebiet für den US. Hier wird oft schon nach wenigen Beschallungen Beschwerdefreiheit erreicht. Ebenso sind verschiedene Formen des Nerven- und Muskelrheumatismus durch US. gut beeinflußbar. Die gewöhnliche Lumbago verschwindet oft schon nach einer Beschallung. Ischias läßt sich in nicht zu frischen Fällen sehr gut beeinflussen, wenn es sich um Neuritis N. ischiadici oder der Gesäßnerven handelt. Besonders dankbar ist die Behandlung der Neuritis Plexus brachialis und der Brachialgia nocturna, sowie der Akroparästhesien, die in letzter Zeit so stark zugenommen haben und für die Betroffenen subjektiv außerordentlich unangenehm sind. Man hat dafür auch Röntgenbestrahlungen empfohlen. Da mit Ultraschall meist derselbe Erfolg erzielt werden kann, sollte dieses Mittel in erster Linie angewandt werden, da keine Spätschäden zu befürchten sind.

Okzipitalneuralgien sind in den meisten Fällen gut zu beeinflussen. In 8 Fällen wurde sechsmal Beschwerdefreiheit erreicht. Das Gleiche gilt für die oft sehr hartnäckigen Beckenneuralgien.

Eine weitere Indikation bildet die tuberkulöse Lymphadenitis, die vielfach günstig beeinflußt werden kann.

Die Gefahren des Ultraschalls sind in letzter Zeit oft übertrieben worden. Die übertriebenen Berichte im Anfang über Erfolge auf allen Gebieten haben eine übermäßige Gegenreaktion ausgelöst. Vorsicht ist immer geboten bei der Beschallung von Organen und Krankheitsherden, wo Substanzen von verschiedener Konsistenz unvermittelt ineinander übergehen. Bei Tieren ist Epiphysenlösung beobachtet worden. Bei Beschallungen am Schädel ist mit allergrößter Vorsicht vorzugehen, weil zwischen Schädelkapsel, Liquor und Gehirn starke Reflexionen und Interferenzen auftreten, so daß sich die Energie an den Übergangsstellen stark verdichtet. Dasselbe gilt bei Kalkeinlagerungen in irgendwelchen Organen, denn an den Kalkplatten treten Energiekonzentrationen auf. Man muß deshalb bei der Beschallung von Patienten mit Arteriosklerose Vorsicht walten lassen.

Die Wirkungen des US auf Gewebe sind sicher größtenteils aus der mechanischen Erschütterung und Verschiebung der Teilchen gegeneinander zu erklären. Erst in zweiter Linie kommt die Wärmewirkung in Frage, und zuletzt kolloidchemische Vorgänge. Unter den Wirkungen auf Patienten steht im Vordergrund die Analgesie. Schmerzen verschwinden nach verhältnismäßig kurzer Beschallung auf längere Zeit hinaus. Das gilt besonders für rheumatische Schmerzen, so daß US ein beliebtes Heilmittel für Rheumatismus geworden ist. Dazu kommt die Auflockerung der Gewebe. Es ist möglich, Versteifungen von Gelenken durch systematische Beschallungen wesentlich zu bessern, ja sogar manchmal zu beseitigen. Während der Beschallung ist die Beweglichkeit der Gelenke wesentlich besser als sonst. Macht man daher gleichzeitig mit der Beschallung Bewegungsübungen, dann gelingt es, die versteiften Glieder weit stärker durchzubiegen und so mit der Zeit bessere Beweglichkeit zu erreichen.

Nach meinen Erfahrungen werden günstige Wirkungen erzielt bei verschiedenen Formen von chronischem Gelenkrheumatismus insbesondere der Wirbelsäule, aber auch bei Muskel- und tendoperiostitischem Rheumatismus. Bei Spondylarthritiden werden Wirbelsäule und danebenliegende Partien mit dem Schallkopf langsam bestrichen, indem man von oben nach unten und umgekehrt entlangfährt. Bei anderen Gelenken macht man mehr kreisende Bewegungen. Man führt die Behandlung zunächst mit 1—2 Watt/qcm 5 Minuten lang durch und beobachtet die Wirkung. Wenn keine Reaktionen auftreten, kann man in den nächsten Tagen zu höherer Energie und längeren Behandlungszeiten übergehen. Die gelegentlich auftretenden Reaktionen bestehen in Zunahme der Schmerzen und des Steifheitsgefühls. In solchen Fällen wartet man bis zum Abklingen der Reaktion und behandelt vorläufig weiter mit der gleichen Dosis. Man steigert erst dann, wenn die Reaktionen ausbleiben.

Ultrakurzwellen. Elektrische Hyperthermie

Bei den Ultra-Kurzwellen (UKW) beruht die Wirkung ebenfalls auf der Bewegung kleinster Teilchen, der Moleküle und Ionen, und zwar durch elektrische Kräfte. Auch Wärme ist Molekularbewegung, und es ist daher klar, daß bei UKW Wärme entstehen muß. Die Molekülbewegung ist aber ganz anders verteilt als bei Anwendung von Wärme anderer Art, etwa eines Heizkissens oder eines Wärmestrahlers. Die elektrische Energie greift ins innerste Gefüge der Gewebe ein, sie beeinflußt unmittelbar das Innere der Zellen. Im Gegensatz zu anderen Wärmeanwendungen entsteht daher eine geordnete Molekularbewegung, die sich auf bestimmte Strukturen besonders stark konzentriert. Es läßt sich nachweisen, daß die Lipoide, die Membranen bilden, ganz besonders stark beeinflußt werden (H a u s s e r, K u h n und G i r a l), und daß andererseits die Durchlässigkeit von Membranen verändert wird. Wir suchen deshalb die hauptsächliche Wirkung der UKW in der Beeinflussung der Membrandurchlässigkeit. Diese zeigt sich auch darin, daß die endokrinen Drüsen durch UKW besonders stark beeinflußt werden, wodurch der Kurzwellentherapie ein besonderes Indikationsgebiet erschlossen worden ist. Das andere hervorstechende Merkmal der UKW ist die Tiefenwirkung, die von keinem anderen physikalischen Mittel außer den Röntgenstrahlen erreicht wird.

Es konnte gezeigt werden, daß es notwendig ist, im Kondensatorfeld zwischen Elektrode und Körperoberfläche einen mehr oder weniger großen Luftraum einzuschalten (Abstandsprinzip). Bei ungenügendem Plattenabstand erstreckt sich die Wirkung hauptsächlich nur auf die Oberflächen. Der Abstand muß also um so größer genommen werden, je dicker die zu durchdringende Schicht ist. Man muß daher an Bauch, Rücken und Kopf mit größeren Abständen arbeiten als bei einer Extremität. Wenn nur verhältnismäßig oberflächliche Wirkungen gewünscht werden, kann man auch mit dem Spulenfeld arbeiten, etwa in Gestalt der Flachspule (pancake coil), die auf den Körper aufgelegt wird. Dabei wird der Hautwiderstand zwar gut überbrückt, die Energie wird aber im wesentlichen nur in der ersten gutleitenden Schicht (meist also in der Muskulatur) absorbiert.

Die am meisten gebrauchte Wellenlänge ist 6 m. Bei Wellen unter 1 m haben wir die Möglichkeit, die Energie mit Hohlspiegeln und Linsen zu konzentrieren und so noch bessere Wirkungen zu erzielen. Leider wird die ganze medizinische Forschung auf diesem Gebiet unterbunden durch die neuen Wellenpläne und das Verbot, Wellen verschiedener Länge anzuwenden. Von den Mikrowellen sind dabei noch besondere biologische Wirkungen zu erwarten. Man verbietet also hier ein ganzes Forschungsgebiet der Medizin wegen — Geschäft.

Außerordentlich wichtig ist bei den UKW die richtige Dosierung. In der neuen Auflage meines Buches „Kurzwellentherapie" habe ich deshalb eine Indikations- und Dosierungstabelle gegeben, aus der die richtige Dosis und Einstellung der Elektroden in jedem Fall ersichtlich ist. Ganz allgemein gilt die Regel, daß akute Prozesse mit kleinen, chronische mit großen Dosen zu behandeln sind. Mit ganz schwachen Dosen kann man selbst akut fieberhafte Prozesse mit bestem Erfolg behandeln und kann dann die Dosis allmählich erhöhen. Da es noch keine physikalisch exakte Dosismessung gibt, richten wir uns nach dem Wärmeempfinden und unterscheiden:

Dosis 1 = noch kein Wärmegefühl (man stellt auf eben fühlbare Wärme ein und geht etwas zurück). Dosis 2 = eben fühlbare Wärme. Dosis 3 = angenehme Wärme. Dosis 4 = gerade noch erträgliches Wärmegefühl.

Die Dauer der Behandlungen schwankt je nach Akuität des Prozesses zwischen 2 und 15 min. Nur in seltenen Fällen chronischer oder torpider Erkrankungen werden größere Dosen angewandt.

Daß schon schwache Dosen von UKW auf die Entzündungsherde wirken, zeigt sich darin, daß nach 5 min. langer Durchflutung deutliche Veränderungen des Blutes eintreten, und zwar steigt die Zahl der Leukozyten stark an. Dieses benutzen wir diagnostisch als UKW-Provokation. Sie hat sich bisher besonders zur Diagnose der chronischen Appendizitis und der Karditis bewährt. Liegt Verdacht auf Appendizitis vor, dann beweist ein Anstieg der Leukozytenzahl nach Durchflutung des rechten Unterbauches mit fast absoluter Sicherheit, daß eine Eiterung vorhanden ist. Dasselbe gilt für das Herz. Wie die pathologische Anatomie lehrt, gibt es latente Endo- und Myokarditiden in großer Zahl, die nicht diagnostiziert werden. Insbesondere hängt auch die Prognose eines Herzfehlers ganz wesentlich davon ab, ob noch Entzündungsherde vorhanden sind, die klinisch in vielen Fällen bisher nicht nachgewiesen werden konnten. Hier hilft die UKW-Provokation weiter. In zahlreichen Fällen ist es uns gelungen, eine latente Karditis nachzuweisen, wenn nach 5 min. langer Durchflutung der Herzgegend die Leukozyten anstiegen. Bei Durchflutung des gesunden Herzens fällt die Leukozythenzahl ab. Selbstverständlich sind nur Anstiege um mindestens 2000 zu verwerten, oft werden viel stärkere Anstiege gefunden. Bei eitrigen Gelenk- und Knochenentzündungen entstehen starke, bei rheumatischer Arthritis geringe Anstiege, bei Tuberkulosen ein Abfall der Leukozyten.

Bei der Behandlung des Rheumatismus sind die UKW eines der wirksamsten Mittel. Die Abgrenzung der Indikationsgebiete gegenüber dem Ultraschall ist noch Sache der weiteren Forschung. Die Gebiete überschneiden sich vielfach, die Wirkungen können manchmal ähnlich sein. Hervorzuheben ist die spasmenlösende Wirkung der UKW, wodurch Anfälle von Muskelrheumatismus oft schnell beseitigt werden können. Rheumatische Neuritiden, besonders auch Ischias, werden gut beeinflußt, wobei, wie überall, im frischen Stadium schwache, später starke Dosen anzuwenden sind.

Es sei nur darauf hingewiesen, daß die Dosis von maßgebender Bedeutung für den Erfolg ist. Bei einem bestimmten Fall kann eine große Dosis gerade umgekehrt wirken als eine kleine. Akute Erkrankungen können beispielsweise durch Überdosierung verschlimmert werden, bei chronischen Leiden dagegen bleiben kleine Dosen unwirksam. Eine der hauptsächlichsten Regeln ist daher: Bei akuten Prozessen vorsichtige Dosierung, schwache Felder, kurze Zeiten, bei chronischen Erkrankungen massive Dosen. So gibt es akute Ischiaserkrankungen, die nur auf schwächste Dosen gut reagieren, und ältere Ischiasfälle, bei denen nur mit stärksten Dosen oder mit der Kurzwellenüberwärmung etwas erreicht werden kann.

Für die örtliche Kurzwellenbehandlung eignen sich Myalgien dann, wenn Herdinfekte nicht auffindbar oder vorher beseitigt worden sind. Das gleiche gilt für rheumatische Neuritiden und Neuralgien und für tendoperiostitische Prozesse. Bei arthritischen Erkrankungen hat die örtliche Behandlung mit Ultra-Kurzwellen nur dann Aussicht auf Dauererfolg, wenn die Allgemeinerkrankung bereits abgeklungen ist und es sich um Restbestände handelt. Bei allen Erkrankungsformen mit Beteiligung mehrerer Gelenke oder auch bei Erkrankungen einzelner großer Gelenke (oft auch schon der Schultergelenke) muß die Kurzwellen-Allgemeinbehandlung, unter Umständen mit Überwärmung (Kurzwellenhyperthermie) angewandt werden; in ihr besitzen wir das wirksamste Mittel zur Behandlung rheumatischer Erkrankungen überhaupt.

Ein besonders interessantes Gebiet ist die Beeinflussung der endokrinen Drüsen. Zusammen mit W e i ß e n b e r g konnte ich 1931 zeigen, daß nach Durchflutung der Hypophysengegend bei Kaninchen und bei Menschen der Blutzucker stark ansteigt. Nach Durchflutung des Oberbauches erfolgt erst ein Anstieg, wahrscheinlich infolge Anregung der Nebennierensekretion, dann ein Abfall, der wohl der Wirkung des Pankreas zuzuschreiben ist. Durchflutung der Muskulatur führt zu Abfall des Blutzuckers im behandelten Gebiet.

Elektrische Überwärmung, Unterkühlung

Die Behandlung mit Überhöhung der Körpertemperaturen gehört zu den neueren Errungenschaften der Medizin. Zwar sind Schwitzprozeduren schon von altersher in den Badstuben des Mittelalters üblich gewesen und man hat damit immer bei Krankheiten, die durch Erkältung verursacht waren, gute Erfolge erzielt. Zu einer Erhöhung der Körpertemperatur kommt es jedoch bei allen diesen Maßnahmen nicht.

In Japan sind sehr heiße Bäder bis zu 54° üblich. Die Kranken müssen sich hieran allmählich gewöhnen. Dabei können Erhöhungen der Körpertemperaturen bis auf fast 40° auftreten, aber nur verhältnismäßig kurze Zeit. Das gleiche gilt von der Anwendung heißer Bäder und Schlammpackungen. Der Körper wird hierbei in ein sehr heißes Medium mit hoher Wärmehaltung gebracht. Daß diese Temperaturen ertragen werden, beruht darauf, daß sich um den Körper herum eine kühlere Schutzschicht bildet, so daß die Wärme nur ganz langsam in die Körperoberfläche eindringt. Auch mit solchen Maßnahmen gelingt es nicht, wirklich nennenswerte Erhöhungen der Körpertemperatur herbeizuführen. Nur unter Ausnahmebedingungen erzielt man bei disponierten Individuen Steigerungen um 1° und darüber. Dies hat seine Ursache darin, daß sofort bei Erhitzung der Haut Abwehrmaßnahmen einsetzen. Das sofortige Einsetzen der physikalischen und chemischen Wärmeregulation verhindert die Überwärmung des Organismus.

Die Wirkungen des Schwitzens und der Bäder können nur so erklärt werden, daß eine Beeinflussung des Körperinneren von der Haut aus auf reflektorischem Weg in der Art des viscerocutanen Reflexes zustande kommt und daß Abwehrkräfte, die der Haut in hohem Maße innewohnen, mobilisiert werden. Während sich diese Art der Wärmebehandlung durch Jahrhunderte hindurch erhalten hat, sah man in der Medizin der Neuzeit das Fieber stets als etwas Schädliches an und suchte es auf jede Weise zu bekämpfen. Erst W a g n e r - J a u r e g g hat mit dieser Anschauung gebrochen. Nachdem auch sonst schon bei vereinzelten Ärzten die Ansicht aufgekommen war, daß fieberhafte Reaktionen häufig günstig auf den Verlauf der Erkrankungen einwirken, ging man dazu über, künstliches Fieber als Heilfieber zu erzeugen. Die Erfolge dieser Behandlung bei der progressiven Paralyse sind genügend bekannt. Zur Fiebererzeugung werden Malaria-Plasmodien und Recurrens-Spirochäten in die Blutbahn injiziert.

Worauf die Wirkungen beruhen, ist noch nicht völlig geklärt; im wesentlichen wurde angenommen, daß nicht die erhöhte Körpertemperatur das Wesentliche sei, sondern vielleicht auch die Bildung von Agglutininen, oder die Aktivierung des Retikulo-Endothels.

Um 1930 haben meine Versuche begonnen, auf elektrischem Weg Hyperthermie hervorzurufen. Ungefähr zu gleicher Zeit begannen die Versuche W a l i n s k i s mit ansteigenden heißen Bädern. Bei allen diesen Verfahren handelt es sich nicht um echtes Fieber im engeren Sinn, denn man ist gewöhnt, als Fieber nur diejenigen Zustände anzusehen, bei denen durch chemische Stoffe im Körper die zentrale Wärmeregulation in einen höheren Erregungszustand versetzt wird. Hierhin gehören alle Infektionskrankheiten, also auch das Malariafieber, während streng genommen auch Fieberzustände durch apoplektische Insulte oder Krebsmethastasen im Gehirn nicht ganz einwandfrei hierhergehören.

Die elektrische Fiebererzeugung ist schon sehr bald nach der Entdeckung der Diathermie versucht worden, u. a. mit der Kondensatorbettmethode von S c h i t t e n h e l m.

Die Bedingungen, unter denen die Gesamterwärmung erfolgt, wurden von mir an Meerschweinchen und Kaninchen genau untersucht und dann auf Menschen übertragen. Bei der m i l d e n Form erzeugt man Temperaturen von 39—40° in verhältnismäßig kurzen Zeiten. Es gelingt auch durch ansteigende heiße Bäder, höhere Körpertemperaturen zu erzeugen. Die Abwehrmaßnahmen des Körpers werden gewissermaßen dadurch überlistet, daß das Bad mit indifferenter Temperatur anfängt und dann die Temperatur langsam einschleichend erhöht wird. Auf diese Weise können Wassertemperaturen von 41—42° und darüber vertragen werden. Die Körpertemperatur wird durch ein in den Mund eingeführtes Thermometer gemessen und kann bei solchen Bädern bis auf 40° und darüber getrieben werden.

Beide Verfahren haben ihre Vor- und Nachteile. Die Bäderhyperthermie kann ohne große Apparaturen in jedem Badezimmer ausgeführt werden. Dazu gehört aber ein geschultes Badepersonal, der Wasserverbrauch ist hoch, die nötige Wäsche muß stets vorhanden sein. Zur langen Aufrechterhaltung sehr hoher Temperaturen eignet sich das Verfahren nicht besonders gut, da allmählich die Haut durch allzulange erhitztes Wasser geschädigt wird. Es ist daher untunlich, die Behandlung länger als eine Stunde auszudehnen. Die Kranken sind hinterher mehr mitgenommen, als nach einer gleich starken elektrischen Fieberbehandlung. R a a b weist darauf hin, daß die Hautatmung in solchen Bädern behindert ist und dadurch bei längerer Dauer unangenehme Erscheinungen auftreten können.

Die elektrische Hyperthermie hat den Nachteil, daß geeignete Apparaturen teuer und schwer zu beschaffen sind. Man braucht Kurzwellenapparate mit etwa 1000 Watt Leistung. Selbstverständlich gehört auch zu dieser Behandlung gut geschultes Personal und dauernde ärztliche Überwachung. Das Behandlungsverfahren hat aber solche Fortschritte gemacht, daß man heute schon mit Leistungen von 400 bis 500 Watt auskommt.

Die elektrischen Ströme werden bei diesem Verfahren dem Körper nicht zugeleitet, sondern im Körperinneren durch die elektrischen bzw. elektromagnetischen Feldwirkungen erzeugt.

Das elektromagnetische Feld hat sich dabei dem elektrischen Feld zwischen Kondensatorplatten überlegen gezeigt. Man legt entweder einen aus einer Windung bestehenden Schwingkreis auf den Bauch des Kranken und gegebenenfalls einen zweiten parallel geschalteten Kreis unter den Rücken. Man kann aber auch nach Raab einen oder zwei parallel geschaltete Schwingkreise um den Bauch des Patienten herumlegen. Dabei entstehen Induktionsströme im Inneren des Körpers, die sich in eine Bewegung der Moleküle und Ionen und damit in Wärme umsetzen. Entgegen allen anderen Verfahren haben wir somit eine Entstehung der Wärme im Inneren des Körpers und können sogar bei geeigneter Anordnung ein Wärmegefälle von innen nach außen erzeugen. Da wir die Wärmeabgabe des Körpers verhindern wollen, wird der Kranke eingepackt, es empfiehlt sich, ein Wolltrikot anzuziehen. Der Grund dafür ist der, daß die Hautfeuchtigkeit durch die Wolle hindurchwandert, sodaß sich keine Feuchtigkeitsansammlungen bilden. Diese können zur Verdichtung des Kraftfeldes und damit zur Verbrennung Anlaß geben. Ist der Körper gut eingepackt, so wird die entstandene Wärme sehr bald durch den Blutstrom überallhin verteilt, so daß bei Messungen die Hauttemperatur nicht unter der Innentemperatur liegend befunden wird. Man kann annehmen, daß einzelne Organe im Inneren besonders hohe Temperaturen aufweisen.

Neuerdings haben die Siemens-Reinigerwerke eine Fieberkammer konstruiert, in der durch heiße Luft die Entwärmung des Körpers verhindert wird; dadurch wird elektrische Energie eingespart und man kommt mit kleineren Apparaten aus.

In USA fand S i m p s o n , daß auch in heißem Wasserdampf die Körpertemperatur gesteigert werden kann. Von K e t t e r i n g wurde ein Apparat konstruiert, der sogenannte Kettering Hypertherm, mit dem auf diese Weise Kranke behandelt werden.

Zweifellos ist die elektrische Hyperthermie dasjenige Verfahren, das verhältnismäßig am bequemsten auszuführen ist, dem Kranken am wenigsten Beschwerden macht und alle Organe des Kranken innen gleichmäßig erfaßt. Der Wasserverlust ist hierbei, verglichen mit den anderen Verfahren, weitaus am geringsten, ebenso der Kochsalzverlust, der bei den anderen Verfahren zu unangenehmen Nebenerscheinungen führen kann.

Wahrscheinlich beruht auch auf dem Kochsalzverlust die merkwürdige Tatsache, daß schon bei verhältnismäßig geringer Überwärmung, bei Anstrengungen usw. ein Hitzschlag eintreten kann, während bei dem genannten Verfahren so hohe Temperaturen anstandslos ertragen werden.

In USA werden bei Kranken mit Paralyse und Gonorrhoe acht Stunden lang Temperaturen von 42,5° unterhalten. Bei so exzessiven Temperaturen sind allerdings örtliche Schädigungen an verschiedenen Körpergeweben nachgewiesen worden.

Hauptanwendungsgebiet sind die rheumatisch-arthritischen Erkrankungen, die bisher so gut wie jeder Therapie getrotzt haben, insbesondere die primär-chronische Polyarthritis und die Arthritis sicca (sog. Arthritis deformans). Man kommt hier sowohl mit der Bäderbehandlung als auch mit der Kurzwellenhyperthermie zu ausgezeichneten Erfolgen. Nur hat sich bei den Vergleichsbehandlungen gezeigt, daß man bei elektrischen Überwärmungen mit geringeren Temperatursteigerungen auskommt als bei der Bäderbehandlung. Die Behandlungen können auch ambulant durchgeführt werden. Im allgemeinen genügen Sitzungen von $^3/_4$ bis 1 Stunde Dauer, bei oral gemessenen Temperaturen von 38,5 bis 39°. In je früherem Stadium die Kranken in die Behandlung kommen, desto besser ist die Aussicht. Auffallend ist, daß der Erfolg manchmal erst viele Wochen nach Abschluß der Behandlung eintritt. Ganz besonders gilt dies für die Arthritis sicca. Die Behandlung kann kombiniert werden mit Einspritzungen von Solganal und Atophanyl. Auch Ebesal hat sich uns in letzter Zeit bewährt.

Ebenso sind andere rheumatische Erkrankungen durch die Kurzwellenüberwärmung häufig gut zu beeinflussen. Bei Ischias ist die Kurzwellentherapie wohl das wirksamste Verfahren, das wir besitzen. Bei chronischer Ischias sprechen die Kranken häufig auf die örtliche Kurzwellenbehandlung nicht an. In diesen Fällen muß man zur Überwärmungsbehandlung greifen. Versager kommen kaum jemals vor. Gegenindikationen gibt es für die Wärmebehandlung nur wenige, insbesondere wird die elektrische Überwärmung selbst von Patienten mit Gefäßerkrankungen auffallend gut ertragen. Auch die arterielle Hypertension bildet keine Gefahr, der Blutdruck sinkt sogar ab. Dagegen sind Kranke mit Lungentuberkulose, schweren Lebererkrankungen, Nierenerkrankungen und Zucker von der Behandlung auszuschließen. Bei Patienten mit sehr niedrigem Blutdruck besteht Kollapsgefahr, so daß man bei diesen sehr vorsichtig sein muß. Ein besonderer Vorteil der Überwärmungsbehandlung besteht darin, daß auch Kranke in hohem Alter ohne besondere Gefahr behandelt werden können.

Bei der primär-chronischen Polyarthritis dürfte die Kurzwellenpyrexie das einzige Mittel sein, mit dem wirklich Erfolge zu erzielen sind. Allerdings gehört dazu viel Geduld, die die Kranken manchmal nicht haben. Es sind meist mehrere Kuren von 6 bis 8 Wochen Dauer notwendig, bei denen 2- bis 3mal wöchentlich eine Überwärmung durchgeführt wird. Kombination mit Solganalbehandlung hat sich bewährt, ist aber nicht unbedingt notwendig. Sowie in den Gelenkskontrakturen eine Lockerung eintritt, muß mit vorsichtiger Massage und Bewegung begonnen werden.

Ausgezeichnet sind die Ergebnisse bei der Arthritis sicca („deformans"). Schon diese Erfolge sprechen dafür, daß es sich nicht um eine Abnutzungskrankheit, sondern um eine rheumatische Erkrankung handelt, deren Entzündungserscheinungen nur unterschwellig verlaufen. Die Deformierungen sind eine sekundäre Reaktion. Sie bleiben auch nach der erfolgreichen Behandlung bestehen, selbst wenn Schmerzhaftigkeit und Bewegungsbehinderung verschwunden sind. Selbstverständlich gibt es auch bei diesem Behandlungsverfahren keine hundertprozentigen Erfolge. Es ist aber manchmal verblüffend, wie monate- und jahrelang versteifte Gelenke ihre Beweglichkeit wiedergewinnen. Dies gilt auch für das Malum coxae senile und für die Spondylarthritis. Auch bei der Omarthritis ist meist

Überwärmungsbehandlung notwendig; die lokale Behandlung genügt im allgemeinen nicht. Vielfach ist es empfehlenswert, neben der Allgemeinbehandlung noch örtliche Durchflutungen der besonders erkrankten Gelenke auszuführen.

Auch beim Muskelrheumatismus müssen oft Ganzbehandlungen durchgeführt werden; bei den meisten Formen kommt man jedoch mit der örtlichen Behandlung aus. Oft ist es erstaunlich, wie sich — beispielsweise bei Lumbago — schon nach einer Durchflutung die schweren Muskelkontrakturen lösen und Schmerzfreiheit eintritt; doch sind die so rasch reagierenden Fälle selten. Übrigens wird auch der Muskelkater nach Überanstrengung durch Ultra-Kurzwellen günstig beeinflußt.

Oft kommt es vor, daß nach dem ersten UKW — insbesondere Überwärmungsbehandlungen — die Schmerzen stärker werden. Bei manchen Kranken tritt dies auch erst nach 3 bis 4 Wochen ein. Dieses Verhalten ist als günstiges Zeichen zu bewerten. Auch bei der Bäderbehandlung werden ja solche Exazerbationen beobachtet und als günstige Reaktion bewertet. Meistens tritt danach eine bessere Beweglichkeit der Gelenke ein. Ich möchte annehmen, daß durch die Behandlung zunächst die entzündlichen Erscheinungen an den Gelenkkapseln günstig beeinflußt werden, der Bandapparat wird dehnbarer. Es ist klar, daß die jetzt mögliche größere Beweglichkeit auch mit stärkeren Schmerzen verbunden ist, da einzelne geschrumpfte Fasergruppen gedehnt und vielleicht auch zerrissen werden. Gerade in dieser Zeit ist der Kranke zu kräftigen Bewegungen und Übungen anzuhalten.

Injektionsbehandlung (Heilanästhesie)

In Fällen, bei denen die üblichen Mittel versagen, kann man oft noch mit Erfolg die Injektionsbehandlung heranziehen. Sie ist eine ausgesprochen symptomatische Behandlung. Man erzielt aber doch oft beachtliche Erfolge bei solchen örtlich beschränkten Erkrankungen, die als Restzustand anzusehen sind, bei denen also die akuten und die Allgemeinerscheinungen abgeklungen sind und noch schmerzhafte Erscheinungen an umschriebener Stelle bestehen bleiben. Die Ergebnisse dürften zum Teil auf osmotischen Wirkungen der eingespritzten Stoffe beruhen. Bei vielen Fällen von Neuritis ischiadica müssen wir beispielsweise annehmen, daß sich im Perineurium und der Zwischensubstanz der Nervenfasern Verklebungen, fibrinöse Schwellungen und Verwachsungen ausgebildet haben, die durch die Flüssigkeit aufgequollen und gelöst werden. Meist werden anästhesierende Lösungen eingespritzt, deren Wirkungen in einer Unterbrechung der Reflexbahnen bestehen. Zweifellos bestehen Beziehungen zwischen Schmerz und Entzündung, Schmerz und Hypertonus, Schmerz und Sympathikus (S p i e ß , P a y r , L e r i c h e). Es hat sich gezeigt, daß nach Unterbrechung der schmerzempfindlichen Bahnen die entzündlichen Prozesse oft leichter zur Ausheilung kommen.

Die Heilanästhesie ist im Grunde nichts Neues; schon S c h l e i c h hat sie zur Beseitigung von Schmerzen angewandt. Merkwürdig ist, daß rheumatische Schmerzen, auch Bewegungshemmungen, durch Heilanästhesie oft längere Zeit, in vereinzelten Fällen sogar auf eine einzelne Injektion, auf die Dauer verschwinden können. Weiterhin hat sich erwiesen, daß die Art des Anästheticums eine verhältnismäßig geringe Rolle spielt, ja daß die Beseitigung der Schmerzen durch verschiedene nicht anästhesierende Mittel gelingt, so durch Injektion von physiologischer Kochsalzlösung, Wasser oder Luft. Besonders beliebt sind vom Novokain abgeleitete Stoffe und Mischungen, so Impletol (Novokain und Coffein), das auch bei intravenöser Anwendung gelegentlich wirkt, sowie cholinhaltige Stoffe. Im allgemeinen können wir von der Heilanästhesie nur in solchen Fällen einen Erfolg erwarten, in denen die Allgemeinerkrankung zurückgegangen ist und nur örtliche Prozesse zurückgeblieben sind. Die Dauer der Wirkung, die über die Dauer der eigentlichen Anästhesie hinausgeht, ist bemerkenswert und hat zu verschiedenen Erklärungsversuchen geführt. Offensichtlich wird durch die Injektion ein Circulus vitiosus oder ein Reflexbogen unterbrochen, durch den der schmerzhafte Prozeß sich selbst unterhält. Viele Deutungsversuche nehmen die S p e - r a n s k y schen Theorien zum Ausgang. Eine entzündete oder gereizte Stelle an irgendeinem Punkt des Nervensystems übt eine Dauerwirkung auf alle anderen Teile des Systems aus. Zugehörige Zentren des Zentralnervensystems werden in Erregung versetzt und wirken ihrerseits auf den Ausgangsort der Erregung zurück, so daß dieser Reiz dauernd weiter unterhalten wird. Durch die Injektion wird dieser Ausgangsherd aus dem Geschehen herausgenommen, der Reflexbogen wird unterbrochen, und nun kann sich das ganze System regenerieren.

Bei einer anderen Theorie wird das Endokrinium mit einbezogen. Damit ein in der Peripherie eindringender Schaden zu einer entzündlichen Reaktion führt, gehört außer diesem Reiz eine Bereitschaft der Gewebe. Diese wird aber zum Teil vom Endokrinium geregelt. Aus Versuchen von T o n u t t i geht hervor, daß hierbei Hypophyse und Nebennierenrinde beteiligt sind. Krankmachende Reize, etwa Injektionen von Diphtherietoxin, erzeugen eine schwere Schädigung der Nebenniere. Diese Schädigung tritt aber nur ein, wenn Hypophysenhormone vermehrt ausgeschüttet werden. Das gleiche gilt mit gewissen Abänderungen für schädliche Reize im Gewebe. Man könnte sich nun vorstellen, daß der von der geschädigten Stelle über die Hirnrinde auf die Hypophyse ausgeübte Reiz eine Mehrausschüttung bestimmter Hormone bewirkt. Durch die Heilanästhesie wird der afferente Teil dieser Bahn unterbrochen, der Reiz auf die Hypophyse ausgeschaltet, es kommt nicht mehr zur Ausschüttung des Hormons. Die entzündliche Reaktion, die durch das Zusammentreffen des örtlichen Reizes und der Hypophysenhormone ausgelöst wird, kommt dadurch nicht mehr oder in viel geringerem Maße zustande.

Schließlich gibt es noch Erklärungen, die die Wirkung der Infiltration einfach in einer Auflockerung des Gewebes oder in Veränderungen des lokalen Chemismus oder der örtlichen Blutzirkulation sehen.

Die Methoden der Heilanästhesie sind die gleichen wie bei der Lokalanästhesie. Man benutzt Leitungsanästhesien und Infiltrationen der schmerzenden Organe und ihrer Umgebung. Die letztere wird gewöhnlich mit größeren Mengen Flüssigkeit ausgeführt. Meist verwendet man 100 bis 200 ccm einer $^1/_4$prozentigen Novokain-Lösung oder von einem ähnlichen Anästheticum, mit der die ganze schmerzende Stelle infiltriert wird. Da die Technik für jedes einzelne Organ verschieden ist, wird sie im speziellen Teil besprochen.

Insgesamt sollen bei einer unter 0,5prozentigen Lösung nicht mehr als 1,25 g auf einmal eingespritzt werden, bei höherer Konzentration weniger. Bei etwaigen Zwischenfällen soll man keine Derivate des Adrenalins geben; gegen Krämpfe wendet man Barbitursäure an, bei Kreislaufschwäche Cardiazol oder Coramin.

Behandlung in Bädern und Kurorten

Die Behandlung in B ä d e r n u n d K u r o r t e n hat ihre Bedeutung trotz aller modernen Behandlungsmittel in keiner Weise verloren. Sie bietet im Gegenteil eine außerordentlich wertvolle Ergänzung zu den beschriebenen Heilmethoden. Während diese geeignet sind, die schweren Erscheinungen soweit zu beseitigen, daß die Kranken sich wieder einigermaßen bewegen können, hat die Bäderbehandlung die weitere Gesundung herbeizuführen. Sie führt langsam, oft erst nach mehreren Kuren, zum Ziel. Hierbei ist besonders wertvoll die Behandlung mit P e l o i d e n , die weiter oben bereits erwähnt wurde. Ihre Wirkungen beruhen auf der Wärmehaltung; diese ist maßgebend für die Art und Weise, wie die Wärme in die Körperoberfläche allmählich eindringt. Bei gleichzeitiger physikalischer Wärmeregulation des Körpers wird so ein Wärmestrom von bestimmter Größe unterhalten, der an der Oberfläche eindringt, sich im Körperinneren mehr oder weniger staut und durch die Oberfläche der unbedeckten Haut und durch den Atem abgeführt wird. Von der Art dieses Wärmestromes hängt es ab, wie die verschiedenen Peloide wirken. Es ist klar, daß zur richtigen Applikation solcher Schlammpackungen oder Bäder besondere Erfahrung und geschultes Personal gehören.

An den Badeorten wirken außerdem noch andere Faktoren auf den Kranken ein. In erster Linie sind zu nennen die Ruhe und die geregelte Tageseinteilung, bei der jede Hetze vermieden wird. Dazu kommt der Luft- und Klimawechsel. Die meisten Heilbäder liegen an Orten mit starker Himmelsstrahlung, vielleicht kommt dazu noch die Strahlung des Bodens, denn die radioaktive Strahlung der einzelnen Gesteinsarten an verschiedenen Orten ist verschieden stark. Die Strahlung über Urgesteinsboden ist eine andere als über Kalk. Dazu kommt eine bestimmte Art der Luftbewegung, die an jedem Kurort spezifisch ist. Schließlich ist der Gehalt der Luft an Gasen, insbesondere an Ozon, verschieden, und ebenso die Ionisierung der Luft. Alle diese Faktoren sind erst teilweise untersucht worden, wir wissen über sie noch zu wenig, und vor allen Dingen wissen wir fast nichts darüber, wie sie auf den Körper der einzelnen Individuen wirken. Wir müssen uns mit der Erfahrung von Generationen zufrieden geben, die herausgefunden haben, daß ihnen an solchen Orten am besten geholfen wird.

IV. Spezieller Teil

Polyarthritiden

Polyarthritis acuta (akuter Gelenkrheumatismus, rheumatic fever)

Der akute Gelenkrheumatismus ist eine Infektionskrankheit von sehr heftigem Charakter. Er hinterläßt keine Immunität und neigt zu Rückfällen. Die Frage des Erregers ist nicht geklärt, ein spezieller Erreger ist bisher nicht gefunden worden. Von den meisten Autoren wird angenommen, daß die Krankheit durch einen Strepto- oder Staphylokokkus hervorgerufen ist, und daß sie eine gemilderte Form der Sepsis darstellt. Die Reaktion verschiedener Menschen auf septische Infekte ist außerordentlich verschieden; bei einem Individuum kommt es zur fulminanten Sepsis, bei einem anderen sind die Abwehrkräfte so stark, daß die Erreger an der Eintrittsstelle eingekapselt werden, es kommt zum Abszeß. Dazwischen können verschiedene Reaktionsformen liegen, die durch die Abwehrlage bestimmt sind. Es kann zu allergischen Reaktionen von verschiedener Art und Stärke kommen, und es liegt nahe, das Zustandekommen des rheumatischen Syndroms durch das Zusammenspiel von Erreger und Abwehrlage zu erklären.

Der Ausbruch des akuten Gelenkrheumatismus spricht sehr für ein allergisches Geschehen, wie wir es auch bei den meisten zyklischen Infektionskrankheiten kennen.

In den meisten Fällen geht eine Angina voraus. Noch während oder kurz danach erfolgt plötzlich starker Temperaturanstieg mit oder ohne Schüttelfrost. Die Patienten fühlen sich sehr krank, sind abgeschlagen und apathisch. Das Gesicht ist meist gerötet, kann aber auch blaß sein, meist ist Kopfweh vorhanden. Im Vordergrund stehen die Gelenkschmerzen, die meist außerordentlich heftig sind. Die Gelenke sind − fast immer bilateral symmetrisch − geschwollen und gerötet. Jeder Versuch, die Glieder zu bewegen, verursacht außerordentliche Schmerzen. Der Appetit ist meist beeinträchtigt. Das Fieber bewegt sich meist um 40°. Es gibt Formen mit noch höherem Fieber, bis 41° und darüber, den hyperpyretischen Gelenkrheumatismus. Die höchsten bisher beobachteten Temperaturen haben bei Gelenkrheumatismus vorgelegen.

Die Blutsenkung ist sehr stark beschleunigt, oft über 100 mm/St. Im Blut ist erhebliche Leukozytose vorhanden, meist mit mäßiger Linksverschiebung. In schweren Fällen ist das Blut-Cholesterin stark erniedrigt, seine Senkung gibt prognostische Fingerzeige. Je stärker sie ist, desto schlechter die Prognose.

Die Milz ist manchmal tastbar, immer weich.

Für die akute Polyarthritis ist charakteristisch die Verknüpfung mit dem viszeralen Rheumatismus.

Der akute Gelenkrheumatismus tritt am häufigsten im Pubertätsalter auf, doch kommen auch Fälle in der späten Kindheit und in höheren Lebensaltern vor. Bei Greisen ist er sehr selten.

In der Hauptsache werden Herz und Blutkreislauf beteiligt. Am häufigsten wird das Endokard beteiligt in der Form der Endocarditis rheumatica. Diese ist nicht etwa Folge des Rheumatismus, sondern ihm gleichgeordnet. Die rheumatische Infektion kann das ganze Mesenchym in gleicher Weise befallen. Ob wir mehr die Form des peripheren oder des visceralen Rheumatismus sehen, hängt von der Organdisposition des Individuums ab.

Die viszerale Erkrankung kann so im Vordergrund stehen, daß überhaupt keine nachweisbaren Gelenkveränderungen auftreten. Auf diese Weise können sich nach irgendeinem unklaren Infekt Herzfehler entwickeln. Die Beteiligung des Myokards ist meist nicht ohne weiteres nachweisbar, aber für die Prognose quoad vitam besonders wichtig. Bekanntlich brauchen selbst schwere Myokarditiden im Elektrokardiogramm keine Veränderungen nach sich zu ziehen, und andere diagnostische Möglichkeiten einer Abgrenzung gegenüber der Endokarditis gibt es nicht.

Ob entzündliche Prozesse am Herzen vorliegen, kann heute mit der von mir ausgearbeiteten Kurzwellen-Provokation festgestellt werden. Nach einem Kurzwellenreiz von 5 min Dauer auf ein normales Herz sinkt die Leukozytenzahl ab; steigt sie um mindestens 2000 an, dann kann mit Sicherheit eine Entzündung in dem durchfluteten Gebiet angenommen werden. Bei der rheumatischen Karditis sind diese Anstiege mäßig, 2000 bis 5000, bei schweren ulzerösen Prozessen finden wir Anstiege um 6000 bis 15000.

Sonst dürfte eine erhebliche Dilatation des Herzens im allgemeinen für Beteiligung des Myokards sprechen.

Die Perikarditis ist im Verlauf des Gelenkrheumatismus nicht allzu selten, aber nicht so häufig wie die Endo- und Myokarditis. Durch die Endokarditis kommt es zu Schrumpfungen der Klappen und Auflagerungen, so daß die verschiedenen Klappenfehler entstehen. Ulzeröse Veränderungen am Endokard gehören nicht in das Bild der Carditis rheumatica.

Die Temperatur hat im Weiterverlauf septischen Charakter. Sie kann viele Wochen anhalten, wenn nicht therapeutisch eingegriffen wird. Die Herzveränderungen bleiben häufig nach dem Abheilen des Gelenkrheumatismus allein zurück. Sie neigen zum Fortschreiten und zum Rezidiv. Die Nieren können beteiligt sein; meist ist nur eine febrile Albuminurie vorhanden, es kommen aber auch Nephritiden und Nephrosen nach Gelenkrheumatismus vor. Sie müssen entsprechend behandelt werden.

Für die Therapie ist das wirksamste Mittel immer noch das Salizyl, das man als Stoßtherapie in großen Dosen geben muß. Man hat dem Salizyl eine spezifische Wirkung auf den Rheumatismus zugeschrieben. Diese Frage ist auch heute noch nicht befriedigend geklärt. Eine antiallergische Wirkung, vielleicht auf zentralnervöser Grundlage (Hoff), und eine gefäßabdichtende Wirkung sind mit Wahrscheinlichkeit anzunehmen. Man nimmt neuerdings an, daß das Salizyl in das System Hyaluronsäure-Hyaluronidase eingreift und damit das rheumatische Geschehen hemmt.

Salizyl verursacht bei vielen Personen unangenehme Sensationen seitens des Blutkreislaufes. Man kann das einschränken, indem man zu einem Salizylstoß 0,05 bis 0,1 g Coffein gibt. Es kann außerdem Magenkatarrhe erzeugen. Diese Nebenwirkung auf den Verdauungskanal kann mehr oder weniger vermieden werden, wenn man das Salizyl in der richtigen Weise verabreicht. Regel ist, daß man es nie auf den leeren und nie auf zu vollen Magen geben soll, außerdem nie zusammen mit säurelockenden Speisen. Man gibt es deshalb am besten zu einer kleinen Mahlzeit mit Milch, Reis- oder Grießbrei, etwas Butter und Brot, Ei, Fisch oder gekochtem Fleisch, Salz- oder Pellkartoffeln, Quarg.

Dabei wird es so gut wie immer vertragen.

Zweckmäßigerweise gibt man zuerst 2 g Salizyl und sieht, wie diese Dosis vertragen wird. Nach einigen Stunden oder am nächsten Morgen gibt man 8 g im Lauf einer Stunde. Man kann das altbewährte Natrium salicylicum geben: Rp: Natr. salic. 20,0, Sir. Rub. Idaei ad 300. Ein Eßlöffel enthält dann 1 g. Vom Aspirin wird behauptet, daß es erst im alkalischen Darminhalt gespalten wird; das dürfte aber nur in Frage kommen, wenn der Magensaft sauer ist. Bei vielen Menschen ist das nicht der Fall. Die Kalzium-Verbindungen des Salizyls werden meist besonders gut vertragen, so Apyron, Salikalz. Auch Diplosal wird gut vertragen. Wichtig ist, daß bei den Kranken nach der Salizylgabe eine Wärmestauung hervorgerufen werden soll. Sie werden dick in Decken gepackt mit je einer Wärmeflasche in den Achselhöhlen und unter den Füßen. Die Wärmeflaschen sollen nie so heiß sein, daß sie auf der Haut brennen, sonst erreicht man nichts. Man wickelt sie in Tücher ein. Auch der Lichtbügel oder eine Heißluftvorrichtung können angewandt werden.

Die große Salizyldosis kann, wenn der Kranke keine stärkeren Beschwerden bekommt, an 3 bis 4 aufeinanderfolgenden Tagen gegeben werden. Meist geht das Fieber schon bald nach dem ersten Stoß herunter, man geht dann zu geringeren Dosen über und gibt über den Tag verteilt 4 bis 6 g einige Tage lang weiter. Diese Salizylbehandlung des akuten Gelenkrheumatismus ist eines der dankbarsten chemotherapeutischen Verfahren, wenn sie richtig durchgeführt wird. Versager sind selten. Salizyl kann auch rektal in der angegebenen Dosis zugeführt werden, man kann es auch intravenös spritzen.

R p : Natr. salicylic. 2,0, Coffein natr. sal. 0,05, Aq. ad 10,0 steril! Davon täglich 2mal 1 Injektion.

Cortisone soll beim akuten Gelenkrheumatismus die Erscheinungen rasch beseitigen. Hierfür dürften — schon wegen des hohen Preises — nur die seltenen salizylrefraktären Fälle in Frage kommen. Auch sonst ist eine gewisse Skepsis am Platze. Das Cortisone wirkt im allgemeinen nur symptomatisch und so lange, als es gegeben wird. Bei längerem Gebrauch hat es sehr unangenehme Nebenwirkungen, die wir bis jetzt nur zum Teil kennen (s. S. 42).

Subakute Polyarthritis

Die **subakute Polyarthritis** beginnt meist schleichend mit mäßig hohen Temperaturen. Gleichzeitig treten Schwellungen verschiedener Gelenke auf, die aber nicht so schmerzhaft sind wie bei der akuten Polyarthritis. Manchmal ist zuerst nur ein Gelenk befallen, nach und nach werden mehrere Gelenke beteiligt. Die Temperaturen bewegen sich im Verlauf meist zwischen 38 und 39°, sie sind von inter- und remittierendem Charakter. Auch bei dieser Form wird das Herz häufig beteiligt, es kann zu chronischen Endo- und Myokarditiden kommen. Beteiligung der Nieren kommt vor, von der vorübergehenden Albuminurie bis zur Nephritis und Nephrose. Die Milz ist meist nicht als vergrößert nachweisbar. Die Blutsenkung ist gewöhnlich stark erhöht, das Blutbild ist uncharakteristisch; Leukozytose kann vorhanden sein.

Diese Krankheitsform spricht ebenfalls auf Salizyl an, aber meist nicht so prompt. Man muß mehrere Stöße geben. Als gut wirksam erweist sich das Pyramidon, wenn es nach S c h o t t m ü l l e r in großen Dosen gegeben wird. Man verabreicht bis zu 3 g Pyramidon an einem Tag, d. h. 10 Tabletten zu 0,3 g. Auch hier ist die gleichzeitige Wärmebehandlung mit Trockenpackungen oder Lichtbogen notwendig. Wiederholte Zählungen der Leukozyten sind anzuraten, da gelegentlich Agranulozytosen vorkommen. Gefährlich ist in dieser Hinsicht die Kombination von Pyramidon mit Goldpräparaten.

Sekundär chronische Polyarthritis

Aus der akuten und der subakuten Polyarthritis kann sich die s e k u n - d ä r c h r o n i s c h e P o l y a r t h r i t i s entwickeln, die mit geringen

Temperaturen oder fieberlos verläuft. Im letzteren Falle gleicht sie der noch zu besprechenden primär chronischen Polyarthritis und wird wie diese behandelt. Sie verläuft schleichend progressiv.

Bei der sekundär chronischen Polyarthritis steht oft eine Karditis im Vordergrund.

Diätetisch ist zu empfehlen: Viel Rohkost, dazu Fleisch, wenig Kohlehydrate, wenig Fett.

Bei den Formen der akuten, subakuten und sekundär chronischen Polyarthritis ist die Entfernung von Infektherden dringend geboten.

Differentialdiagnostisch kommen in Frage: Ruhr-Rheumatoid. Wichtig sind Anamnese und Agglutinationen im Blut. Subchronische gonorrhoische Arthritiden sind festzustellen durch Komplementbindungsreaktion auf Gonorrhoe, bei negativer Reaktion auf Streptokokken-Antigen. Luische Veränderungen an den Gelenken, besonders bei hereditärer Lues, kommen vor. Im Sekundärstadium ist der objektive Befund meist nur gering, im Tertiärstadium werden meist nur Sterno- und Acromio-Klavikulargelenke befallen. Vielfach ist der palpatorische Nachweis möglich. Röntgenologisch sind Gummen feststellbar.

Tuberkulosen treten meist nicht symmetrisch auf, es entstehen herdförmige Knochendestruktionen, unter Umständen Abszesse und Fisteln. Bei der Ostitis cystica multiplex sind Schwellungen der Mittel- und Endphalangen vorhanden. Manchmal besteht gleichzeitig B o e c k sches Sarkoid, das nur röntgenologisch feststellbar ist. Die chronische Polyarthritis bei Lymphogranuloma venereum zeigt sich an einzelnen Gelenken. Sie verläuft schubweise mit Tendenz zu Ankylose, ist jedoch weniger symmetrisch auf die Gelenke verteilt wie die primär chronische Polyarthritis. Die Diagnose wird bekräftigt, wenn Rectumstrikturen vorhanden sind. Mit F r e i - Antigen tritt eine Hautreaktion auf.

Rheumatoide

Arthritiden von mono- oder polyartikulärem Verlauf, die nach Infektionskrankheiten auftreten, werden als Rheumatoide bezeichnet. Am häufigsten kommen sie vor nach Scharlach oder Ruhr. Das Scharlach-Rheumatoid entwickelt sich gewöhnlich in der vierten bis fünften Woche mit Schwellung eines oder mehrerer Gelenke bei mäßiger Schmerzhaftigkeit. Bevorzugt sind Knie- und Schultergelenke. Meist gehen die Veränderungen in wenigen Wochen von selbst wieder zurück. Bleibende Schäden sind selten.

Ruhr-Rheumatoide entwickeln sich bei ca. der Hälfte der Kranken meist in der 3. bis 4. Woche, oft noch später. Vorzugsweise befallen werden die Knie, häufiger auch andere Gelenke. Es besteht Kapselschwellung und Reiben, oft auch Druckschmerz. In den meisten Fällen bilden sich die Veränderungen spontan in einigen Wochen zurück, manchmal gehen sie auch in ein chronisches Stadium über und bieten dann das Bild der sekundär chronischen Polyarthritis. Die Behandlung des Ruhr- und Scharlach-Rheumatoids ist dieselbe wie bei der primär chronischen Polyarthritis.

Bei Sepsis können metastatische Entzündungen eines oder mehrerer Gelenke auftreten.

Die Gonorrhoe ruft meist monartikuläre Erkrankungen hervor, wobei das Knie bevorzugt ist, gelegentlich auch Polyarthritiden, die aber niemals symmetrisch sind und nur einige Gelenke befallen. Die Gelenke sind ungewöhnlich stark schmerzempfindlich gegenüber Berührung und Bewegung. Gonokokken werden im Urethral- und Scheidensekret nicht immer gefunden. Charakteristisch ist die starke Auflösung der Knochenstruktur und der Randzeichnung der Knochen im Röntgenbild. Kurzwellen-Provokation ruft starken Anstieg der Leukozyten hervor. Therapeutisch ist Penicillin in großen Dosen zusammen mit Sulfonamiden, möglichst zusammen mit maximaler Hyperthermie anzuwenden.

Tuberkulose der Gelenke ist fast immer monarthritisch. Meist ist die Schmerzhaftigkeit gering, doch kommen auch sehr schmerzhafte Erkrankungen vor. Im Röntgenbild sieht man Auflösung der Struktur mit erheblicher Kalkverarmung. Die Konturen der Knochen sehen aus wie angefressen, mit der Zeit entwickeln sich größere Defekte. Nach UKW-Provokation sinkt die Leukozytenzahl ab.

Eine Polyarthritis bei Tuberkulösen wird als Rheumatismus P o n c e t bezeichnet. Über die ätiologischen Zusammenhänge wird gestritten. Es ist durchaus denkbar, daß mischinfizierte tuberkulöse Herde als Fokalinfekt wirken können. Streuungen bei Miliartuberkulose können vorübergehende Gelenkschwellungen hervorrufen. Sie werden als polyarthritische Form der Tuberkulose bezeichnet. Der Tuberkelbazillus enthält Stoffe, die im spezifisch sensibilisierten Organismus flüchtige Gelenkschwellungen hervorrufen.

B a n g sche Krankheit und Maltafieber können gelegentlich unter dem Bild einer Polyarthritis verlaufen. Die Diagnose kann schwierig sein. Hinweise gibt der intermittierende, „undulierende" Fiebertyp bei verhältnismäßigem Wohlbefinden, Milzschwollung und gegebenenfalls die Agglutinationsproben, auf die man sich aber nicht verlassen kann.

Bei Lues kommen Arthropathien mit Schwellung einzelner oder mehrerer Gelenke vor. Schmerzen sind nicht oder in geringem Grade vorhanden. Meist handelt es sich um hereditäre Lues. Fingerzeige geben die Anamnese und Vorhandensein sonstiger Veränderungen, wie Keratitis, Hutchinson-Zähne, Milz- und Drüsenschwellungen. Von der tertiären Lues werden fast nur die Sterno- und Acromioclaviculargelenke befallen; die Gummen sind palpatorisch und röntgenologisch nachzuweisen. Die Ostitis multiplex cystica (J ü n g l i n g) führt zu Schwellungen hauptsächlich der Endphalangen, oft ist gleichzeitig B o e c k sches Sarkoid vorhanden. Die Polyarthritis bei Lymphogranuloma inguinale ist nicht symmetrisch.

Das Still-, Felty- und Reiter-Syndrom

Eine chronisch progressive, mit Schwellungen einhergehende Erkrankung der Gelenke mit generalisierter Drüsenschwellung und Milzvergrößerung wurde 1896 von Still bei Kindern beschrieben. Die Krankheit verläuft unter Fieberschüben mit dazwischenliegenden Remissionen sehr progressiv und hat schlechte Prognose.

Beim Erwachsenen wurde von Felty ein ähnliches Syndrom beschrieben. Hier stehen Milzvergrößerung und Leukopenie im Vordergrund, die Lymphdrüsenschwellungen können fehlen. Ein ähnliches Bild wurde bereits von Chauffard u. Ramond 1896 erwähnt, bei dem eine chronische Polyarthritis mit generalisierter Lymphdrüsenschwellung einherging, ohne Milzvergrößerung.

Beim Felty-Syndrom wird Retikulose der Milz, retikuläre Reaktion des Knochenmarks und Vermehrung der Plasmazellen gefunden.

Als Sjögren-Syndrom wird eine Form der Erkrankung bezeichnet, bei der Tränen und Speichel versiegen. Die Parotis ist dabei geschwollen, im Serum werden Eiweißveränderungen nachgewiesen.

Diese Syndrome werden als Zwischenstufe zwischen dem Rheumatismus und der Sepsis lenta aufgefaßt, wobei die Virulenz des zugrundeliegenden Kokkeninfektes vom Rheumatismus über das Felty- und Still-Syndrom zur Lenta allmählich steigt, die Resistenz entsprechend fällt (v. Albertini), s. Schema.

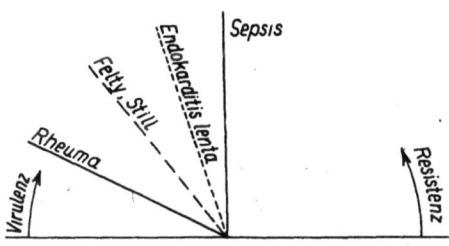

Eine ähnliche Zwischenstufe von der rheumatischen Endokarditis zur Endokarditis lenta stellt die Endokarditis vom Typ Libmann-Sacks dar, auf die hier nicht näher eingegangen werden kann. Sie ist oft mit dem Felty-Syndrom verbunden.

Als Reitersches Syndrom wird eine Polyarthritis bezeichnet, bei der gleichzeitig Urethritis non spezifica und Konjunktivitis vorhanden sind. Es wird hier an eine venerische Erkrankung sui generis gedacht. Sie reagiert gut auf Streptomycin und Aureomycin.

Primär chronische Polyarthritis

Die primär chronische Polyarthritis unterscheidet sich in mehreren Punkten von den genannten Formen. Sie verläuft immer schleichend und beginnt oft fast unbemerkt. Die Temperatur ist so gut wie immer normal. Der erste Beginn zeigt sich immer an kleinen Gelenken, meist an den Fingern. An einem Finger entsteht eine geringe Schwellung, die keinen besonderen Schmerz verursacht, dann kommt eine Schwellung an anderen Fingergelenken dazu, die ganz langsam und oft unbemerkt fortschreitet. Fast immer werden beide Seiten symmetrisch befallen. Manchmal zeigt sich auch der erste Beginn in den Fußgelenken. Später schwellen die Handgelenke etwas an, Ellenbogen- oder Kniegelenke folgen, und so werden allmählich alle Gelenke des Körpers mehr oder weniger stark in Mitleidenschaft gezogen. Bei schweren Fällen bleibt kaum ein Gelenk verschont. Die Veränderungen erstrecken sich im wesentlichen auf den Bandapparat. Dieser ist im ganzen verdickt — Kapselschwellung — die Gelenkflüssigkeit ist nur wenig vermehrt, nur in fortgeschritteneren Fällen oder nach stärkerer Beanspruchung der Gelenke können kleinere Ergüsse auftreten. Meist werden die benachbarten Sehnenscheiden in das Geschehen mit einbezogen. Es entstehen Schwellungen und Hygrome.

Bald entwickelt sich eine zunehmende Atrophie der gesamten Muskulatur.

Wirbelsäule und Hüftgelenke beteiligen sich in den späteren Stadien, auch die Kiefergelenke können ergriffen werden, so daß Mundsperre eintritt und die Patienten nicht mehr kauen können. Sie versteifen schließlich vollkommen.

Manchmal werden die Gelenkkapseln übermäßig dehnbar, so daß die Finger nach hinten durchgebogen werden können, an anderen Stellen treten Schrumpfungen auf. So kommt es zu Subluxationen der kleinen Gelenke.

Knochenveränderungen sind nur gering vorhanden, Deformationen wie bei der A. sicca treten erst im spätesten Stadium ein. Röntgenologisch sind die Veränderungen gering. Infolge der Weichteilschwellung kann das Gelenkbild etwas diffus verwaschen aussehen. Erst nach längerem Verlauf ist eine Atrophie der Gelenkkörper ohne Deformation erkennbar. In der Nähe des Gelenkes ist daher die Transparenz erhöht, während der Knochenschaft nicht verändert ist. Ein Frühsymptom ist häufig die subchondrale Atrophie; die gelenknahe Corticalis ist erhalten, die ferner gelegene Spongiosa atrophiert. Gelegentlich sehen wir eine periostale Reaktion in Form eines zarten Schattens neben der Corticalis (K n u t s o n) besonders am Metatarsale V.

Erst später kommt es zur chronischen Knochenatrophie mit gleichzeitiger Verschmälerung des Gelenkspaltes. Nach langer Dauer entstehen Resorptionszonen in der Compacta, die spongiosiert. Man sieht dann an den Gelenkrändern gelegentlich Arrosionen, besonders an den Knien. Auch herdförmige Defekte können sich entwickeln. Es gibt „mutilierende Formen" (Zuppinger), mit Destruktion der gelenknahen Teile und Stellungsanomalien. Reaktive Veränderungen der Knochen treten erst auf, wenn Ankylosen und Subluxationen vorhanden sind. Im Röntgenbild erkennt man auch, daß nach dem Rückgang eines Schubes die entzündlichen Prozesse weiter bestehen bleiben. Es gibt nur eine Ausheilung mit Defekt. Differentialdiagnostisch kommen im Röntgenbefund in Frage die Sudecksche Knochenatrophie, die Osteoporose, das Blutergelenk und die Arthritiden bei Gonorrhoe, Tuberkulose und Sepsis.

Das Blutbild ist bei der primär chronischen Polyarthritis meist völlig uncharakteristisch. Nur bei den besonders rasch fortschreitenden „malignen" Formen besteht starke Anämie mit Leukozytose.

Die p. chr. Pol. verläuft in Schüben, bei denen jedesmal die Blutsenkung stark erhöht zu sein pflegt.

Herz und Blutkreislauf sind wenig beteiligt; es werden zwar histologische Veränderungen gefunden, im klinischen Bild treten aber Kreislaufstörungen wenig hervor. Auch Nierenbeteiligung ist kaum jemals vorhanden.

Baggeenstoss und Rosenberg geben aber doch an, daß vielfach, trotz klinisch negativen Befundes, diffuse Myokarditis und verruköse Valvulitis gefunden werden. Am Auge kommen Iridozyklitis und Skleromalacia perforans vor. In 15 bis 20% der Fälle wurden von diesen Autoren Vergrößerungen der Lymphknoten, in 10½ Vergrößerungen der Milz gefunden; dies besonders beim Still-Chauffard-Syndrom mit Polyadenitis und schwerem Verlauf. An der Leber können zirrhotische Veränderungen auftreten (Lövgren), am Nervensystem perineurale Entzündungen. Blutzucker-Belastungskurven verlaufen nach dem Hyperthyreose-Typ.

Über die Ursachen der Krankheit ist nichts bekannt. Entfernung von Tonsillen und Zahngranulomen wird zwar immer durchgeführt, hat aber nur in einem Bruchteil der Fälle Erfolg. Man sucht das damit zu erklären, daß im Körper schon sekundäre Streuherde vorhanden sind, wenn der Herdinfekt länger als ein halbes Jahr besteht, und daß diese Sekundärherde weiter streuen. Sicheres weiß man aber nicht. Auf jeden Fall ist es ratsam, auf Herdinfekte zu achten und sie nach Möglichkeit zu entfernen. Der schubweise Verlauf kann ebensogut auf zeitweises Streuen von Herden zurückgeführt werden wie auf eine Virusinfektion, die schubweise verläuft. Die primär chronische Polyarthritis ist bei Frauen häufiger als bei Männern. Nur bei der Spondylarthritis ankylopoetica (Bechterew) ist das Verhältnis umgekehrt, sie tritt bei Männern zehnmal so häufig auf als bei Frauen.

Die Prognose der primär chronischen Polyarthritis ist meist schlecht. Wie alle schubweise verlaufenden Krankheiten kann sie zum Stillstand kommen, meist sind das nur Remissionen. Nach kürzerer oder längerer Zeit kann es zu Rückfällen und zum weiteren Fortschreiten kommen. Hierbei spielen Umstellungen im Endokrinium eine besondere Rolle, wie schon seit längerer Zeit bekannt ist. Das Leiden beginnt häufig in der Adoleszenz, noch häufiger bei Frauen im Klimakterium. Es ist bei Frauen wesentlich häufiger als bei Männern. Auch nach Geburten kann die Krankheit ihren Anfang nehmen. In der Schwangerschaft gehen dagegen die Erscheinungen zurück. Von dieser Tatsache hat die Forschung über die Zusammenhänge der Polyarthritis mit dem Endokrinium ihren Ausgang genommen. Es ist anzunehmen, daß das starke Überwiegen des Hypophysen-Vorderlappens in der Schwangerschaft auf dem Umweg über die Nebennierenrinde, auch über Schilddrüse, Milz und andere endokrine Drüsen das Geschehen in den Gelenken beeinflußt, indem vor allen Dingen die Allergielage im Körper, speziell im Mesenchym, verändert wird. Nachdem aus der Nebennierenrinde verschiedene Steroide isoliert worden waren, hat man diese Stoffe Patienten mit Polyarthritis eingespritzt und dabei einen Rückgang der Erscheinungen gesehen. Dieser hält allerdings nur so lange an, wie das Steroid dauernd zugeführt wird. Der Stoff, der diese Wirkung hat, ist ein 17 Oxy^{-11}-Dehydrocorticosteron-Acetat. Er wird Cortisone genannt. Seine Absonderung durch die Nebenniere wird von der Hypophyse angeregt durch das Corticotropin (ACTH=/Adreno-corticotropes Hormon). Es besteht demnach eine gewisse Aussicht, über Anregung der Hypophyse die Abwehrlage und damit das rheumatische Geschehen zu beeinflussen.

Das Cortison dürfte hierbei nur ein Bestandteil aus einer ganzen Kette von zusammenwirkenden Hormonen sein. Es hat leider die anfänglichen Hoffnungen nicht erfüllt, da unter seinem Einfluß schwere Schäden im Körper entstehen können. Sie liegen zum Teil in der Richtung des C u s h i n g - Syndroms (das z. T. auf Überproduktion von Cortison beruht), außerdem sind Erscheinungen von Interrenalismus und von Virilismus bei Frauen beobachtet worden, auch Veränderungen der Psyche können sich entwickeln.

Cortison hemmt ruhendes oder proliferierendes Mesenchym und proliferierendes Ektoderm-Epithel, nicht dagegen ruhendes Entoderm-Epithel und differenziertes Mesenchym (z. B. Myelopoese!).

Die Literatur über C o r t i s o n ist schon ungeheuer angeschwollen. Die skeptischen Stimmen nehmen immer mehr zu. B o l a n d sah in keinem Fall Heilung. Er von 60 Kranke 6 bis 15 Monate lang behandelt mit zuerst 100 bis 300 mg, allmählich zurückgehend um 10 mg täglich bis zu einer Erhaltungsdosis von 37 bis 125 mg. $^2/_3$ der Fälle wurden gebessert. Als Nebenwirkungen sah er Hypertrichie, Pigmentierungen, Menstruationsstörungen und Knochenveränderungen bei 40 %. Außerdem Hemmung der Nebenniere. Corticotropin wirkt nicht mehr auf die Blut-Eosinophilie.

Auch F e i n b e r g, D a n n e n b e r g, M a l k i e l sowie C o o k e, S h e r m a n und Mitarbeiter sahen nur symptomatische Wirkungen, denen Rückfälle folgten. Nach C o s t e und O u r y erzeugt Cortison eine Abwehrschwäche gegenüber Infekten, L e w i s, T h o m a s und G o o d sahen Nebennierennekrosen. Sie geben an, daß bei latenten Tuberkulosen Streuungen auftreten. Nach O p s a h l wird die Gefahr frühzeitiger Arteriosklerose stark vermehrt, wohl infolge der Hemmungen der Hyaluronidase. Von C o s t e und G a l m i c h e werden Thrombosen und Embolien in großer Zahl beschrieben, von C o s t e und P i g u e t Psychosen, die nach der Cortisonbehandlung zum Ausbruch kamen.

Bessere Aussichten bietet die Behandlung mit H y p o p h y s e n s t o f f e n, die die Nebennierentätigkeit anregen (Corticotropin, ACTH), vielleicht auch direkt wirken. Daß die Hypophyse beim Rheumatismus beteiligt ist, geht aus den von mir angegebenen Drüsenfunktionsprüfungen hervor, die eine mehr trophotrope Einstellung des Systems zeigen. Dem entsprechen anatomische Befunde von P e a r s e mit einer neuen Färbung.

Einspritzungen mit corticotropem Hormon wirken nur vorübergehend und haben alle Nachteile der Hormoneinspritzung. Gute Erfolge werden bei Implantation von Kalbshypophysen angegeben. Eine Schwierigkeit liegt darin, daß zwischen dem Schlachten und der Implantation nur 30 Minuten liegen dürfen. Man kann auch zerriebene Drüsensubstanz mit einer dicken Kanüle injizieren. Nach E d s t r ö m wurden von 100 Kranken 50 symptomfrei oder wesentlich gebessert. Bei $1/4$ traten Rückfälle nach drei Monaten auf, $1/4$ blieb unbeeinflußt. Der Erfolg zeigt sich schon nach wenigen Tagen. Die Eosinophilen im Blut verschwinden vier Stunden nach der Implantation. Es genügen meist ein bis zwei Vorderlappen von Kalb oder Schwein, die in Bauch, Oberschenkel oder Glutäi eingepflanzt werden.

Nach F e l l i n g e r lassen Versteifungen und Spannungen nach zwei bis drei Stunden nach, es tritt Euphorie auf. Die Blutsenkung bessert sich.

Man kann auch zerriebene Drüsensubstanz einreiben. Die Hormone wirken perkutan.

Das heute noch sicherste und wirksamste Mittel bei dieser sehr progredienten und schwer beeinflußbaren Krankheit ist die Behandlung mit Hyperthermie, und zwar wird ausschließlich die milde Hyperthermie mit Temperaturen bis höchstens 39 Grad angewandt. Sie wird zuerst dreimal, später zweimal in der Woche angewandt. Medikamentös ist am wirksamsten das Gold. Wir verwenden seit über 20 Jahren das Solganal B oleosum. Man beginnt mit 0,01 g, wartet eine etwaige Reaktion ab und steigert dann die Dosis. Wenn eine Reaktion eintritt, wartet man bis sie abgeklungen ist und gibt dann die früher gegebene Menge noch einmal bis mehrmals, bis keine Reaktion mehr darauf erfolgt. Erst dann steigert man weiter. Der Urin ist dabei genau zu beobachten, es kommen Albuminurien vor, bei denen man aussetzen muß. Ekzeme und andere Allergosen können auftreten, man muß dann mit der Goldbehandlung aussetzen. Nach dem Abklingen der Ekzeme ist gewöhnlich eine wesentliche Besserung oder sogar Heilung der Gelenkbefunde zu verzeichnen. Es ist gut, wenn man die Kranken schon früh auf diese Möglichkeit aufmerksam macht. Von Präparaten dieser Art kommt in Frage noch das Auro-Detoxin und das Au-Bi-Ol, das noch Wismut enthält. Ähnlich wirkt

Kupfer als Ebesal. Man beginnt im allgemeinen mit 1 mg und wiederholt ungefähr jeden 3. Tag, je nach Reaktion der Kranken. Die Dosis wird individuell über 0,025, 0,05, 0,75 bis 0,1 g erhöht. Die Gesamtdosis liegt zwischen 0,5 und 2 g. Bei Vergiftungen durch Gold und Kupfer wirkt BAL (Britisch Anti Lewisit = 2,3 Mercaptopropanol). Man gibt die zehnprozentige Lösung in Erdnußöl + 20 % Benzylbenzoat, alle 6 Stunden 2 ccm muskulär. Vorübergehende Allgemeinstörungen müssen in Kauf genommen werden.

Man kombiniert die Gold- oder Kupferbehandlung mit der Kurzwellen-Hyperthermie möglichst in der Weise, daß man erst die Injektion macht und die Hyperthermie kurz danach anschließt. Nach Untersuchungen von S t r o h l mit Heilmitteln, die mit Radiumisotopen markiert waren, kann erwartet werden, daß die Fixation der Heilmittel an die Gewebe durch die Kurzwellentherapie wesentlich verbessert wird.

Die Besserung tritt manchmal schon während der Kur ein, meistens aber erst am Schluß oder sogar noch mehrere Wochen später. Wir haben es erlebt, daß Kranke die Klinik ungebessert verließen, und daß die Besserung erst 3—4 Monate später eintrat.

Massage der Gelenke ist im entzündlichen Stadium unangebracht, ja schädlich. Höchstens dürfen die Muskeln vorsichtig mit Streichmassage behandelt werden, damit sie nicht zu sehr atrophieren. Auch Galvanisieren und Faradisieren befolgen denselben Zweck. Erst nach Abschluß der Ganzbehandlung sollte mit Massage und Bewegungsübungen begonnen werden, um Versteifungen zu verhindern. Besonders die Unterwassermassage ist hier wirksam. Für Ultraschall gilt ungefähr das gleiche. Er ist besonders gut zur Mobilisierung von Versteifungen.

Die Kranken sind, soweit ihnen dies überhaupt möglich ist, zum Bewegen anzuhalten, ohne daß sie sich anstrengen. Die Gefahr von Versteifungen wird dadurch verringert.

Arthritis sicca (deformans)

Die Arthritis sicca nimmt ihren Beginn immer in den größeren Gelenken. Diese Krankheit spielt sich in der Hauptsache an den Gelenkflächen ab, die allmählich aufgefasert und usuriert werden. Der Bandapparat wird höchstens sekundär in Mitleidenschaft gezogen. Im Verlauf der Krankheit kommt es zu Reaktionen des Knochens mit Bildung von Osteophyten an den Gelenkflächen unter den zerstörten Knorpeln, vor allem in den seitlichen Partien. Dort bilden sich Randwucherungen, die im Röntgenbild als Zacken und Wülste sichtbar werden. Diese Deformierungen der Knochensubstanz geben der Krankheit den Namen Arthritis deformans. Auch in den Kapseln können Kalkeinlagerungen entstehen, Knochenspangen können sich manchmal ablösen und freie Körper bilden.

An der Wirbelsäule bilden diese Randwülste Spangen, die miteinander verwachsen und so die Zwischenwirbelräume seitlich überbrücken. Dadurch versteift die Wirbelsäule. Bei der Arthritis sicca bleiben die Gelenke am Anfang frei beweglich, vor allem in der hauptsächlichen Bewegungsrichtung von vorn nach hinten, während in der Richtung seltener gebrauchter Bewegungen die Versteifungen zuerst eintreten.

In den befallenen Gelenken kann man zunächst starkes rauhes Knarren bei Bewegung wahrnehmen, erst später treten Hemmungen bei bestimmten Bewegungen ein. Das Knarren ist manchmal so stark, daß man es mit bloßem Ohr hören kann. Schon früh fühlt man es mit der tastenden Hand.

Die Krankheit beginnt meist in einem großen Gelenk und erfaßt langsam fortschreitend weitere Gelenke. Bei scheinbar lokalisiertem Befallensein eines Gelenkes findet man bei gründlicher Untersuchung fast immer Veränderungen an anderen Gelenken, so besonders in der Halswirbelsäule.

Die Arthritis sicca wird vielfach als „Abnutzungskrankheit" bezeichnet. Die Gründe, die gegen diese Auffassung sprechen, sind S. 24 behandelt worden. Vor allem spricht dagegen der Verlauf in Schüben und die Ausbreitung auf mehrere Gelenke.

Der Beginn ist schleichend, wie bei der primär chronischen Polyarthritis, oft ganz unbemerkt. Bei einer ungewohnten Bewegung bemerkt der Patient plötzlich, daß seine Gelenke nicht mehr so beweglich sind wie früher oder daß eine bestimmte Bewegung schmerzt. Einer meiner Patienten, der nach langer Zeit ein Pferd bestieg, bemerkte dabei, daß beim Reiten ein Schmerz in den Hüften auftrat, die Röntgenaufnahme ergab eine fortgeschrittene Coxitis sicca. Solche Vorkommnisse sind nur möglich, weil bei der A. sicca nur in seltenen Fällen Schmerzen entstehen, solange keine heftigen Bewegungen gemacht werden.

Die Arthritis sicca befällt im wesentlichen Pykniker, während die primär chronische Arthritis die Reaktionsform der Leptosomen darstellt. Bei ihr überwiegen die Frauen, während die A. sicca mehr Männer befällt.

Der Verlauf ist ohne Temperatursteigerungen, auch die Blutsenkung ist gewöhnlich normal. Nur bei Schüben ist sie etwas vergrößert.

Therapeutisch kommt bei ausgedehnter Erkrankung nur die Hyperthermie in Frage. Sie wird am besten kombiniert mit Injektionen von Atophanyl und ähnlichen Mitteln. Gold ist bei dieser Form nicht so wirksam.

Bewegungsübungen und Massage sollen von vornherein einsetzen, damit das Weiterschreiten der Versteifungen verhindert wird. Unterwassermassage ist in diesen Fällen besonders nützlich. Ultraschall ist sehr angebracht. Man behandelt sämtliche versteifte Gelenke mit einer Energie von 2—3 W/qcm längere Zeit, von 15—25 Minuten zuerst jeden, dann jeden zweiten Tag. Die Kranken sind anzuhalten, sich so viel wie möglich zu bewegen, und zwar möglichst ohne Stock.

Rheumatische Einzelbilder

Rheumatische Kopfschmerzen

Die Differentialdiagnose der rheumatischen Kopfschmerzen kann außerordentliche Schwierigkeiten machen, da meist keine objektiven Krankheitszeichen vorhanden sind. Auch Mischformen mit anderen Formen des Kopfschmerzes kommen vor, denn die allergischen Vorgänge, die dem rheumatischen Kopfschmerz zugrunde liegen, können die Hirngefäße und die Meningen in Mitleidenschaft ziehen. Das sind Vorgänge, die in keiner Weise objektiviert werden können.

Die rheumatischen Kopfschmerzen im engeren Sinne spielen sich in der Kopfschwarte ab, in Sehnen, Muskeln oder Nerven. Im ersteren Falle können die Schmerzen über den ganzen Kopf verteilt sein. Sie werden als unbestimmter Druck verspürt, der nicht lokalisiert werden kann. Beim Streichen über die Haare wird ein prickelndes Gefühl angegeben. Wenn man die Galea und die Muskeln abtastet, findet man besonders an den Muskelansätzen verhärtete Stellen, die stark druckempfindlich sind (Schwielenkopfschmerzen). Prädilektionsstellen sind die Ansätze des M. temporalis und der Nackenmuskeln. Auch in den seitlichen Halsmuskeln und im M. Sternocleidomastoideus sind häufig Druckstellen nachweisbar. Oft besteht ferner Druckschmerz am Bulbus oculi und in Umgebung der Orbita. Beim Massieren der Druckpunkte ziehen sich die Schmerzen dorthin und werden im Kopf geringer empfunden. Diese Schmerzen treten gern bei Wetterwechsel auf. Sie sind meist schon früh beim Erwachen vorhanden und können im Laufe des Tages zurückgehen, manchmal entstehen sie auch während des Tages allmählich. Bei vielen Menschen treten sie bei Föhn und schwülem Wetter auf. Kommt Gewitter oder Regen, dann hören sie in diesem Augenblick auf.

Gegen Migräne spricht, daß sie nicht auf Coffein ansprechen und daß die Begleiterscheinungen, wie Flimmern vor den Augen, Lichtscheu und Brechreiz fehlen. Den Kranken tut Wärme gut. Besonders stark ist der Verdacht, wenn die Kranken Rheumatiker sind und bereits an anderen Körperstellen rheumatische Schmerzen gehabt haben. Antirheumatische Mittel haben meist wenig Wirkung. Mit die besten Erfolge hat man mit Kurzwellendurchflutungen und Kopflichtbädern. Bei vielen Kranken ist Punktmassage der schmerzhaften Stellen, die energisch 1—15 min durchgeführt wird, das einzig wirksame Mittel.

Eine verwandte, aber etwas andere Form sind die rheumatischen Kopfneuralgien, bei denen die Schmerzempfindlichkeit genau dem Verlauf der Kopfnerven folgt. Besonders häufig ist die Okzipitalneuralgie, die meist doppelseitig ist. Sie ist ausgezeichnet mit Ultrakurzwellen zu beeinflussen; die eine Elektrode wird auf den Nacken, die andere auf die Stirn aufgesetzt, man durchflutet 10—15 min mit Dosis II—III.

Die **Trigeminusneuralgie** ist manchmal rheumatischer Genese. Diese Form reagiert gut auf Kurzwellentherapie und auf andere antirheumatische Mittel, während die anderen Formen der Trigeminusneuralgie, deren Ursachen wir meist nicht kennen, auf diese Mittel nicht reagieren. Man sollte deshalb bei jeder Trigeminusneuralgie die Kurzwellentherapie versuchen, ehe man zu stärkeren Mitteln greift, wie Anästhesie des Ganglion stellatum oder Einspritzungen in das Ganglion Gasseri.

Isolierte Neuralgien der **Nn.-Supra- oder Infraorbitales** kommen häufig vor. Auch hier kann Kurzwellentherapie versucht werden. Selbstverständlich ist, daß jeder anderen Therapie gründliche Herdsanierung vorangeht.

Die periphere **Fazialislähmung** wird meist als rheumatische Krankheit bezeichnet, obwohl über ihre Genese so gut wie nichts bekannt ist. Sie fällt schon insofern aus dem Rahmen, als sie bei dieser Annahme der einzige Rheumatismus eines motorischen Nerven wäre. Auf der anderen Seite besteht die Möglichkeit, daß sie eine Infektionskrankheit des N.facialis oder seiner Ganglien sein könnte, wobei an eine Verwandtschaft mit der Poliomyelitis zu denken wäre. Die Fazialislähmung reagiert gut auf Kurzwellen, die im Anfangsstadium in ganz schwachen, später in stärkeren Dosen anzuwenden sind. Nach 2—3 Wochen sind Nerv und Muskeln zu elektrisieren, am besten mit Impulsströmen geringer Frequenz (1—2 Hz) oder mit galvanischen Stromstößen. Auch Kopflichtbäder und Schwitzpackungen mit Salizyl pflegen günstig zu wirken.

Bei allen Kopfschmerzen denke man an **Zähne** und **Tonsillen** sowie an die **Nebenhöhlen** der Nase, deren ausstrahlende Schmerzen manchmal an irgendwelchen Punkten des Kopfes gespürt werden können. So strahlen bei Entzündungen der Keilbeinhöhle die Schmerzen nach dem Hinterkopf. Ebenso können beim **Glaukom** Schmerzen im Hinterkopf auftreten. **Refraktions-** und **Parallaxe**störungen der Augen (Heterophorie), Refraktionsanomalien und Tragen falscher Brillen können Kopfschmerzen hervorrufen. Auch an intestinale Autointoxikation ist zu denken.

Muskelrheumatismus im Nacken ist kein seltenes Vorkommnis und wird von den Kranken meist auf Zugluft zurückgeführt. Es ist möglich, daß langsame Wärmeentziehungen beim Rheumatiker einen Anfall auslösen (S. 17 ff.) doch sind sie niemals die eigentliche Ursache. Außer der Suche nach Herdinfekten sind beim akuten Anfall Schwitzpackungen mit Salizyl am Platze, auch Ultrakurzwellen können günstig wirken; in chronischen Fällen kommt außerdem Massage in Frage, die hauptsächlich in vorsichtigem Kneten und Streichen sowie Druckmassage der Schmerzpunkte bestehen soll. Bei vielen Kopfschmerzen dieser Art ist Bindegewebsmassage das einzige wirksame Mittel. Bei allen schmerzhaften Zuständen am Nacken und Hinterkopf ist besonders auf die Halswirbelsäule zu achten, von der Schmerzen in die genannten Gebiete ausstrahlen können. Arthritische Veränderungen, auch Diskushernien kommen in Frage. Im M. Sternokleidomastoideus kann der Muskelrheumatismus zum Schiefhals (Torticollis) führen.

Als S k a l e n u s - S y n d r o m wird von manchen Autoren ein Bild bezeichnet, das durch Druck einer Halsrippe auf die durch die „Skalenuslücke" ziehenden Nerven und den M. Scalenus hervorgerufen wird. Es kommt zu Schmerzen im Skalenusgebiet, oft mit Kontraktur und nachfolgender Lähmung. Therapeutisch wird Infiltrationsanästhesie angewandt. Gegebenenfalls kommt Resektion der Halsrippe in Frage.

Obere Extremität

Schultergürtel, Arm

Die N e u r i t i s p l e x u s b r a c h i a l i s führt zu Schmerzen, die in den Arm bis in die Fingerspitzen hinein strahlen und außerordentlich heftig und unangenehm werden können. Sie sind fast immer einseitig. An den Fingern besteht ein pelziges Gefühl, jedoch sind keine Sensibilitätsstörungen außer gelegentlichen Hyperästhesien und Parästhesien nachzuweisen. Das pelzige Gefühl kann nach Rückgang der anderen Erscheinungen noch lange bestehen bleiben. Die Schmerzen nehmen bei Bewegung zu. Druckschmerz besteht in der Fossa supra- und infraclavicularis und an den Nervensträngen in der Achselhöhle, meist auch am Arm, allen oder einzelnen Nervenstämmen entlang, so besonders am Ulnaris medial vom Ellenbogen. Die Halswirbelsäule ist oft klopfempfindlich, was auf Beteiligung der Wirbelgelenke oder der Rückenmarkswurzeln schließen läßt. In dieses Gebiet gehört der sogenannte S c h r e i b k r a m p f : beim Schreiben und anderen längerdauernden Beanspruchungen der Arme und Hände entsteht eine schmerzhafte Kontraktion der die Unterarme und Finger versorgenden Muskeln, die eine weitere Tätigkeit unmöglich macht. Ein verwandtes Bild bietet die B r a c h i a l g i a n o c t u r n a. Sie ist in den Kriegsjahren nach 1942 zuerst beobachtet worden, überwiegend bei Frauen, so daß man die Beschwerden zuerst auf die Schreckerlebnisse der Bombennächte bezog. Da die Erkrankung aber auch jetzt noch häufig ist, läßt sich diese Annahme wohl kaum mehr halten; auch der Zusammenhang mit Unterernährung und Vitaminmangel ist zum mindesten zweifelhaft, denn wir sehen diese Beschwerden jetzt auch bei gut genährten Menschen mit genügender Vitaminzufuhr; sie reagieren nicht auf Therapie mit Vitaminen. Der Zusammenhang mit dem Rheumatismus steht nicht fest. Wahrscheinlicher ist die Annahme einer Radikulitis durch einen unbekannten Erreger. Wegen seiner nahen Verwandtschaft mit rheumatischen Syndromen muß das Bild hier besprochen werden. Die Schmerzen treten, wie der Name besagt, hauptsächlich in der Nacht auf, besonders wenn die Kranken auf der betroffenen Seite liegen. Es wird über Kribbeln und elektrisierendes Gefühl sowie über Pelzigsein in den Fingern und am Ellenbogen geklagt. Am Tage sind die Schmerzen manchmal verschwunden oder werden unterschwellig, oft halten sie auch weiter an, so daß die Kranken nichts in der Hand tragen können. Selbst das Tragen einer leichten Handtasche kann Beschwerden machen.

Objektiv ist nichts Krankhaftes zu finden. Die Nervenstämme am Arm und der Plexus brachialis können etwas druckempfindlich sein, oft fehlt aber dieses Zeichen. Charakteristisch ist, daß die gewöhnliche antirheumatische Behandlung nur geringe Wirkung hat.

Die Brachialgie ist therapeutisch sehr schwer beeinflußbar. Mit am besten ist die Wirkung von Hyperthermie und Moorbädern. Ultrakurzwellen können die Beschwerden in manchen Fällen bessern, aber durchaus nicht immer und erst nach langer fortgesetzter Behandlung. Man setzt eine Elektrode am Hinterkopf, die andere an der oberen Brustwirbelsäule oder am Unterarm an und durchflutet 15 min mit Dosis 2—4. Das gleiche gilt von Ultraschall, wobei man mit 1—2 Watt/qcm den Schallkopf neben der Wirbelsäule 10 min lang hin- und herführt. Auch Röntgenbestrahlungen sind empfohlen worden, jedoch wird man zu diesem Mittel nur dann greifen, wenn alle anderen versagt haben. Oft wirkt Galvanisation von der Halswirbelsäule zur Hand.

Beim S c h r e i b k r a m p f liegt höchstwahrscheinlich ein komplexes Geschehen vor. Eine rheumatische Erkrankung der Armnerven kann zugrunde liegen; dazu können Erregbarkeitsveränderungen kommen, die durch Vitaminmangel oder Intoxikationen (Blei) verursacht sind oder auf latenter Tetanie beruhen. Man muß den einzelnen Faktoren nachgehen und sie zu beseitigen suchen, bevor man die antirheumatische Therapie beginnt. Einspritzungen von Vitamin B werden immer von Nutzen sein, wenn sie auch nicht immer entscheidend wirken. Bei tetanischen Symptomen ist Biocal oder Parathormon zu geben. Auf jeden Fall müssen Herdinfekte entfernt werden. Schwitzpackungen mit Salizyl wirken in vielen Fällen gut, ebenso Kurzwellentherapie, wobei eine Elektrode auf den Nacken, die andere auf den Unterarm gesetzt wird. Man beginnt in akuten Fällen mit 5 min und Dosis 2 und steigert allmählich. Bei der Ultraschallbehandlung wird die Gegend von der Halswirbelsäule bis zur Hand mit dem Schallkopf bei 1,5—2 Watt/qcm bestrichen. Auch Massage der gleichen Gegenden kann gut wirken. Oft erreicht man etwas mit galvanischen Strömen von 3—6 mA, die man von der Gegend der HWS bis zur Hand fließen läßt. Man wendet den Strom alle Minuten und behandelt 10—20 min lang. In gleicher Weise wirkt das Vierzellenbad. Da sich jeder Fall anders verhält, wird man verschiedene Mittel ausprobieren.

Die P e r i a r t h r i t i s h u m e r o - s c a p u l a r i s ist in den letzten Jahren immer häufiger geworden. Bei dieser Krankheit wird oft eine falsche Diagnose gestellt, weil die Schmerzen oft nicht in der Schulter gefühlt werden, sondern in die Umgebung ausstrahlen. Die Schulter wird unwillkürlich ruhig gestellt, was aber den Kranken selbst oft nicht zum Bewußtsein kommt. Sie klagen teilweise über Schmerzen in den Armen, die bis in die Finger hineinstrahlen, zum Teil mit Prickeln und Pelzigsein der Finger. Die Empfindungen treten besonders beim Bewegen der Arme auf und sind besonders unangenehm nachts im Bett. Die Kranken können nicht auf der betroffenen Seite liegen und wachen beim Herumdrehen im Bett leicht auf. Vielfach gehen die Ausstrahlungen in den Schultergürtel und in die Brust. Die Kranken kommen dann wegen „Herzschmerzen" zum Arzt. In solchen Fällen können Druckempfindlichkeit der Muskulatur und Muskelhärten im M. pectoralis vorhanden sein.

Die Diagnose dieser Erkrankung ist leicht, wenn man an sie denkt. Schon wenn man den ausgezogenen Patienten betrachtet, fällt meist eine Atrophie der Schultermuskeln an der befallenen Seite auf; wenn der Patient geht, fehlen die Mitbewegungen des befallenen Armes. In schweren Fällen kann das Gelenk so versteift sein, daß der Arm völlig unbeweglich und an den Körper herangezogen ist, bei leichteren Fällen sind Rotation und Abduktion eingeschränkt. Beim Versuch, den Arm zu heben, geht das Schulterblatt mit. Versucht man mit dem Arm eine Rotationsbewegung auszuführen, dann tritt eine Mitbewegung der Scapula und später eine Hemmung im Gelenk auf. Am Schultergelenkspalt besteht Druckschmerz, besonders vorn; auch in der Umgebungsmuskulatur sind druckempfindliche, oft verhärtete Stellen vorhanden. In der Schultermuskulatur kommt Hartspann vor. In schweren Fällen kann die ganze Armmuskulatur atrophieren. Manchmal beschränkt sich die Erkrankung auf den oder die vor dem Gelenk gelegenen Schleimbeutel. Man spricht dann von Bursitis praeacromialis.

Pathologisch-anatomisch handelt es sich um eine Erkrankung der das Schultergelenk umgebenden Kapseln und Sehnenansätze. Am Anfang ist meist die Kapsel etwas verdickt, später schrumpft sie. Die Kapsel ist auf der Unterseite des Gelenkes harmonikaartig gefaltet, bei Heben des Armes werden diese Falten glattgezogen. Im Beginn der Periarthritis humeri entsteht zuerst eine Kontraktur, ein Hartspann in der umgebenden Muskulatur, so daß das Gelenk stillgelegt wird. Mit der Zeit bilden sich zwischen den Falten des Gelenkes Verklebungen, so daß das Gelenk immer mehr fixiert wird und schließlich überhaupt nicht mehr bewegt werden kann. Die vom Plexus brachialis in den Armen ziehenden Nerven, insbesonders der N. medianus und ulnaris, verlaufen zum Teil im periartikulären Gewebe und werden deshalb vom Krankheitsgeschehen mit erfaßt. So erklären sich insbesondere die Ausstrahlungen in den Arm bis in die Finger hinein.

Die örtliche Behandlung genügt nur in leichteren Fällen. Immer sollte Allgemeinbehandlung in Gestalt von Schwitzpackungen mit Salizyl durchgeführt werden. Injektionen von Atophanyl oder Brufalgin wirken vielfach gut. Das Schultergelenk wird mit Ultrakurzwellen in starker Dosis (III—IV) durchflutet, wobei die eine Elektrode auf die Halswirbelsäule, die oft mit erkrankt ist — die andere auf Schulter oder Oberarm aufgesetzt wird. Man kann auch die Schlinge benutzen; sie wird um beide Schultern herumgelegt. Die Behandlung muß am Anfang täglich ausgeführt werden. Ultraschall wirkt ähnlich, man kann auch mit UKW abwechseln. Gleich nach der UKW-Behandlung und gleichzeitig mit dem Ultraschall werden Bewegungsübungen ausgeführt. Der Arm darf nie still gehalten werden, sondern muß trotz der Schmerzen bewegt werden. Gut sind Übungen, bei denen der Kranke einen etwa 2 m hohen Haken an der Wand oder den Rand eines Schrankes faßt und dabei Kniebeugen macht, wobei das Schultergelenk gestreckt wird. In schweren Fällen muß zunächst allgemeine Hyperthermie in einer der beschriebenen Formen angewandt werden, eventuell in Verbindung oder abwechselnd mit Unterwassermassage und Bewegungsübungen im Bade. Dazu kommt die örtliche Behandlung. Außer den üblichen Packungen mit heißen Peloiden und hyperämisierenden Einreibungen und Pflastern kommt die periartikuläre Infiltration mit 0,5%iger Novokainlösung in Frage. Infolge der erzielten Schmerzfreiheit kehrt die Beweglichkeit bis zu einem gewissen Grad zurück und kann durch geeignete Massage und Bewegungsübungen erhalten werden. Auch die Anästhesie des Ganglion stellatum wird gelegentlich angewandt. Die Erfolge sind aber nicht überzeugend.

Von dem alten Verfahren der gewaltsamen Mobilisierung (Brisement forcé) mit nachfolgender Fixierung auf der Dreieckschiene kommt man immer mehr ab. Die täglichen Massagen und die Übungen zur Mobilisierung sind mit außerordentlichen Schmerzen verbunden. Die Behandlung beansprucht sehr lange Zeit, mindestens $1/4$ Jahr.

In dieser Zeit hat man aber auch mit den anderen genannten konservativen Verfahren Erfolg. In ganz frischen Fällen beansprucht die Behandlung wesentlich kürzere Zeit. Es ist deshalb wichtig, daß die Krankheit früh erkannt und behandelt wird, weil sie sonst langdauernde Ausfälle an Arbeitskraft bewirkt.

Noch häufiger ist die in das Gebiet der Arthritis sicca gehörende O m a r t h r i t i s. Bei ihr bleibt die Beweglichkeit erhalten. In den Schultergelenken ist bei der meist doppelseitigen Erkrankung starkes Knarren und Reiben nachweisbar. Schmerzen treten am Anfang nur in geringem Maße auf und werden erst später stärker, so daß das Leiden meist erst im vorgeschrittenen Stadium bemerkt wird. Da meist eine allgemeine Arthritis vorliegt, ist allgemeine Behandlung nötig, dazu örtliche Behandlung mit Kurzwellen und Ultraschall. Medikamentös kommen in der Hauptsache Injektionen von Atophanyl in Frage, auch Pyramidon und Atophan innerlich.

Die E p i c o n d y l i t i s gehört in das Gebiet des tendoperiostitischen Rheumatismus. Man findet starke Druckempfindlichkeit am Epicondylus lateralis. Schmerzen treten besonders bei plötzlichen Bewegungen, wie

Werfen und Schlagen, auf, daher die Bezeichnung T e n n i s a r m , zumal auch die Schmerzen oft beim Tennisspiel manifest werden. Herdinfekte können dabei eine Rolle spielen, jedenfalls habe ich nach Herdsanierungen wiederholt Schmerzen verschwinden sehen. Sonst kommt die gleiche Behandlung wie bei den anderen Formen des tendoperiostitischen Rheumatismus in Frage.

Ebenfalls zum tendoperiostitischen Rheumatismus gehören — soweit sie nicht traumatisch bedingt sind — die T e n d o v a g i n i t i s c r e p i t a n s , die G a n g l i e n an den Sehnenscheiden und die D u p u y t r e n s c h e K o n t r a k t u r, sowie die H e b e r d e n s c h e n K n ö t c h e n. Alle diese Erscheinungen können zusammen vorhanden sein oder ineinander übergehen.

Die T e n d o v a g i n i t i s r h e u m a t i c a ist meistens harmlos. Zwischen Sehnen und Sehnenscheiden entstehen Fibrinauflagerungen, so daß es beim Bewegen der Hand oder des Fußes knirscht und reibt, ähnlich wie bei Pleuritis. Die Geräusche können auskultiert werden. Nur bei längerem Bestehen kann es zur Bildung von Zotten kommen. Meist ist leichte Schwellung der befallenen Partie vorhanden. Die Schmerzen können sehr unangenehm werden, so daß die befallenen Glieder ruhiggestellt werden müssen. Prädilektionsstellen sind die Sehnen am Handrücken, am Fußrücken und die Achillessehne.

Durch einige Kurzwellendurchflutungen ist die Erkrankung meist schnell zu beseitigen. Außerdem sind Sandbäder und ansteigende heiße Wasserbäder bis 45° nützlich. Einreibungen mit hyperämisierenden Salben (Histacon, Rubriment, Forapin) kommen in Frage.

Lokalisierte Entzündungen an den Sehnenscheiden können zu Verhärtungen, Ausbuchtungen und Vortreibungen führen, die als G a n g l i e n (Überbeine) bezeichnet werden. Sie lassen sich meist durch Kurzwellen gut beeinflussen.

Die D u p u y t r e n s c h e K o n t r a k t u r ist eine besonders schwere Erkrankung der Sehnenscheiden der Hohlhand mit schrumpfendem Charakter. Eine gewisse Erblichkeit spielt dabei mit. Zunächst verhärten sich die Sehnenscheiden in der Palma manus, der Prozeß breitet sich bis zum Unterarm aus, es kommt zunehmend zu Schrumpfungen. Die Finger werden dadurch krumm gezogen, es kommt zur Kontraktur, bis schließlich die Finger in Beugestellung fixiert und unbeweglich werden. Die Erkrankung ist progredient und sehr schwer zu beeinflussen. Allgemeinbehandlung ist unumgänglich notwendig, wenn möglich mit Hyperthermie. Dazu muß energische Lokalbehandlung kommen, mit Kurzwellen in starken Dosen, heißen Sand- und Wasserbädern. Auch Ultraschall und Röntgenbestrahlungen können günstig wirken.

Die H e b e r d e n s c h e n K n o t e n werden oft mit Gicht-Tophi verwechselt, haben aber mit ihnen nichts zu tun. Vor der Fehldiagnose schützt die Bestimmung der Harnsäure im Blut, die nicht erhöht zu sein pflegt, und die Röntgenuntersuchung. Die Aufnahmen zeigen bei den Tophi Aufhellungen, bei den H e r b e r d e n schen Knoten keine Veränderungen am Knochen. Die Knötchen sitzen an den Finger-Endgliedern, die Sehnenansätze dort sind mehr oder weniger stark verdickt und manchmal, aber nicht immer, etwas druckschmerzhaft. Die Therapie hat hier nicht immer Erfolg; man kann die bei der D u p u y t r e n schen Kontraktur angegebenen Mittel versuchen, meist ist aber eine Behandlung nicht nötig. Wenn die Knoten sehr stören, etwa beim Geigespielen, kommen Röntgenbestrahlungen in Frage.

Rumpf, Rücken

Eine Prädilektionsstelle des Muskelrheumatismus sind die langen Rückenstrecker besonders im Lendenteil. Hier entsteht der klassische H e x e n s c h u ß (Lumbago) mit Kontraktur der befallenen Muskeln. Die Wirbelsäule wird steif gehalten, die Kranken können sich schwer vom Sitzen aufrichten, sie gehen steif, mit einer leichten Lordose. Drehbewegungen sind behindert und schmerzhaft. Besonders schwer fällt das Aufrichten aus gebückter Stellung und vom Sitzen. Die Schmerzen sind stark im Bett, so daß die Kranken nachts beim Herumdrehen aufwachen. Typisch ist, wie bei allen rheumatischen Schmerzen, die nächtliche Exazerbation zwischen 3 und 5 Uhr. Die Lendenmuskulatur ist meist, aber nicht immer druck- und klopfempfindlich, es besteht Hartspann. Vielfach lassen sich Muskelhärten nachweisen, die aber nicht so ausgesprochen lokal druckempfindlich sind wie etwa die Muskelhärten in der Kopfschwarte. Die Schmerzen sind oft so stark, daß die Kranken sich ins Bett legen und sich aus Furcht vor Schmerzen kaum bewegen. Die Lumbago kann Anfangssymptom bei Diskusprolaps sein (s. S. 103).

Die sicherste T h e r a p i e ist antirheumatische Allgemeinbehandlung mit Salizyl und Schwitzpackungen. In manchen Fällen können die Beschwerden durch ein bis zwei Kurzwellenbehandlungen von Dosis II—III, 20 min völlig beseitigt werden, auch Ultraschall kann die gleiche Wirkung haben. Es kommt aber auch vor, daß diese Verfahren versagen. Massage wirkt in vielen Fällen gut, auch Hautreizbehandlung mit Einreibungen und Pflastern. Bei besonders hartnäckigen chronischen Fällen kommt auch Infiltration mit Novocain in Frage, jedoch ist antirheumatische Allgemeinbehandlung immer angebracht. Bei der Infiltration spritzt man 200 ccm $1/4$ % Novocainlösung von einem Einstich aus fächerförmig in die befallenen Muskeln hinein.

Selten ist Rheumatismus in den Mm. p s o a s. Hierbei treten die Schmerzen besonders beim Aufrichten vom Liegen zum Sitzen auf und strahlen nach vorn in die Leistenbeuge. Bei mageren Menschen kann man die erkrankten Muskeln als hart kontrahierte Stränge neben der Wirbelsäule durch die Bauchorgane hindurch tasten. Mit Kurzwellendurchflutungen kann man fast immer den Zustand in kurzer Zeit bessern und beseitigen.

Interkostalneuralgien führen oft zu diagnostischen Schwierigkeiten. Insbesondere bei linksseitiger Lokalisation werden sie so gut wie immer als Herzschmerzen bezeichnet. Auch wenn die Schmerzen doppelseitig sind, werden sie oft infolge psychischer Fixation nur links empfunden und auf das Herz bezogen, und erst bei genauer Abtastung lassen sich Schmerzpunkte auch auf der rechten Seite feststellen. Es gibt auch Fälle, wo, wie oft beim Muskelrheumatismus, der Druckschmerz fehlt. Die Diagnose ist einfach zu stellen, wenn die Schmerzen genau dem Verlauf eines oder mehrerer Interkostalnerven folgen, oder wenn die Wirbelsäule klopfempfindlich ist. In diesem Falle liegt eine Spondylarthritis zugrunde. Es ist aber zu bedenken, daß bei Herzkrankheiten, insbesondere bei Myo- und Perikaditis sowie bei angina pectoris, H e a d sche Zonen vorhanden sein können. Diese liegen vorn in Höhe der 3. Rippe bei D II und III und am Brustbein, hinten in Höhe des 7. Halswirbels neben der Wirbelsäule, manchmal auch in der Fossa supraspinata. Auch bei Pleuritis und Pneumonie sind oft schmerzhafte oberflächliche Zonen vorhanden. Stiche beim Husten und Atmen können sowohl bei Pleuritis als auch bei Interkostalneuralgien auftreten; für die letztere spricht es, wenn die Schmerzen beim Bücken und beim Herumdrehen im Bett besonders stark werden. An den Rippen selbst kommen rheumatische periostitische Veränderungen vor, insbesondere Periostitis mit Schwellung und Druckschmerz.

Bei Schmerzen in den Zwischenrippenräumen muß stets die Wirbelsäule untersucht werden, denn oft sind Arthropathien der Wirbelsäule die Ursache der Schmerzen. Auch vom Schultergelenk aus können, wie schon erwähnt, Schmerzen in den Bereich des ganzen Schultergürtels und in den Thorax nach vorn und hinten ausstrahlen.

Arthropathien der Wirbelsäule

Die Spondylarthritis ankylopoetica (Bechterew) gehört nach Ansicht der meisten Autoren in das Gebiet der primär chronischen Polyarthritis. Der Beginn ist schleichend, oft unbemerkt. Es treten unbestimmte Schmerzen im Rücken auf, die in verschiedenen Gegenden des Thorax und Bauches herumziehen und sich besonders beim Bücken und Sitzen verschlimmern. Später wachen die Kranken nachts beim Herumdrehen im Bett auf; das Aufstehen aus dem Bett und vom Sitzen fällt immer schwerer. Bald wird die untere Brustwirbelsäule, in deren Gelenken der Prozeß meist beginnt, unbeweglich, sie versteift. Meist entsteht eine starre, aufrechte Haltung. Der Klopfschmerz hört in dem versteiften Bereich auf und ist später am stärksten oberhalb und unterhalb davon, wo der Prozeß noch im Fortschreiten begriffen ist. Es besteht ausgesprochener Stauchungsschmerz an diesen Stellen. Die Wirbelsäule wird zunächst gerade, dadurch, daß sich die physiologische Lordose der Lendenwirbelsäule ausgleicht. Das Fortschreiten nach beiden Seiten erfolgt meist ziemlich rasch nach der Lendenwirbelsäule und Halswirbelsäule zu; manchmal kommt es zum plötzlichen Stillstand entsprechend dem Verlauf in Schüben. Meist wird allmählich die Halswirbelsäule in den Prozeß einbezogen und versteift zunehmend. Es kommt dabei oft zu einer Kyphose der oberen Brust- und Halswirbelsäule, die Beweglichkeit hört immer mehr auf, so daß nur noch geringe Bewegungen mit dem Kopf ausgeführt werden können. In vielen Fällen werden noch die Hüftgelenke, manchmal auch andere Gelenke befallen. Infolge der Coxitis wird auch die Beweglichkeit der unteren Extrimität stark eingeschränkt, so daß die Kranken schließlich nur noch unbeweglich im Bett liegen können. Die Gelenke der Schultern und oberen Extremität bleiben meistens frei. Durch die Versteifung der Wirbelsäule und die zunehmende Kyphose werden die Thoraxbewegungen beschränkt, die Atemexkursionen verringern sich, die Vitalkapazität wird kleiner.

Röntgenologisch sieht man zuerst, wie die Grenzen der Wirbel schärfer werden, die Wirbelmitten werden kalkärmer, die Bandscheiben geben dagegen stärkere Schatten, die sich im Lauf der Zeit immer mehr verdichten. Es bilden sich Randwülste, und schließlich gehen Wirbel und Bandscheiben immer mehr ineinander über. Es entsteht schließlich ein Bild, das dem eines Bambusstabes ähnlich sieht. In diesem Stadium sind die Bandscheiben vollkommen verkalkt, die Wirbel sind durch Spangen verbunden, so daß sie zuletzt mit den Zwischenwirbelscheiben eine homogene Masse bilden. Die ganze Wirbelsäule ist dann ossifiziert.

Die Spondylarthritis sicca (A. deformans) spielt sich zunächst mehr am Knorpelapparat der Wirbelgelenke ab. Im Röntgenbild werden die Umrisse an den kleinen Wirbelgelenken unscharf. An den Rändern entstehen Osteophyten, die im Röntgenbild als Randwülste sichtbar werden. Mit der Zeit wird der Knorpel zerfasert und usuriert.

Die Schmerzen sind am Anfang gering, meist spüren die Kranken an der Wirbelsäule nichts, sondern nur ausstrahlende Schmerzen im Bereich der Spinalnerven. Diese Ausstrahlungen führen außerordentlich häufig zu Fehldiagnosen. Okzipitalneuralgien sind gelegentlich Folge von Arthropathien der Halswirbelsäule, ebenso Nervenschmerzen im Bereich des Schultergürtels. Schmerzen, die in die linke Brustseite strahlen, werden fast immer als Herzschmerzen angesehen, Schmerzen, die in Bauch und Lende ausstrahlen, werden — je nachdem — als Nieren- oder Magenschmerzen bezeichnet und entsprechend behandelt. Alle diese Täuschungen kann man vermeiden, wenn man es sich zur Regel macht, bei allen schmerzhaften Zuständen am Rumpf die Wirbelsäule abzuklopfen. In den meisten Fällen werden dann Klopfschmerzen an bestimmten Stellen angegeben, oft entstehen dabei auch die Ausstrahlungen. Wenn man die Kranken veranlaßt, sich zu bücken, bemerkt man gewöhnlich, daß bestimmte Teile der Wirbelsäule nicht mitbewegt und geschont werden. So konnte ich bei Patienten, die jahrelang auf Herzleiden behandelt worden waren, eine Arthropathie der Wirbelsäule als Ursache der Schmerzen festlegen; bei einer Kranken, die schon dreimal laparotomiert worden war, stellte sich eine Caries der unteren Brustwirbelsäule mit starkem Kallus als Ursache der Schmerzen heraus. Ebenso können die Schmerzen in das Ischiadicus- und Femoralisgebiet ausstrahlen und eine Neuritis dieser Nerven vortäuschen.

Charakteristisch für die Spondylarthritis sicca ist das Knarren in der Wirbelsäule bei Bewegung, das man meist durch Handauflegen und durch Auskultation nachweisen kann.

Differentialdiagnostisch kommen verschiedene Prozesse an Knochen und Gelenken in Frage. Dem rheumatischen Syndrom verwandt sind die S c h m o r l s c h e n   K n ö t c h e n an den Bandscheiben. Sie sind kleine Hernien der Knorpelmembran, aus denen die weichere Masse des Nucleus pulposus sich vorstülpt. Sie usurieren die knöcherne Gelenkfläche, so daß man im Röntgenbild rundliche kleine Aufhellungen sieht. Meist machen sie keine stärkeren Beschwerden, doch können manchmal Schmerzen und Bewegungshemmungen auftreten.

Bei stärkeren Hernien dieser Art haben wir den D i s k u s p r o l a p s vor uns, bei dem durch Druck auf Nervenstämme ausstrahlende Schmerzen und Sensibilitätsausfälle entstehen können. Am meisten davon betroffen wird der N. ischiadicus, was dazu geführt hat, daß manche Autoren das Ischiassyndrom in den meisten Fällen auf Bandscheibenprolaps zurückführen wollen. Das ist aber zweifellos übertrieben. Bei vielen Menschen sind Diskusprolapse vorhanden, ohne daß sie jemals Beschwerden haben, und viele Menschen leiden an Ischias ohne Prolaps. Wenn in einem bestimmten Fall beides gefunden wird, ist das durchaus nicht immer ein Beweis für den ursächlichen Zusammenhang, wie wir mehrfach feststellen konnten. Bei den meisten „Diskusprolapsen" bessern sich die Beschwerden bei r i c h t i g e r antirheumatischer Behandlung. S. a. S. 103.

Zur Diagnose der Diskusprolapse wird der Novocain-Test angewandt: Einspritzung von Novocain oder Procain am Druckpunkt bewirkt sofortiges Aufhören der Reflexausstrahlungen und Verschwinden der Beinsymptome. Dies muß schlagartig und vollständig sein.

Demgegenüber wird eine sog. Reflexischias angenommen, bei der Reize peripher in der Lumbosakralgegend entstehen und dem Rückenmark zugeleitet werden. Hierbei werden durch das Novocain nur Lokalsymptome behoben.

Selten ist die S c h e u e r m a n n sche K r a n k h e i t der Wirbelsäule oder O s t e o c h o n d r i t i s j u v e n i l i s d o r s i (juvenile Kyphose), die in Beziehungen zur P e r t h e s schen Krankheit steht. Sie dürfte auf Wachstumshemmungen des vorderen Anteils der Rückenwirbelkörper beruhen. Die Wirbel nehmen dabei Keilform an; die Erkrankung befällt hauptsächlich die Epiphysenknorpel der Randleisten.

Später tritt stärkere Dichte und Fragmentierung der Wirbelscheiben mit Bildung S c h m o r l scher Knötchen auf. Im dritten Stadium, jenseits der Pupertät, sind die Disci verkleinert, es kommt zu Osteophyten und osteoarthritischen Veränderungen der Gelenke.

Die O s t e o m y e l i t i s oder K a r i e s der Wirbelsäule ist in den meisten Fällen tuberkulös; sie kann auch durch Kokken, meist banale Eitererreger, verursacht sein. Typhusbazillen können gelegentlich eine Osteomyelitis hervorrufen, die hauptsächlich die Wirbelsäule befällt.

Die K a r i e s ist meist streng lokalisiert, der Klopfschmerz beschränkt sich auf einen oder höchstens 2 Wirbel, auch die ausstrahlenden Schmerzen erfolgen nur in ein umschriebenes Gebiet. Meist ist umschriebener Stauchungsschmerz vorhanden. Röntgenologisch sieht man abgegrenzte Aufhellungen an den Wirbeln, allerdings erst, wenn der Prozeß weit genug vorgeschritten ist. In späteren Stadien können die Wirbel zusammengedrückt werden oder völlig zusammenbrechen, so daß ein Wirbel über den anderen hinweggleitet (S p o n d y l o l i s t h e s i s).

Ähnlich ist das Bild bei T u m o r m e t a s t a s e n in der Wirbelsäule, die meist von Prostata-, Mamma- und Schilddrüsenkarzinomen ausgehen. Schmerzen treten meist erst auf, wenn schon ansehnliche Krebsknoten und Usuren vorhanden sind, oder wenn zufällig ein Interkostalnerv dem Druck eines Knotens ausgesetzt ist. Diese Schmerzen sind besonders stark vorhanden beim Stehen und Bewegen, sowie bei Stauchung (Motorradfahren, Omnibus usw.). Auch durch Druck auf das Rückenmark können Schmerzen entstehen, wenn sich der Tumor nach dem Rückenmarkskanal hin ausbreitet.

Die Schmerzen von Wirbeltumoren können entsprechend dem Verlauf der sensiblen Bahnen in irgendeinem distalen Gebiet auftreten. Selbst Schmerzen in der Beckengegend oder in den Beinen können von einem Tumor in der Halswirbelsäule herrühren.

In vielen Fällen läßt das Röntgenbild keinen Schluß auf die Ätiologie eines Knochenherdes zu. Hier kann oft die Kurzwellen-Provokation weiterhelfen.

Man gibt einen Kurzwellenreiz von 5 min, Dosis 2, auf die fragliche Stelle und zählt die Leukozyten vorher, nach 15, 30 und 60 min. Bei Kokkenherden steigen die Leukozyten danach an, bei Tuberkulose und Tumoren fallen sie ab.

An Frakturen muß bei Schmerzen im Rücken gedacht werden. Die „S c h i p p e r f r a k t u r" mit isolierten Abrissen an den Querfortsätzen der Lendenwirbel oder an den Dornfortsätzen der unteren Hals- oder oberen Brustwirbel bleibt oft lange Zeit unbemerkt, bis uncharakteristische Rückenschmerzen die Kranken zum Arzt führen.

Die Arthropathien der Wirbelsäule führen nach längerem Bestehen fast immer zu einer sekundären Osteoporose mit Kalkarmut, Auflösung der Struktur und rundlichen herdartigen Aufhellungen.

Die T h e r a p i e der Spondylarthritis hat dies zu berücksichtigen und soll unter anderem darauf gerichtet sein, den Kalkansatz in den Knochen anzuregen. Vitamin D- und kalkreiche Nahrung ist daher in allen Fällen angebracht, auch Zufuhr von Phosphor, sowie Bestrahlungen mit Ultraviolett. Eine gewisse Bewegung der Kranken ist immer anzustreben, denn Ruhigstellung begünstigt die Atrophie und die Entkalkung. Ebenso sind Wärme- und Kältereize als Übungstherapie zu werten.

Die Therapie hat immer eine Allgemeinbehandlung zu sein; mit lokal wirkenden Mitteln allein kommt man niemals aus. Im Vordergrund steht die Behandlung mit Hyperthermie nach den S. 53 angegebenen Richtlinien. Daneben wendet man beim M. Bechterew Injektionen von Gold- und Kupferpräparaten an, etwa Solganal oder Au Bi Ol, bei der A. sicca Atophanyl oder ein ähnliches Präparat. Abwechselnd damit kann örtlich behandelt werden. Die Kurzwellentherapie der Wirbelsäule mit stärksten Dosen ist immer recht wirksam. Eine Elektrode wird im Nacken, die andere an der Lendenwirbelsäule oder im Kreuz angelegt. Man behandelt 15 bis 30 min lang.

Ultraschall kommt nur bei Prozessen in Frage, die nicht im Fortschreiten begriffen sind, da sonst eine Aktivierung nicht auszuschließen ist. Man fährt mit dem Schallkopf an der Wirbelsäule und neben ihr hin und her, mit der Energie 2 bis 3 Watt/qcm.

Untere Extremität

Das Ischias-Syndrom

Schmerzzustände im Bereich des Beckengürtels greifen in verschiedener Weise ineinander, so daß ein einheitliches Bild oft nur schwer zu gewinnen ist. Ätiologisch verschiedene Faktoren können gleiche Symptome hervorrufen, andererseits können Prozesse bestimmter Lokalisation und Genese Schmerzen auslösen, die ähnliche oder gleiche Bilder darbieten. Schmerzen, die von einem Punkt oder Organ ausgehen, können in entfernte Gebiete ausstrahlen und so eine andere Lokalisation vortäuschen. Deshalb ist eine genaue Anamnese solcher Krankheitsbilder unerläßlich auch im Hinblick auf die einzuschlagende Therapie.

Die Ischias im engsten Sinne ist die N e u r i t i s N e r v i i s c h i a d i c i, die fast immer einseitig ist. Sie beginnt oft plötzlich, hexenschußartig, so daß die Kranken wie gelähmt sind, doch kommt auch schleichender Beginn vor. Die Kranken spüren zuerst beim Gehen einen Stich in der Hüfte. Sie beginnen das Bein zu schonen und etwas nachzuziehen; die Stiche werden immer heftiger, manchmal so stark, daß die Kranken keine Treppe mehr steigen können. Nachts werden die Schmerzen meist stärker, die Kranken können sich dann nicht mehr im Bett herumdrehen oder nur unter größten Schmerzen.

Beim Gehen wird das betroffene Bein steif gehalten. Die Kranken stützen sich auf das gesunde Bein und wagen das erkrankte Bein kaum krumm zu machen, sie knicken in der Hüfte nach der kranken Seite hin ein. Dadurch entsteht nach einiger Zeit die charakteristische Skoliose der Lendenwirbelsäule.

Die Schmerzen sind insbesondere bei allen Bewegungen, die eine Dehnung des N. ischiadicus verursachen, unerträglich. Sie werden als reißend und schneidend bezeichnet, teilweise auch wie elektrisierend bis in die Füße hinein. Pelzigsein der Füße und der Zehen kann dazukommen. Beim Husten und Niesen sowie beim Pressen (Stuhlgang!) treten starke Schmerzen in der Gegend des Foramen ischiadicum auf. Die Schmerzen exazerbieren nachts, wie fast alle rheumatischen Schmerzen.

Der Dehnungsschmerz wird zur Diagnose herangezogen. Beim liegenden Kranken wird das Bein zunächst bei gebeugtem Knie angehoben, dann wird das Knie langsam gestreckt. Bei einem bestimmten Winkel wird Schmerz angegeben: das L a s è g u e sche Zeichen ist positiv. Derselbe Schmerz tritt beim Rumpfbeugen mit durchgedrückten Knien auf; an der kranken Seite kann das Knie nicht durchgedrückt werden und wird leicht gebeugt. Wenn man am liegenden Kranken bei ausgestreckten Beinen den Oberkörper aufrichten läßt, tritt derselbe Schmerz auf. Eine verfeinerte Prüfung ist das B r a g a r d sche Zeichen; man prüft es besonders, wenn Verdacht auf Simulation vorliegt. Man hebt das gestreckte Bein des Kranken an, bis eben geringer Schmerz angegeben wird, und hält es in dieser Lage. Dann überstreckt man die große Zehe dorsalwärts. Beim Ischiaskranken tritt dann der charakteristische Schmerz auf. Er wird bei allen diesen Prüfungen meist im Gesäß an der Austrittsstelle des N. ischiadicus angegeben, manchmal auch in der Kniekehle oder an der Hinterseite des Oberschenkels im Verlauf des N. ischiadicus. Bei längerem Bestehen der Krankheit tritt eine Atrophie der gesamten Beinmuskulatur ein, die man durch Messung des Beinumfanges feststellt. Häufig werden die Reflexe abgeschwächt, manchmal mehr der PSR, manchmal der ASR. Parästhesien kommen vor, sonst ist die Sensibilität intakt. Nach Lumbalpunktion findet man im Liquor häufig Pleozytose und Eiweißvermehrung.

Bei Beteiligung des N. ischiadicus durch andere Prozesse können ähnliche, manchmal die gleichen Erscheinungen eintreten, so daß die Differentialdiagnose schwierig wird. Doppelseitigkeit erweckt stets Verdacht, daß die Ischias sekundär ist. Solche Beteiligungen können von der Wirbelsäule ausgehen. Bei Spondylitis und Spondylarthritis entwickeln sich oft Erscheinungen, die meist nicht so streng auf die eine Seite und den einen Nerven beschränkt sind wie die echte Neuritis ischiadica. Meist haben die Schmerzen mehr unbestimmten Charakter. Dehnungsschmerz ist meist auslösbar, Reflexdifferenz und Atrophie können vorhanden sein. Liquorsymptome, wie die bei Neuritis ischiadica meist vorhandene Pleozytose mit Eiweißvermehrung, fehlen. Die Lendenwirbelsäule ist meist klopfempfindlich, auch Stauchungsschmerz kann vorhanden sein. Röntgenologisch sieht man Randwülste und Zacken an den Wirbeln.

Karies der Wirbelsäule kann genau dieselben Erscheinungen hervorrufen wie die Neuritis, sie sind nur gewöhnlich nicht so einseitig. In den meisten Fällen sind dabei aber Sensibilitätsstörungen vorhanden; Reflexdifferenzen und Atrophie sind oft frühzeitig nachweisbar, können aber auch fehlen. Ausstrahlungen in andere Gebiete der Lumbal- und Sakralnerven führen oft auf den richtigen Weg. Dasselbe gilt für **Tumoren der Wirbelsäule** und des Rückenmarkes, bei denen Gehstörungen und Sensibilitätsveränderungen oft im Vordergrund stehen. Umschriebener Klopf- und Stauchschmerz der Wirbelsäule erweckt Verdacht auf Caries oder malignen Prozeß.

Die Röntgenuntersuchung bestätigt dann die Diagnose; sie kann aber bei beginnenden Prozessen und bei intramedullären Tumoren völlig versagen. Dann kann oft noch die Myelographie zum Ziel führen. Zu beachten ist, daß in höheren Segmenten sitzende Tumoren die Ursache für Schmerzen im Becken und der unteren Extremität bilden können. Das Ergebnis der Lumbalpunktion kann ausschlaggebend für die Diagnose sein.

Krankhafte Prozesse im kleinen Becken können die NN ischiadici häufig in Mitleidenschaft ziehen, vor allem Entzündungen der Adnexe, Zellgewebsentzündungen und Phlebitiden. Fluor vaginalis und Schmerzen beim Stuhlgang erwecken dann gelegentlich den Verdacht, ebenso Zunahme der Schmerzen bei der Menstruation. Genaue Palpation des Unterleibes, gegebenenfalls gynäkologische und rektale Untersuchung führen meist zur richtigen Diagnose. In der Schwangerschaft kommen ischiasartige Schmerzen vor, durch Druck des Fötus auf den Plexus lumbalis und sacralis.

Tumoren im Becken sind eine nicht allzu seltene Ursache des Ischiassyndroms besonders bei älteren Menschen. Meist entwickeln sich die Schmerzen schleichend, selten treten sie plötzlich auf. Doppelseitigkeit der Schmerzen ist verdächtig. Bei Männern ist die Prostata genau zu untersuchen, bei Frauen Uterus und Adnexe. Auch bei jugendlichen Menschen kommen bösartige Geschwülste im Becken vor. So konnte ich vor Jahren bei einem 16jährigen Mädchen einen Tumor als Ursache des Ischiassyndroms feststellen, der sich als Chordom, eine von den Resten der Chorda dorsalis ausgehende Geschwulst, entpuppte.

Erkrankungen der **Hüftgelenke** werden oft mit Ischias verwechselt; darüber S. 107. Häufig werden die Schmerzen in den Hüftgelenken nicht verspürt, sondern sie strahlen teils in die Beckenmuskeln, teils nach den Beinen bis in die Füße aus. Vor Verwechslungen schützt die Schmerzhaftigkeit bei Spreizen und Rotation im Hüftgelenk und der Schmerz beim Beklopfen des Trochanters bei fehlendem Lasègueschem Zeichen.

Von **Knochenkrankheiten**, die zu ischiasartigen Schmerzen führen können, sind die Osteomalazie und Osteoporose zu nennen, beide endokrin bedingt. Die Osteomalazie (Osteopathia ovarica) tritt gewöhnlich nach Schwangerschaften auf. Besondere Schmerzen sind beim Spreizen der Beine festzustellen. Der Klopf- und Druckschmerz wird hauptsächlich an den Knochen angegeben, die sich allmählich verkrümmen können und zu Frakturen neigen. Im Röntgenbild erscheinen die Knochen sehr kalkarm; sie können im späteren Verlauf deformiert werden, die Struktur wird aufgelöst. An der Wirbelsäule erhalten wir das Bild der Fischwirbel, das Becken kann die Form eines Kartenherzens annehmen. Bei der Osteoporose haben wir im Grunde ähnliche Vorgänge; dabei können sich in den Knochen auch röntgenologisch sichtbare rundliche vakuolenartige Aufhellungen bilden.

Besondere Empfindlichkeit der Knochen auf Bewegung und Druck erweckt Verdacht auf Osteopathia generalisata Recklinghausen oder M. Paget; die erstere ist durch Dysfunktion der Epithelkörperchen hervorgerufen, die Pagetsche Krankheit ist unbekannter Genese. Bei ihr stehen Verbiegungen im Vordergrund, während beim M. Recklinghausen vermehrte Brüchigkeit vorherrscht. Dabei finden wir Osteoblastenwucherungen in Gestalt der braunen Tumoren, beim M. Paget ist die Struktur aufgelöst. Karzinome mit Beckenmetastasen können mit und ohne Schmerzen einhergehen, auch an das Multiple Myelom (Plasmozytom) muß gedacht werden.

Eine hartnäckige Ischias, die mit Anämie einherging, stellte sich zuletzt als Osteomyelitis des Femurschaftes heraus. Der Knochen selbst war weder druck- noch klopfempfindlich, die Schmerzen strahlten ins ganze Becken und Bein bis in den Fuß aus. Das Lasèguesche Zeichen war negativ.

Statische Veränderungen können die Ursache eines typischen Ischiassyndroms sein. Einseitige Platt-, Knick- und Senkfüße und Veränderungen am Kniegelenk kommen in Frage, wie Genu valgum, varum und recurvatum. In einem Fall rief das Tragen zu enger Schuhe Erscheinungen hervor, die jahrelang als Ischias behandelt worden waren und sich beim Verpassen geeigneter Schuhe verloren.

Arthritische Veränderungen im Ileosakralgelenk können bei oberflächlicher Untersuchung als Ischias imponieren.

Bandscheibenprolaps

Der Bandscheibenprolaps spielt eine gewisse Rolle beim Zustandekommen von Schmerzen in der unteren Extremität; seine Bedeutung ist aber nicht so groß wie es nach der Menge der Veröffentlichungen den Anschein hat. Der Diskusprolaps (DP) dürfte in einem großen Teil der Fälle bereits Folge einer rheumatischen Erkrankung sein, bei der die Faserschicht der Wirbelbandscheiben geschädigt ist. Der weiche Kern kann dann herausquellen. Anlaß dazu gibt häufig ein Unfall oder eine ungeschickte Bewegung.

Der Prolaps beruht darauf, daß der stark wasserhaltige Nucleus pulposus durch den Annulus fibrosus als Hernie nach außen hervortritt. Demgemäß ist am meisten die Altersklasse bevorzugt, in der der Kern noch verhältnismäßig wasserreich ist, während die Fasersubstanz bereits zu degenerieren beginnt, d. h. zwischen dem 20. und 40. Lebensjahr. Im höheren Alter wird er wieder seltener, denn der Nukleus wird wasserärmer und faserreicher. Das männliche Geschlecht ist bevorzugt. 95 % aller Diskushernien finden sich an den beiden untersten Lendenwirbeln, die übrigen verteilen sich über die ganze Wirbelsäule; bei etwa 10 % der Kranken sind mehrere Prolapse vorhanden. Die Hernien können fixiert, d. h. irreponibel sein, oder mobil, so daß sie in ihr Lager zurückgleiten können.

Die Diagnose des Bandscheibenprolapses darf nur gestellt werden, wenn bestimmte neurologische und röntgenologische Symptome vorhanden sind.

Die Beschwerden beginnen fast immer mit Kreuzschmerzen, die gleichbleiben oder plötzlich als Hexenschuß exazerbieren können, sie werden durch Bewegung und schwere Arbeit stärker. Etwa von der Hälfte der Kranken wird ein Trauma als Auslösung angegeben, wie Sturz, ungeschickte Bewegung und schweres Heben. Die Schmerzen haben oft radikulären Charakter. Sie werden manchmal durch Husten und Niesen verstärkt und werden an der Hinter- und Außenseite des Oberschenkels gespürt. Häufig sind Ausstrahlungen; bei Kompression der 5. Lumbalwurzel durch Prolaps der 4. Lendenbandscheibe werden sie im Fußrücken und der großen Zehe angegeben, von der lumbosakralen Scheibe strahlen sie in die äußere Zehe. In diesen Gebieten können umschriebene Parästhesien auftreten.

Bei lateralen Diskusprolapsen sind die Erscheinungen auf einen Bezirk einer oder zweier Wurzeln einer Seite beschränkt, bei medianen Prolapsen sind die Erscheinungen meist doppelseitig; es kann sich ein Cauda equina-Syndrom entwickeln mit Blasenstörungen, Lähmung des Analsphinkters und Reithosenanästhesie.

Die Schmerzen sind gewöhnlich remittierend. Sie können in einem Viertel der Fälle von selbst verschwinden, in drei Viertel kommt es zu Rückfällen und chronisch remittierendem Verlauf. Die neurologischen Zeichen sind nicht obligat.

Wichtig zur Diagnose ist die Versteifung der Lendenwirbelsäule beim Vor- und Rückwärtsbeugen, die physiologische Lordose kann fehlen, oft entwickelt sich eine Skoliose. Das L a s è g u e sche Zeichen ist bei Hernien der 5. lumbalen oder 1. sakralen Scheibe stets vorhanden, es fehlt meist bei DP von L_{1-3}.

Das Röntgenbild ergibt bei 30% der Patienten keinen krankhaften Befund. Manchmal sind die Bandscheiben verschmälert. Myelographie ist meist überflüssig, nur bei Verdacht auf medianen DP kann sie zur Höhenbestimmung wichtig sein. Meist wird heute die Abrodilmyelographie oder Luftmyelographie benutzt. Im Liquor von Lumbalpunktion kann der Eiweißgehalt vermehrt sein.

Um es nochmals zu betonen: Um eine Diskushernie anzunehmen, müssen verschiedene Symptome vorhanden sein. Starken Verdacht erweckt ein Trauma in der Anamnese, Versteifung der Lendenwirbelsäule mit umschriebener Klopfempfindlichkeit, Hartspann in der Lumbalgegend und Haltungsanomalien. Das Vorhandensein neurologischer Erscheinungen bestätigt den Verdacht. Zu fordern ist noch, daß antirheumatische Behandlung erfolglos gewesen ist. Die Röntgenuntersuchung soll nur den klinischen Befund bestätigen.

Bevor man die Diagnose eines Bandscheibenprolapses stellt, sollte man folgendes bedenken: Bei einer großen Anzahl Menschen sind — besonders im höheren Lebensalter — Veränderungen an den Wirbelbandscheiben vorhanden, aus denen sich mehr oder weniger ausgedehnte Hernien entwickeln können. Kleinere Veränderungen dieser Art sind die Schmorlschen Knötchen. Viele Menschen haben derartige Veränderungen, ohne daß Beschwerden aufzutreten brauchen. Andererseits können solche Menschen Schmerzen im Beckengürtel und Bein haben, die von Muskelrheumatismus oder Neuritis herrühren. Damit, daß ein Kranker ischiasartige Schmerzen hat, und daß bei ihm Knorpelhernien festzustellen sind, ist keineswegs gesagt, daß die Beschwerden wirklich ursächlich mit den Hernien zusammenhängen. Im allgemeinen spricht Zunahme der Schmerzen am Tag, beim Stauchen und nach längerem Gehen (besonders berg- und treppab) für Diskusprolaps, ebenso plötzliche Schmerzen bei schwerem Heben, die nach einiger Zeit zurückgehen, überhaupt rezidivierender Charakter der Schmerzanfälle. Zunahme in der Nacht und den frühen Morgenstunden spricht mehr für Rheumatismus.

Als Ursache von Schmerzen im Kreuz und Beckengürtel sind noch zu erwähnen arthritische Veränderungen im Ileosakralgelenk (die oft den Anfang einer Bechterewschen Krankheit darstellen), sowie gynäkologische Veränderungen verschiedener Art. Verlagerungen der Gebärmutter sind aber keineswegs so häufig die Ursache von Kreuzschmerzen, wie es manchmal angenommen zu werden scheint.

Therapie bei Ischias

Die Neuritis ischiadica muß im Anfangsstadium sehr vorsichtig behandelt werden, da starke Mittel Exazerbationen hervorrufen können. Wir wenden Ultrakurzwellen nur in schwacher Dosis (I bis II) bei 3 bis 5 min Dauer an.

Die eine Elektrode wird auf die Lendenwirbelsäule, die andere auf Knie oder Fuß aufgesetzt. Oder man verwendet die um das Becken herumgelegte Schlinge.

Ultraschall darf nur ganz vorsichtig in schwachen Dosen angewandt werden, zuerst $1/2$ W/qcm. Man fährt mit dem Schallkopf entlang der Lendenwirbelsäule, dann am Becken und an den Oberschenkeln im Verlauf des N. ischiadicus. Erst bei älteren Fällen dürfen stärkere Dosen angewandt werden. Man fängt aber auch da am besten mit schwachen Dosen an und steigert allmählich je nach Verträglichkeit. Nach der Behandlung sollen auf keinen Fall stärkere Schmerzen auftreten, sie sind Zeichen der Überdosierung.

In vielen Fällen reagiert der frische Prozeß gut auf G a l v a n i s a t i o n. Man legt einen Pol auf das Kreuz, den anderen auf Wade oder Fuß und läßt Gleichstrom von 4 bis 5 mA durchfließen. Der Strom wird alle paar Sekunden gewechselt. Man kann auch Impuls-(Exponential-)Ströme von 1 bis 2 Hz Frequenz anwenden. Das Vierzellenbad tut den gleichen Dienst.

S c h w i t z p a c k u n g e n und L i c h t b ü g e l wirken im Anfangsstadium immer gut, ebenso E i n r e i b u n g e n mit Hautreizmitteln, insbesondere Bienengiftsalben und Histacon. I n t r a k u t a n e I n j e k t i o n e n mit Forapin, Apicur oder Ameisensäure können günstig wirken. M a s s a g e ist im Frühstadium zu vermeiden.

Bei länger bestehenden Fällen, die auf die vorstehende Therapie nicht reagieren, geht man zu energischeren Maßnahmen über. Die Kurzwellendosis wird erhöht, in schweren Fällen muß H y p e r t h e r m i e angewandt werden. Im späteren Stadium wird auch Massage angewandt, die Muskeln werden in der üblichen Weise kräftig geknetet und gestrichen, dazu tritt S c h m e r z p u n k t m a s s a g e, die zunächst vorsichtig, später immer kräftiger ausgeführt wird. M e d i k a m e n t ö s kommen schmerzstillende Mittel verschiedener Art in Frage. Am Anfang besonders Salizylate, später Mischpräparate. Gut bewährt sich Novalgin, das per os, intramuskulär oder intravenös gegeben wird.

Die I n j e k t i o n s b e h a n d l u n g hat oft gute Wirkung. Wir wenden sie nur in hartnäckigen Fällen an, die stationär bleiben, weil wir die Bekämpfung der Allgemeinkrankheit für vordringlich halten. In Frage kommen: Die perineurale Infiltration in der Glutäalfalte.

Die Umgebung des N. ischiadicus wird mit 100 cmm einer $1/4$-$1/2$prozentigen Novokainlösung infiltriert. Erfolge sind manchmal vorhanden, das Ergebnis ist aber recht unsicher.

Die epidurale Injektion (Cathelin) wird wie folgt vorgenommen:
Der Kranke liegt in Knie-Ellenbogenlage. Man sucht mit dem Finger den Eingang des Canalis sacralis, dort geht man mit einer mindestens 10 cm langen Nadel ein und spritzt 20 ccm einer 0,5prozentigen Novokainlösung langsam ein. Dieses Verfahren ist nicht allzu schwierig, aber für den Kranken unangenehm.

Die sichersten Ergebnisse hat die präsakrale Anästhesie (P e n d l).
Hierbei liegt der Patient in Steinschnittlage. Man geht mit langer Nadel seitlich vom Anus neben dem Steißbein ein, nach der Hinterfläche des Kreuzbeins zu. Man injiziert in das präsakrale Gewebe in die Gegend der Foramina sacralia insgesamt 100 bis 200 ccm einer $1/4$prozentigen Novokainlösung.

Der Erfolg dieser Injektionen zeigt sich sofort. Manchmal bleiben die Schmerzen schon nach einer solchen Injektion für dauernd fort, manchmal sind mehrere Injektionen nötig.

Sind alle therapeutischen Maßnahmen erfolglos, dann muß an D i s - k u s p r o l a p s gedacht werden. Von der rein operativen Behandlung ist man mehr und mehr abgekommen, da die Erfolgsziffer höchstens 40 %

beträgt und auch die Dauerhaftigkeit dieser Erfolge oft noch fraglich ist. Es hat sich erwiesen, daß die Schmerzen oft durch entzündliche Reizung in der Umgebung der Hernien hervorgerufen und unterhalten werden, die nach geeigneter Behandlung zurückgehen kann. Auch die Hernien können nach Beseitigung dieser Entzündungen in ihr Bett zurückgleiten und vernarben. Man behandelt deshalb heute vorwiegend konservativ, zunächst mit Ruhe, dann mit Übung. Die unbedingte Ruhestellung läßt sich am besten mit dem Gipsbett erreichen.

Der Patient liegt bei der Anfertigung des Gipsbettes auf dem Bauch. Man schiebt eine Rolle unter, um die Lordose auszugleichen. Der Gipsbrühe wird vorteilhafterweise 20 % Milch beigesetzt. Dadurch verhärtet die Masse erst nach ca. $^1/_2$ Stunde, so daß man sich Zeit nehmen kann. Der Patient muß Tag und Nacht auf dem Gipsbett liegen, nur 2mal am Tage kann er $^1/_2$ Stunde aufstehen. Die Schmerzen verschwinden dann bald. In Frage kommt auch die Behandlung in der G l i s s o n schen Schwinge, in der der Kranke täglich $^1/_4$ bis $^1/_2$ Stunde lang suspendiert wird, in dieser Stellung kann ein Gipskorsett angelegt werden.

Später setzt die Übungsbehandlung nach A b t s ein.

Dabei liegt der Patient flach auf dem Rücken mit ausgestreckten Beinen. Übung 1: Der Unterschenkel wird bis an den Oberschenkel gebeugt, der Oberschenkel bis an den Leib hochgezogen. Dies geschieht erst einige Male vorsichtig an der weniger befallenen Seite, dann nach und nach kräftiger und plötzlicher. Übung 2: Der Patient stößt das Bein kräftig nach vorn und unten. Dabei umfaßt der Behandler den Knöchel und zieht ihn nach vorn. Vorher kann noch eine Drehbewegung des gebeugten Beines nach innen ausgeführt werden; der Stoß nach unten wird aus dieser Stellung ausgeführt. Die Schultern sollen fest aufliegen, das Kopfende wird etwas hochgestellt, das Abrutschen des Kranken wird durch Gurte unter den Schultern verhindert. Die Übungen werden bis zu 12mal wiederholt.

Übung 1 hat den Zweck, eine Kyphose der Lendenwirbelsäule und damit Weiterstellung des hinteren Zwischenwirbelraumes zu erzielen und dadurch die prolabierten Bandmassen zu entklemmen. Bei der zweiten Übung wird der Zwischenwirbelspalt im ganzen erweitert, damit der Gallertkern hineingezogen wird.

Nachgewiesenermaßen tritt der Prolaps bei kyphotischer Haltung vor und gleitet bei Lordose zurück.

Hüftgelenke

Die Hüftgelenke können bei der primär chronischen Polyarthritis mit erkranken. Dies geschieht so gut wie immer erst im späteren Verlauf der Krankheit, nachdem die kleineren Gelenke bereits ergriffen sind. Spreizung und Rotation werden zuerst eingeschränkt und schmerzhaft. Der M. B e c h t e r e w greift häufig auf die Hüftgelenke über; auch hier erfolgt die Beteiligung erst im vorgeschrittenen Stadium des Leidens.

Die isolierte rheumatische Arthritis der Hüftgelenke ist in jungen und mittleren Jahren verhältnismäßig selten. Die Erkrankung beginnt mit Schmerzen, die besonders beim Spreizen auftreten, etwa beim Reiten, oder beim Aufstehen nach langem Sitzen. Bei der Untersuchung bemerkt man zuerst Hemmung und Schmerzen bei Außenrotation, selten auch bei Innenrotation. Vor dem 40. Lebensjahr kommt die Krankheit kaum jemals vor. Häufig tritt ein Schmerz im Gelenk auf, wenn man den Trochanter kräftig beklopft, oder bei Stauchung des ganzen Körpers. Bemerkenswert ist, daß die Schmerzen oft nicht im Gelenk und seiner nächsten Umgebung gespürt werden, sondern daß sie in die weitere Umgebung ausstrahlen, in das Becken und die Beine bis in die Füße hinein.

Im Verlauf treten Deformierungen auf. Röntgenologisch sieht man zuerst Verschärfung der Konturen und zunehmende Kalkverarmung der Spongiosa, während die Schattentiefe der Compacta zunimmt. Später entwickeln sich Randwülste, gelegentlich Kalkeinlagerungen in der Kapsel. Der Gelenkspalt verengt sich. Der Gelenkkopf wird unrund.

So entwickelt sich schließlich das Bild des Malum coxae senile. Eigenartig ist dabei, daß die Streck- und Beugebewegungen in der Hüfte noch lange Zeit erhalten bleiben, während Spreizung und Rotation bereits stark behindert sind. Da diese Bewegungen bei vielen Menschen wenig gebraucht werden, kann sich das Leiden unbemerkt entwickeln. Wenn es stärkere Beschwerden macht und dadurch entdeckt wird, sind oft schon schwere Veränderungen im Röntgenbild vorhanden.

Therapeutisch ist Stillstand oder Besserung nur zu erwarten, wenn energisch vorgegangen wird. In Frage kommt Hyperthermie 2—3 Mal wöchentlich, in Verbindung mit Injektionen von Atophanyl oder ähnlichen Mitteln. Dazu energische Bewegungstherapie mit Rotation und Spreizung. Örtliche Kurzwellenbehandlung hat nur Zweck mit Apparaten sehr hoher Leistung, mindestens 500 W. Besser sind die Ergebnisse bei Anwendung von Wellenlängen unter 1 m, wobei aber genügende Leistung der Apparate Voraussetzung für den Erfolg ist. Man nimmt Platten von 20 cm Durchmesser im Abstand von 4—5 cm, Dosis 4. Ultraschall wirkt bei den chronischen Hüftgelenkentzündungen ausgezeichnet. Man bestreicht mit dem Schallkopf bei 2—3 W/qcm die Umgebung des Hüftgelenkes von allen Seiten her täglich 10—20 Minuten lang.

Differentialdiagnostisch kommt Tuberkulose des Hüftgelenks in Frage; sie ist meist ausgesprochen schmerzhaft und kommt mehr in der Jugend vor. Röntgenologisch ist dabei die Struktur fleckig aufgelöst, der Knochenrand unscharf, später treten kleine wie ausgefressene Stellen auf.

Die Perthessche Krankheit kommt nur im Pubertätsalter vor. Sie verursacht starke Schmerzen und Bewegungshemmung. Ein Teil des Hüftgelenkkopfes löst sich dabei ab. Röntgenologisches Frühsymptom ist die Erweiterung des Gelenkspaltes durch Knorpelverdickung (Bernbeck). Dann entsteht eine Nekrose im Epiphysenkern, es entsteht ein aseptischer Knochensequester; später folgt das „Abbaustadium mit Fragmentation." Der Gelenkkopf neigt zur Abplattung und Deformation. Die Coxa vara adolescentium ist nach Storck eine Ernährungsstörung durch mangelnde Gefäßversorgung; sie ist oft vergesellschaftet mit Dystonie und Dystrophia adiposo-genitalis. Sie kann eine Vorstufe der Hüftarthrose im Alter bilden. Gegenüber Ischias ist zu bemerken, daß bei Hüfterkrankungen die Spina der behinderten Seite höher steht. Die Spreizung ist behindert, während bei Ischias das Bücken erschwert ist. Bei Beugekontrakturen im Hüftgelenk tritt Lordose auf; Schmerzen in der Leiste sprechen für Befallensein der Vorderseite der Gelenkkapsel. Das Hinken hat bei akuten Erkrankungen den Charakter des Sturzhinkens, bei älteren infolge Schrägstellung des Beckens Verkürzungshinken. Rotationskontrakturen werden oft ins Knie verlegt. Zur Diagnose veranlaßt man den Kranken, in Bauchlage die angehobenen Beine zu kreuzen.

Tumormetastasen und Osteomyelitis können den Gelenkkopf und die Pfannengegend befallen.

Knie, Fuß

Arthritiden der Kniegelenke kommen im Verlauf von Polyarthritiden aller Art und isoliert vor. Das Kniegelenk ist besonders empfindlich. Seinem Bau entsprechend neigt es zur Versteifung in Beugestellung. Deshalb muß dafür gesorgt werden, daß die Kranken die Knie möglichst dauernd gestreckt halten. Akute Arthritis mit Schmerzen und geringer Kapselschwellung kommt nicht allzu selten vor. Sie verschwindet meist bald nach einigen Kurzwellendurchflutungen oder Schwitzpackungen.

Häufig sind schleichende Entzündungen von der Art der primär chronischen Polyarthritis. Es entsteht geringe Kapselschwellung, ein eigentlicher Erguß ist im Anfang gewöhnlich nicht vorhanden. Schmerzen sind bei starkem Beugen und Strecken nachweisbar. Am stärksten werden die Schmerzen bei längerem Gehen auf ebenem hartem Gelände und bei Radfahren. Die Schwellung kann allmählich immer mehr zunehmen. Das ganze Gelenk erscheint dann mehr oder weniger verdickt, auch in der Kniekehle ist die Schwellung nachweisbar. Beim Bewegen fühlt man Reiben und Schneeballknirschen, das auch auskultatorisch wahrnehmbar ist. Mit der Zeit kann völlige Versteifung eintreten. Anatomisch besteht in diesem Stadium starke Schwellung des ganzen Bandapparates. Im Gelenkinneren bilden sich Zotten, die den Gelenkspalt ausfüllen und miteinander verkleben können (Zottenknie). Teile dieser Zotten können sich ablösen und Corpora libera im Gelenk bilden. Im übrigen haben wir dieselben Veränderungen wie bei der primär chronischen Polyarthritis. Die Blutsenkung ist oft, aber nicht immer, erhöht. Andere Gelenke sind manchmal mehr oder weniger stark beteiligt.

Die Arthritis sicca der Kniegelenke entwickelt sich meist im höheren Alter. In vielen Fällen ist sie Teilerscheinung einer allgemeinen Arthropathie, die auch an anderen Gelenken nachzuweisen ist. Beim Bewegen ist starkes Knirschen vorhanden; die Kapsel ist gewöhnlich nicht oder nur wenig geschwollen, die Schmerzen sind im Anfangsstadium gering.

Die Monarthritis sicca im Knie ist vielfach sekundär. Sie entsteht leicht durch unphysiologische Belastungen, etwa infolge von Deformitäten an der unteren Extremität, wobei die oft zugrunde liegende, in der Kindheit überstandene Rachitis von vornherein eine örtliche Disposition schafft. Genu valgum, varum und recurvatum begünstigen die Entwicklung einer Gonitis, ebenso statische Veränderungen an den Füßen und Hüftgelenken.

M e n i s k u s d e g e n e r a t i o n führt zu einer deformierenden Entzündung im Knie, die dann meist einseitig ist. Störungen im Z e n t r a l n e r v e n s y s t e m können zu arthritischen Veränderungen im Knie führen, so besonders die Tabes dorsalis, bei der es zu ausgesprochen degenerativen Veränderungen im Knie im Sinne der Arthritis sicca kommt. Nach Nervenlähmungen und Apoplexien können sich Kniegelenkentzündungen entwickeln. Eine Disposition wird durch die Tätigkeit in manchen Berufen geschaffen; bei Bäckern sind genu valgum und Arthropathien der Knie häufig.

D i f f e r e n t i a l d i a g n o s t i s c h kommt im jugendlichen Alter die T u b e r k u l o s e in Frage, die in Form des Fungus oder der exsudativen Entzündung verlaufen kann. Die O s t e o c h o n d r i t i s d i s s e c a n s kann Ursache von Schmerzen im Knie und Schwellungen sein. Sie kann nur durch Röntgenuntersuchung festgestellt werden. Dasselbe gilt für die S c h l a t t e r s c h e K r a n k h e i t, bei der sich die Tuberositas tibiae von der Tibia-Epiphyse ablöst.

Eine wahrscheinlich auf endokrin-allergischer Grundlage beruhende Erkrankung ist der H y d r o p s g e n u i n t e r m i t t e n s. Er zeichnet sich dadurch aus, daß in bestimmten Abständen mehr oder weniger stark schmerzhafte Schwellungen eines oder beider Knie auftreten. Die Häufigkeit ist bei Frauen weitaus größer als bei Männern. Der Vorgang steht meist in zeitlicher Beziehung zu der Pubertät oder zu den Menses; bei manchen Frauen tritt die Schwellung nach Geburten auf.

Die G o n o r r h o e des Kniegelenks verursacht außerordentlich starke Schmerzen, so daß jede Berührung weh tut. Im Röntgenbild ist charakteristisch die Auflösung der Knochenstruktur mit verwaschenen Konturen der Knochen.

Die T h e r a p i e der rheumatischen Erkrankungen der Kniegelenke ist eine besonders schwierige Aufgabe. Von vornherein muß man sich klar sein, daß die Arthritiden an der unteren Extremität besonders hartnäckig sind, schon allein weil die ständige Belastung der Besserung entgegenwirkt. Deshalb ist Bettruhe mindestens am Anfang notwendig. Leichtere Arthritiden des Kniegelenks können manchmal schon allein unter Bettruhe ausheilen, doch sind dies Ausnahmen. Örtliche Behandlung führt nur in leichteren Fällen zum Ziel. Man muß oft lange Behandlungsreihen mit Ultrakurzwellen Dosis 4 geben, bis ein Erfolg erzielt wird[1]). In späteren Stadien kommt man nur mit Allgemein- und gleichzeitig Lokalbehandlung zum Ziel. Gewöhnlich ist allgemeine Hyperthermiebehandlung nötig. In nicht zu schweren Fällen kommen auch Moorbäder und Schwefelbäder in Frage. Örtlich erreicht man am meisten mit Ultrakurzwellen in starken Dosen. Ist ein Gelenk erkrankt, dann verwendet man die Plattenmethode, bei symmetrischen doppelseitigen Erkrankungen ist besser die Induktionsschlinge, die um beide Knie oder beide Füße herumgelegt wird. Für die Füße kann man auch die Spezial-Fußelektroden nach P ä t z o l d verwenden. Das Ringfeld bewährt sich ebenfalls.

Ultraschall ist in solchen Fällen nicht angezeigt und auch im subakuten Stadium nur mit großer Vorsicht anzuwenden, damit der Prozeß nicht zum Aufflackern gebracht wird. Später können stärkere Dosen angewandt werden. Man fängt deshalb mit schwachen Dosen (0,5 W/qcm) an, steigert allmählich und stellt so die günstigste Dosis fest. Zur Nachkur und um die Gelenke wieder beweglich zu machen, sind Massage, besonders Unterwassermassage, und Bewegungsübungen am Platz. Barfußlaufen auf ungleichmäßigem Boden ist besonders wichtig. Empfehlenswert für den Hausgebrauch sind ansteigende, heiße Beinbäder und Sandbäder.

Die Kranken sollen an den Schuhen Gummisohlen verwenden, weil das harte Auftreten auf dem Pflaster eine unphysiologische Belastung der Gelenke darstellt.

Arthropathien der F u ß g e l e n k e pflegen besonders hartnäckig zu sein, weil eine Entlastung der Füße in den meisten Fällen nicht möglich ist. Vielfach sind die Arthropathien mit Deformierungen der Füße verbunden; Konstitution, Traumen und Rachitis spielen eine Rolle in der Anamnese. Ein Musterbeispiel ist der entzündliche Plattfuß.

Die entzündliche Schwellung der Fußgelenke wird häufig mit kardialen Ödemen verwechselt. Im Gegensatz zu diesen bleiben aber nach Eindrücken mit dem Finger keine Dellen stehen. Oft kann man den Erguß am inneren Knöchel eindrücken und sieht dann, wie er sich am äußeren Knöchel vorwölbt. Differentialdiagnostisch muß auch an variköse Ödeme gedacht werden.

Meist bestehen an den Fußgelenken nur geringe Beuge- und Streckbehinderungen, diese können später zunehmen. Bei völliger Versteifung der Gelenke können die Individuen nicht mehr gehen und stehen.

Eine rheumatische T e n d o v a g i n i t i s der Achillessehne kommt gelegentlich vor. Durch Schrumpfung kann es zur Fixation des Fußes in leichter Streckstellung kommen, so daß Gehen und Stehen unmöglich werden. An den Strecksehnen der Zehen kommt ebenfalls Tendovaginitis vor. Zu achten ist auf Druck durch ungeeignete Schuhe. Der sog. C a l c a n e u s s p o r n ist eine rheumatische Erkrankung an der Unterseite des Os calcaneum, wo die Plantaraponeurose ansetzt. Dadurch kommt es

---

[3]) s. S c h l i e p h a k e, Kurzwellentherapie (Stuttgart 1952).

zu starken Schmerzen beim Auftreten. Ähnliche tendoperiostitische Veränderungen kommen an den Sehnen des Fußes und am Periost der Zehen vor. Sie werden durch die Schmerzen beim Gehen zu einer großen Plage für die Befallenen. Auf Kurzwellenbehandlung pflegen diese Erkrankungen gut zu reagieren. Hierzu eignen sich besonders die Fußelektroden nach P ä t z o l d in Form der Flachspule.

Ansteigende Wasserbäder können auch im Hause durchgeführt werden, ebenso Sandbäder. Der Sand wird auf einem Kuchenblech erhitzt, nach Bedarf mit kaltem Sand gemischt und in einen Kasten gefüllt, in den der kranke Fuß paßt. In vielen Fällen kommt man ohne Ganzbehandlung nicht aus, wie man überhaupt immer von dem Satz ausgehen sollte: Jeder Rheumatismus ist Ausdruck einer Allgemeinerkrankung.

V. Anhang: Differentialdiagnostisch wichtige Osteopathien

Die Osteopathia generalisata Recklinghausen beruht auf Überfunktion der Epithelkörperchen. Es bilden sich Knochenherde aus Osteoklasten von meist rundlicher Form an den verschiedensten Stellen. Die Knochen werden stellenweise aufgetrieben und sind abnorm brüchig. Die Kranken kommen wegen „rheumatischer" Schmerzen und haben ziehende, unbestimmte Schmerzen in den Gliedern und Gelenken. Sie fühlen sich schwach und sind leicht ermüdbar. Ihr Appetit ist schlecht, das Körpergewicht nimmt ab. Sie sind meist obstipiert und schlafen schlecht. Manchmal sind Adenome der Epithelkörperchen vorhanden, deren Exstirpation das Krankheitsbild günstig beeinflußt.

Bei der Osteopathia fibrosa generalisata (Paget) ist charakteristisch die Verbiegung der Knochen, aber ohne Neigung zu Spontanfrakturen. Der Schädel ist meist mit betroffen, den Kranken werden die Hüte zu eng. Röntgenologisch sind die Schatten der Knochen verbreitert, die Corticalis ist unregelmäßig verdickt und gegen die Spongiosa undeutlich abgesetzt. Die Spongiosa ist unregelmäßig gezeichnet und schwammähnlich. Die Oberfläche der Knochen ist wellig, die Corticalis ist verdickt. Diese Krankheit wird meist nach den 40er Jahren manifest. Das Knochengewebe wird dabei unregelmäßig umgelagert, es finden Einschmelzungen und Anbau von osteoidem Gewebe statt, so daß die Knochen eine schwammige Struktur bekommen. Die Krankheit ist bei Männern häufiger als bei Frauen und kommt familiär gehäuft vor. Es gibt auch auf einzelne Knochen beschränkte Formen. Die Serum-Phosphatase ist meist erhöht.

Selten ist das eosinophile Knocheninfiltrat, wahrscheinlich eine Infektionskrankheit, deren Ursachen noch unbekannt sind.

Hormonal bedingt sind die Osteoporosen, die in der Schwangerschaft und im Rückbildungsalter bevorzugt auftreten. Die Beschwerden sind ähnlich wie diejenigen bei der Arthritis sicca, mit der sie kombiniert sein können. Schmerzen können in alle Gebiete ausstrahlen, die von Spinalnerven versorgt werden. Sie sind meist unbestimmter Art, drückend und ziehend. An der Wirbelsäule besteht geringe Klopfempfindlichkeit. Auf Röntgenaufnahmen sind die Wirbel kalkarm, die Struktur ist undeutlich. Die Wirbel rücken zusammen, ihre Kanten werden schärfer, so daß man von Fischwirbeln spricht.

Ähnlich äußert sich die Hungerosteopathie infolge Phosphormangel. Dabei können tetanische Erscheinungen auftreten. Sie befällt entweder Greise über 60 oder junge Menschen von 17 bis 20 Jahren. Bei der senilen Osteoporose, die bei Frauen überwiegt, atrophiert das Osteoid und der Bandapparat mit. Rückenschmerzen und Krümmung des Rückens sind die hervorstechendsten Merkmale, dazu die charakteristische Querfalte am Bauch.

Bei der Osteomalazie ist die Struktur erhalten, aber die Verkalkung des Osteoids gestört. Es kann zur Vermehrung der osteoiden Substanz kommen, die aber nicht verkalkt. Dieses Leiden befällt fast nur das weibliche Geschlecht. Die Rückenschmerzen treten besonders beim Gehen, Stehen und Umwenden im Bett auf. Es besteht Muskelschwäche (Myopathia malacica). Schmerzhaft ist hauptsächlich die Flankenkompression von Thorax und Becken und Druck auf die Symphyse, ferner Spreizung der Oberschenkel. Die Wirbelsäule verkürzt sich oft durch Einknickung und Krümmung. Dadurch tritt am Bauch eine charakteristische Querfalte auf. Der Brustkorb wird glockenförmig, das Becken kann zuletzt Kartenherzform annehmen. Die Zähne werden kariös und fallen aus. Der Gang ist watschelnd infolge der krampfhaften Fixation der Hüftgelenke.

In den Röntgenbildern sind die Kontraste sehr schwach infolge der Kalkarmut. Ringe und Spongiosabalken sind dünn, die Struktur erscheint oft verwaschen, der Markraum erweitert. Die Looserschen Umbauzonen können Querbrüche vortäuschen. Die Rückenwirbel sind schmal, oben und unten eingebuchtet, die Scheiben sind zusammengedrückt (Fischwirbel). Manchmal besteht Anämie und Albuminurie.

Die Ätiologie der Sudeckschen Atrophie ist noch unklar. Die Krankheit, die sich an fast allen Knochen abspielen kann, hat ein akutes Stadium, dann kommt die dystrophische Phase und schließlich die Atrophie. Typisch sind ödematöse Schwellung, Zyanose der Haut und Glanzhaut. Schmerzen treten spontan und bei Belastung auf, die Bewegungen werden eingeschränkt. An den erkrankten Gliedern ist die Hauttemperatur oft bis zu drei Grad höher als am gesunden Glied. Als Ursache angeschuldigt werden Traumen aller Art, Entzündungen der Knochen, eitrige Entzündungen von Weichteilen, Nervenverletzungen, Venenthrombosen, Verbrennungen, Erfrierungen, Hautkrankheiten und Herdinfekte (Hartenbach)

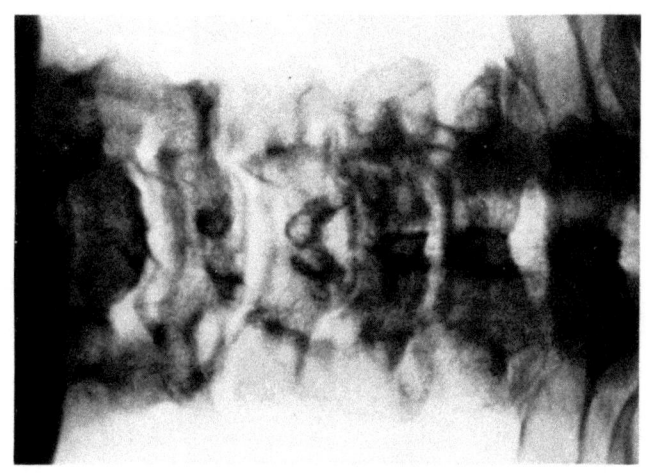

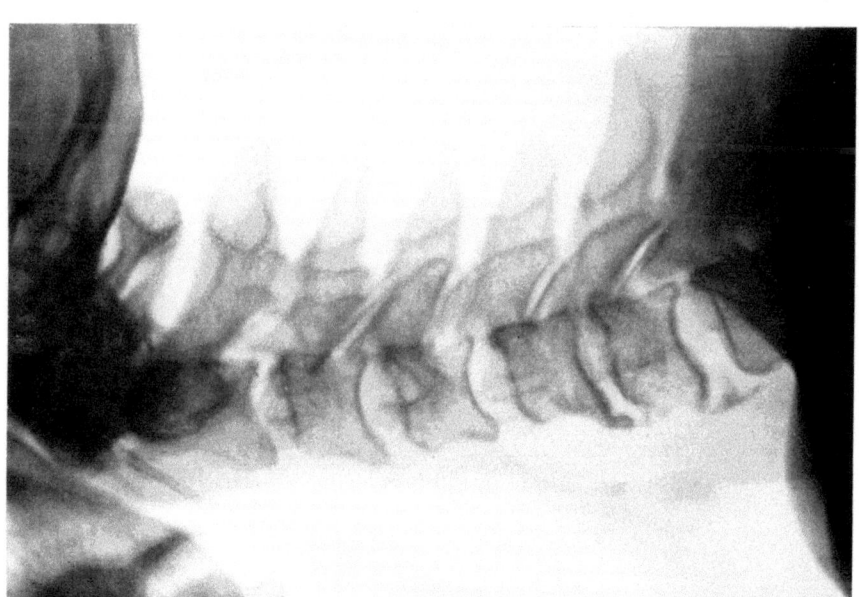

Abb. 2. Arthritis sicca und Osteoporose der Halswirbelsäule seitlich. Knochenstruktur in den Wirbelkörpern verwaschen, schattenarm. Die von der Compacta gebildeten Außenflächen kräftig gezeichnet. Spangenbildung am 4.—7. HW

Abb. 1. Dieselbe HWS sagittal. Unregelmäßige Gestalt der Wirbel. Randwülste

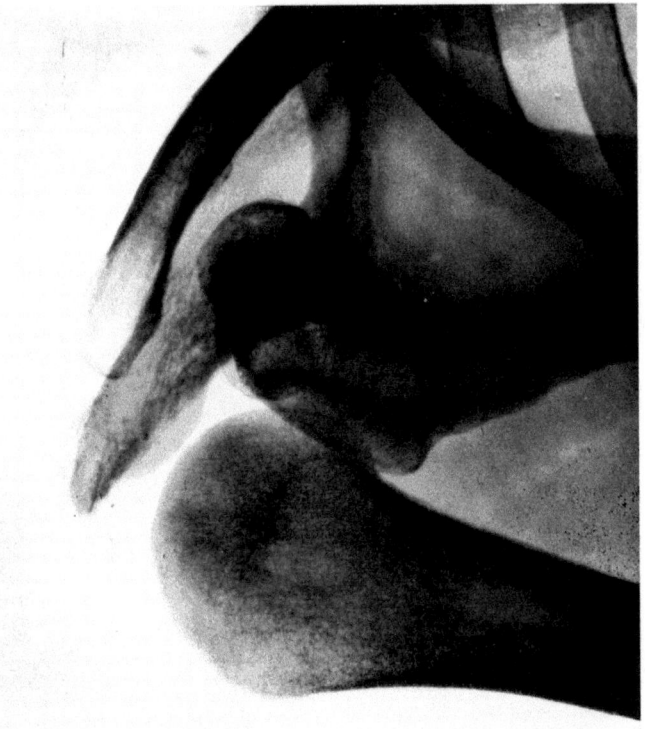

Abb. 4. 29jährige Frau. Chronische Arthritis des linken Schultergelenkes, Periarthritis humeri. In der Epiphyse geringe wolkige Abschattung; die Compacta ist kräftig abgebildet. Unterhalb des Pfannensaumes stecknadelkopfgroße Verdichtung.

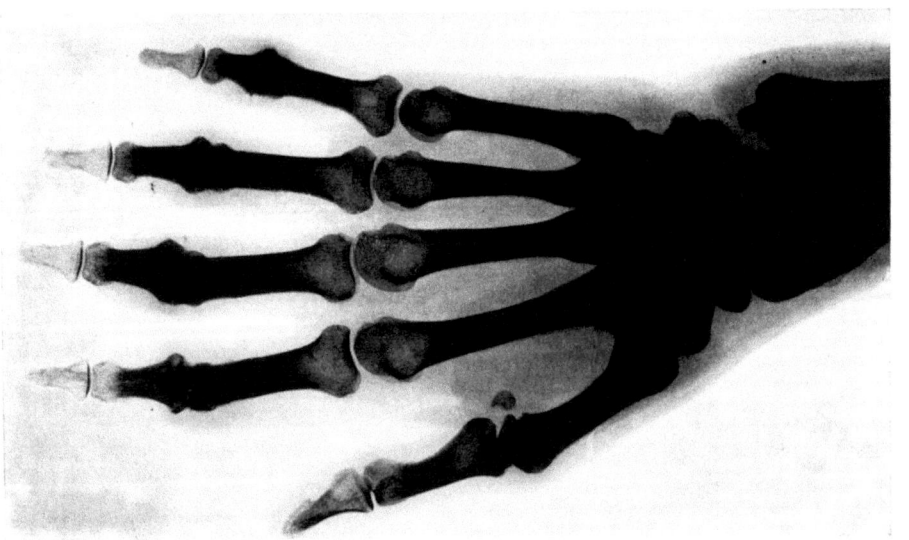

Abb. 3. 51jährige Frau. Primär chronische Polyarthritis. Gelenk- und Seitenflächen scharf, stark schattengebend infolge verhältnismäßig starkem Kalkgehalt der Compacta. Spongiosa in Gelenknähe kalkarm. Keine Deformierungen.

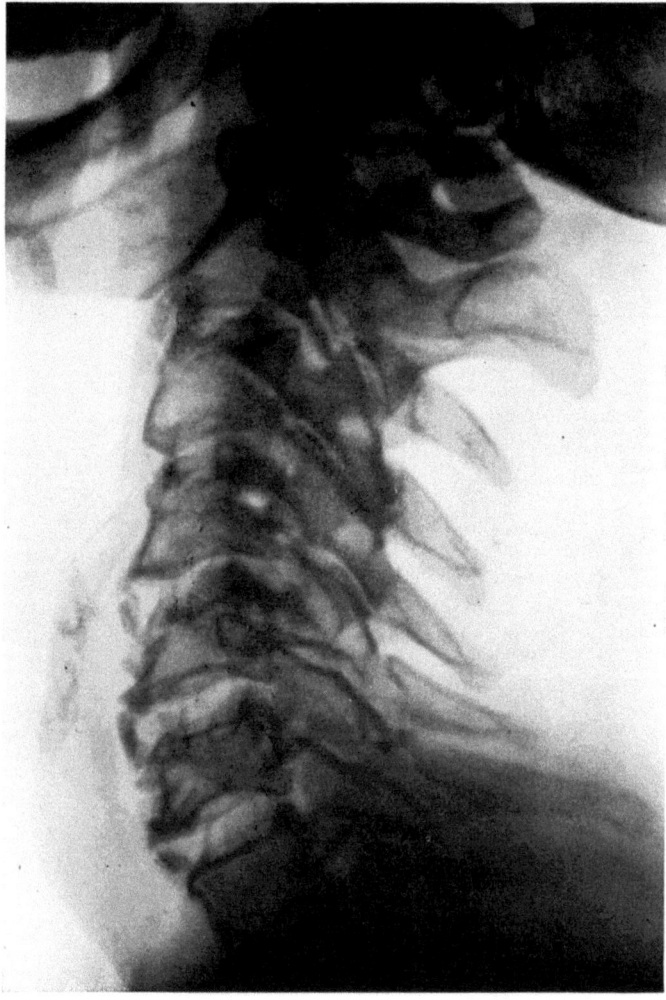

Abb. 5. 59jährige Frau. Halswirbelsäule seitlich. Arthritis sicca. Starke Deformierungen an allen Wirbeln. Gelenkspalten verengt. Spangen, die z. T. aus der knöchernen Verbindung losgelöst sind.

118 Abbildungen

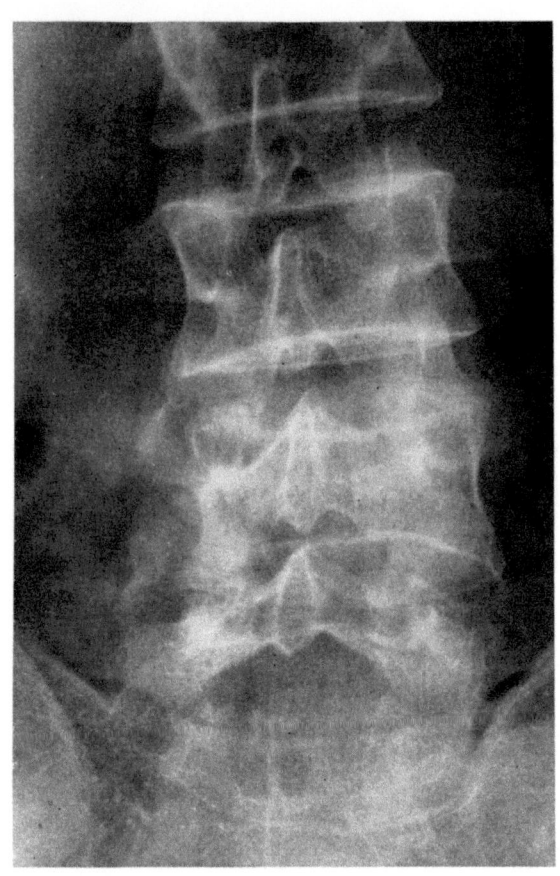

Abb. 6. Osteoporose der Wirbelsäule. Kalkarmut, aufgelöste Knochenstruktur. (Z. B. „Nierenleiden" überwiesen.)

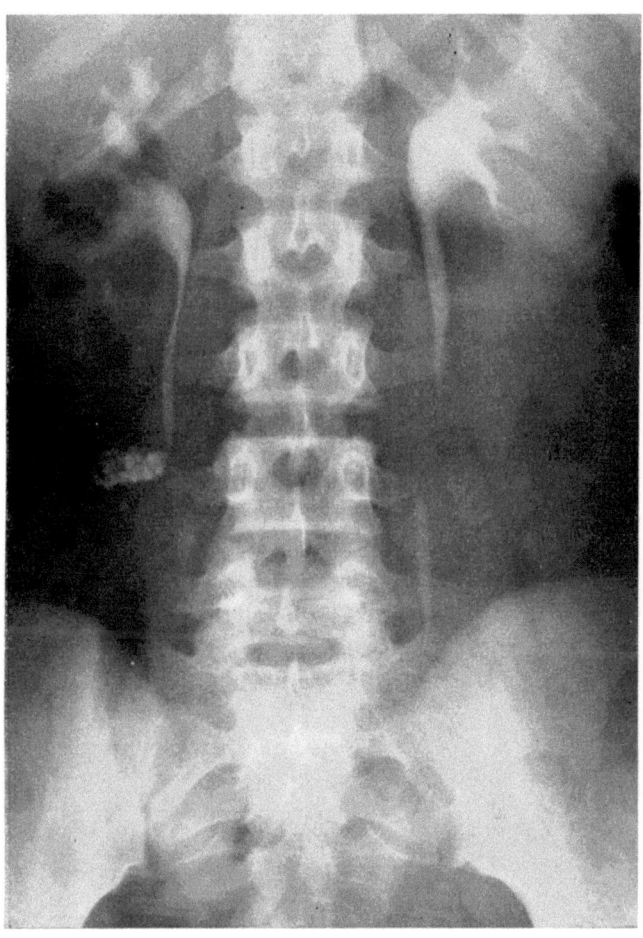

Abb. 7. Wirbelmetastasen von Prostata-Karzinom. Ausgedehnte Zerstörung im Körper des 6. LW und am 7. LW, der zusammengedrückt ist.

Abbildungen

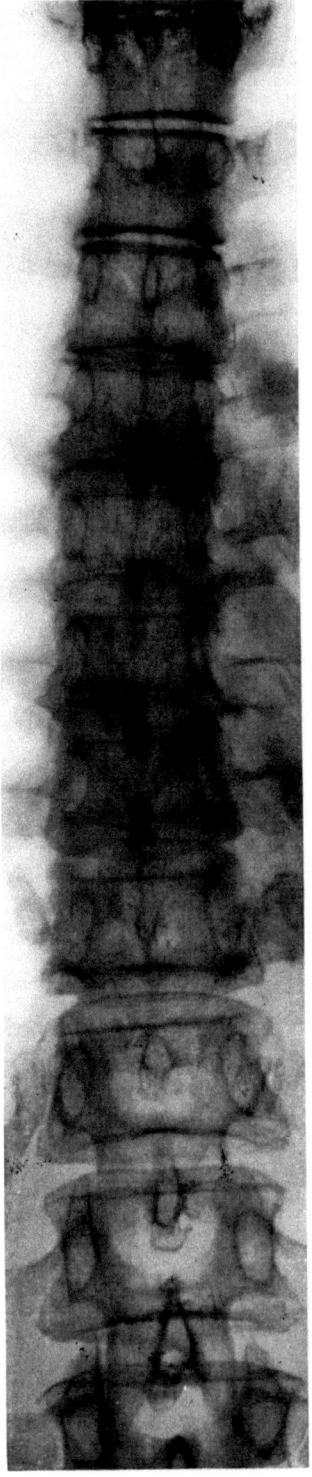

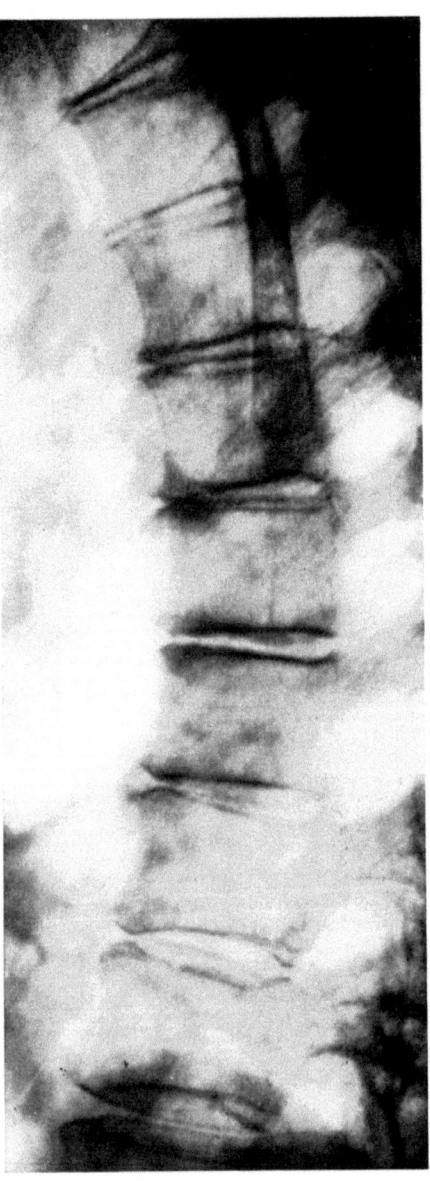

Abb. 8. Seitenaufnahme der Wirbelsäule von Abb. 6

← Abb. 9. 70jähr. Mann. Osteoporosis senilis. Starke Kalkarmut, überscharfe Gelenkbegrenzungen. Auflösung der Struktur. Sekundäre arthritische Veränderungen an der Brustwirbelsäule mit Randzacken

Abbildungen

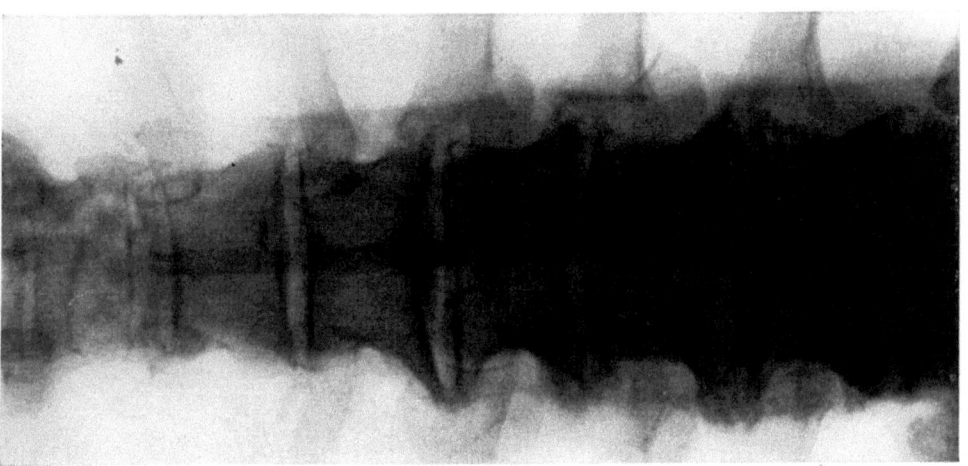

Abb. 10. 59jähr. Mann. Spondylarthritis sicca. Sagittalaufnahme. Starke Randwülste und Zacken. Kalkverarmung der Wirbelkörper. Strukturarmut.

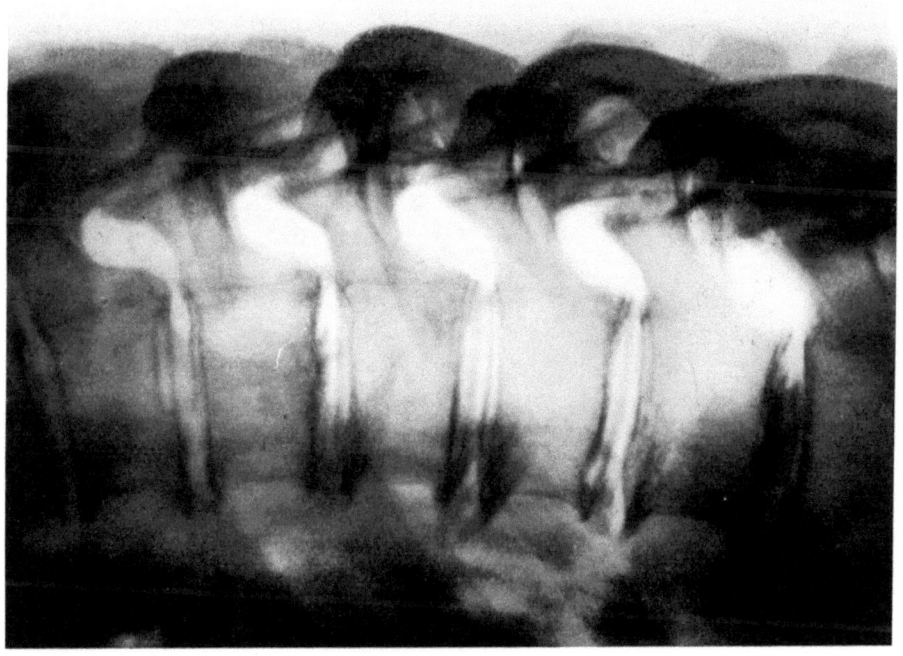

Abb. 11. Wirbelsäule von Abb. 10 seitlich. Kalkeinlagerung in den Bandscheiben. Scharfe Ränder der Wirbel, Kalkanlagerung an den Gelenkflächen, Kalkverarmung der Spongiosa.

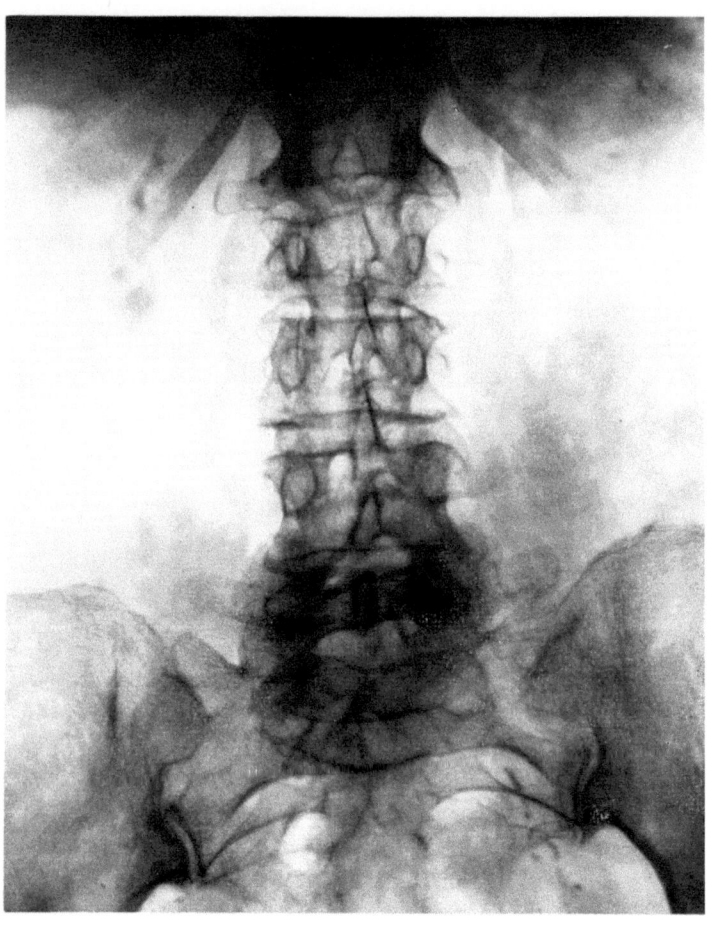

Abb. 12. 70jähr. Frau. Osteoporose, Deformierung des 2. Lendenwirbelkörpers (vielleicht Altersfraktur) Spondylitis. Starke Randwülste, Spangen. Die Knochenstruktur ist z. T. aufgelöst.

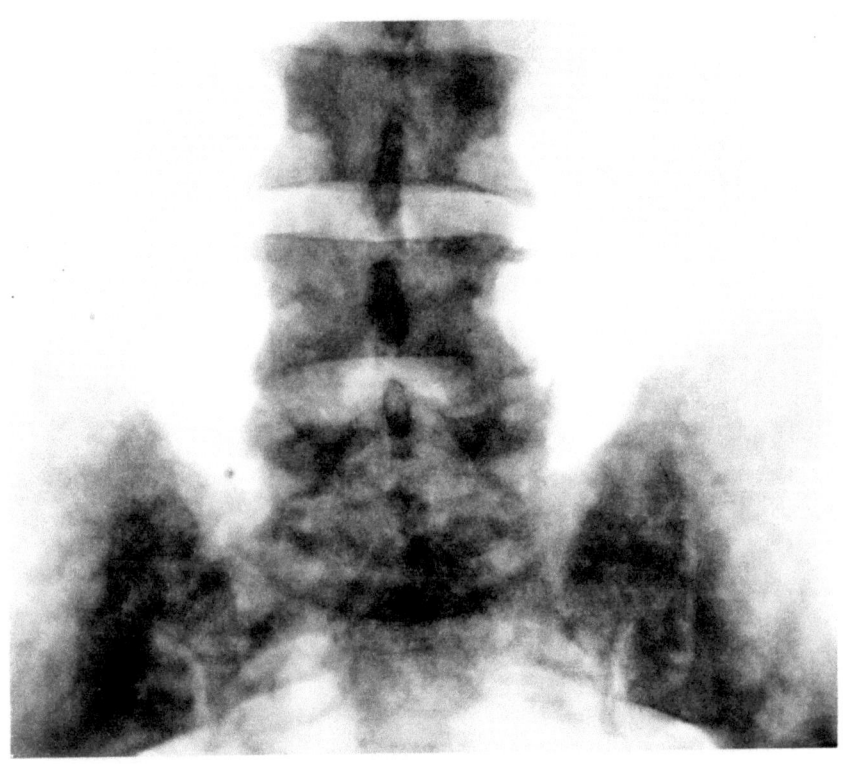

Abb. 13. 78jähr. Mann. Karzinose des ganzen Knochensystems. In den Wirbel- und Beckenknochen überall Auflösung der Struktur und kleine rundliche Aufhellungen. Unscharfe Begrenzungen

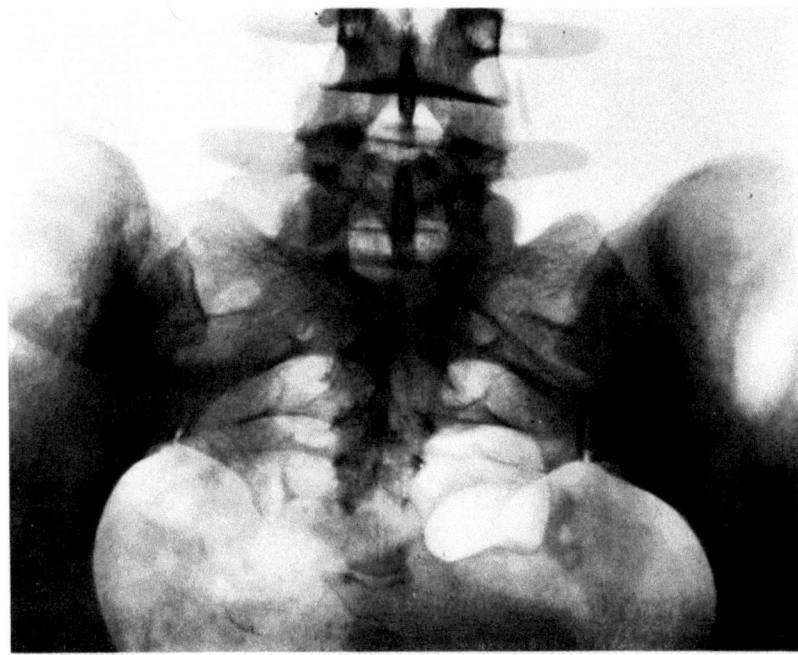

Abb. 14. 28jähr. Frau. Klagen über Kreuzschmerzen. Osteitis condensans ilii. Die Ileosacralfugen z.T. verknöchert mit Randzacken, Umgebung stark schattengebend infolge Kalkanlagerung. In der übrigen Spongiosa besteht eine gewisse Strukturarmut. Klinisch Pankreasfermentschwäche, Oophoritis

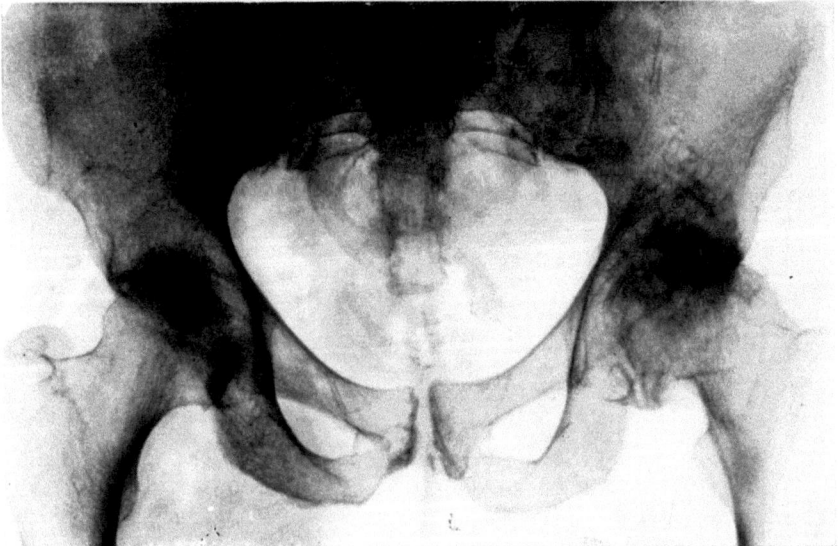

Abb. 15. 70jähr. Mann. Schwere Arthritis sicca des Hüftgelenkes links, beginnende Arthritis rechts. Die Gelenkgrenzen sind rechts schärfer als normal, beginnende Strukturveränderung, beginnende Bildung von Randwülsten. Links ist der Gelenkkopf völlig entrundet, der Gelenkspalt ist stark verengt, nur teilweise erkennbar. Die Knochenstruktur ist in der ganzen Umgebung des Gelenkes aufgelöst unter unregelmäßiger Kalkanlagerung in der oberen Pfannenpartie

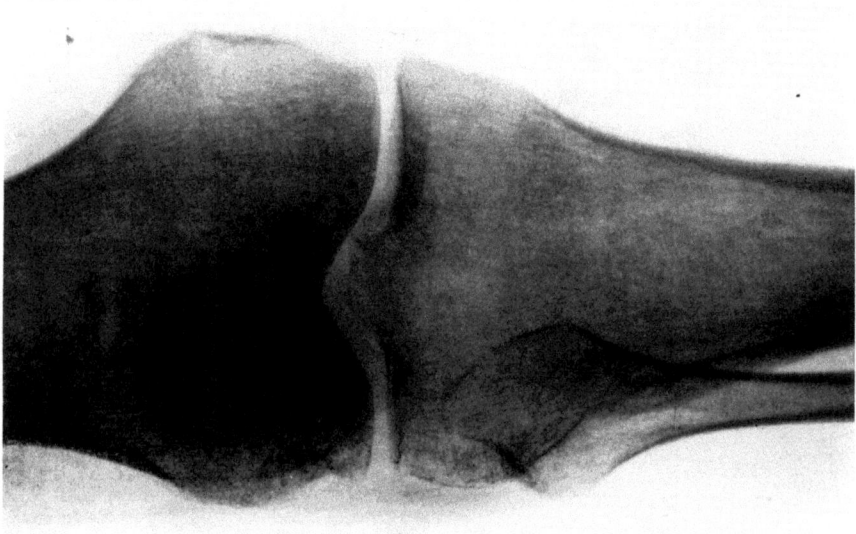

Abb. 16. 51jähr. Frau. Knie. Fortschreitende Entschattung, besonders am äußeren Epicondylus, z. T. auch in den Epi- und Diaphysen, mit Strukturauflösung und unscharfen Rändern: Tuberkulose

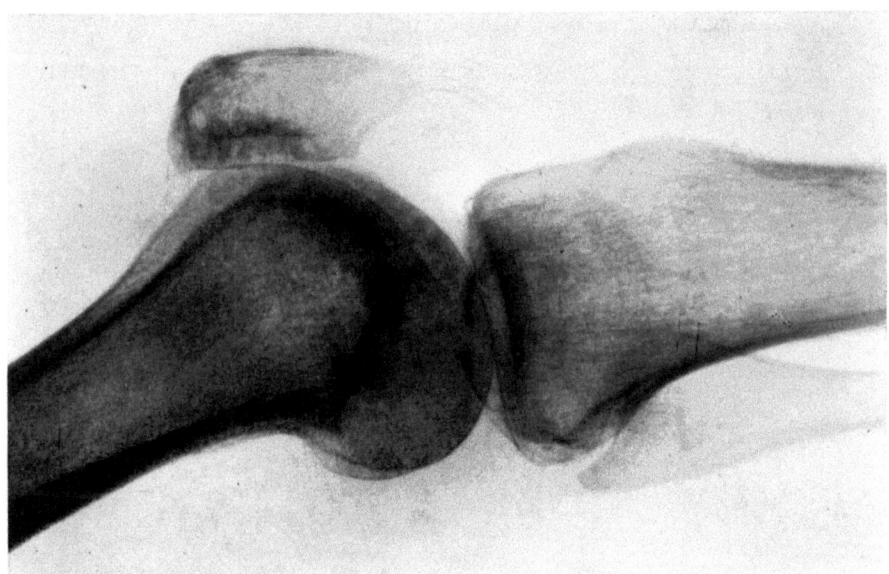

Abb. 17. Wie Abb. 16, seitliche Aufnahme. Defekt am vorderen Pfannenrand sichtbar

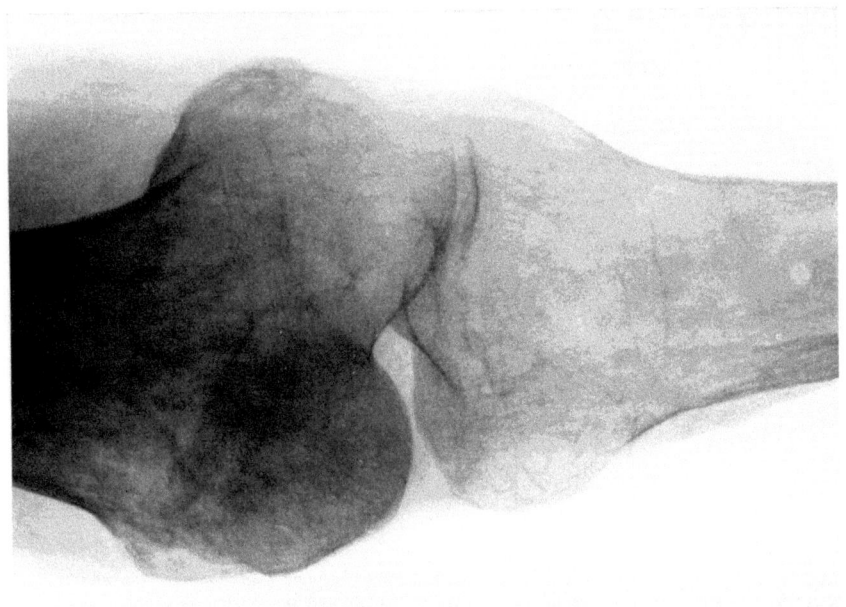

Abb. 18. 69jährige Frau. Knie. Osteoporose bei perniziöser Anämie. Spontanfraktur supracondylär. Verwaschene Knochenstruktur. Kalkarmut. Gelenkspalt außen erweitert, innen verengt

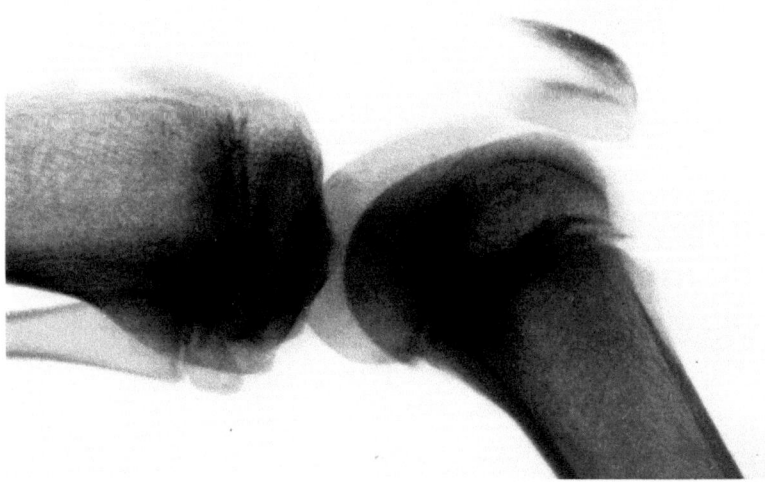

Abb. 19. 13jähr. Mädchen. S c h l a t t e r sche Krankheit. Loslösung der Tuberositas tibiae

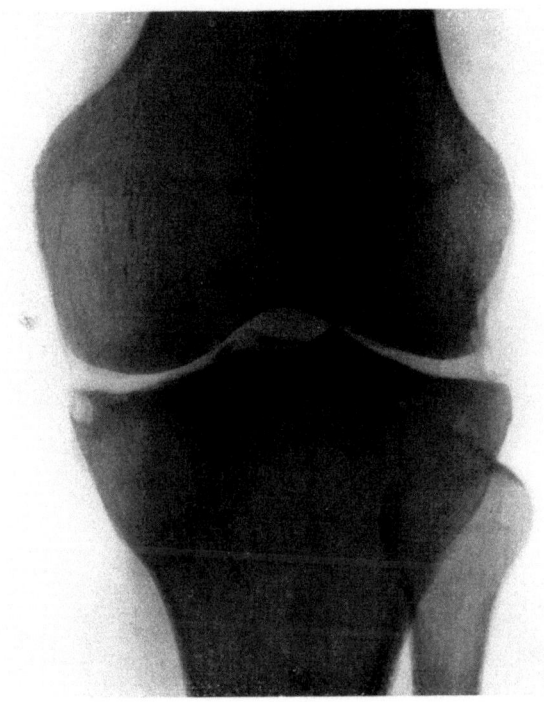

Abb. 20. 21jähriger Mann. Kleiner Defekt am inneren Condylus. Bei Kurzwellen-Provokation Abfall der Leukozyten. Tuberkulose

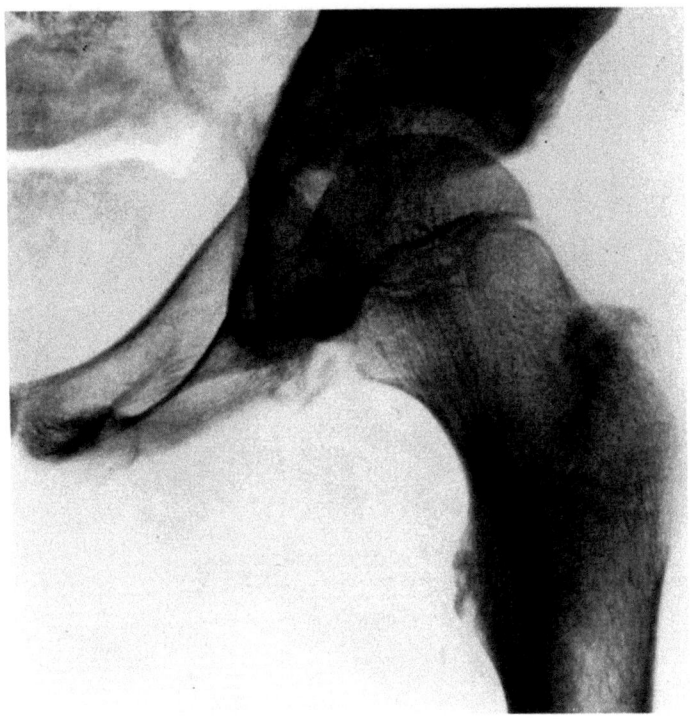

Abb. 21. Osteomyelitis acuta am rechten Sitzbein, Corticalis-Sequester. Ossifikation am rechten Rollhügel (nicht krankhaft)

Schrifttum

I. Pathologie

v. Albertini, Schweiz. med. Wschr. 63, 1177 (1933)
—, u. Grumbach, Erg. allg. Path. 33, 314 (1937)
Bayer, H., Dtsch. med. Wschr. 1949, 917; Z. Rheumaforschg. 9, 210 (1950)
Bianchi, V., Inf. med. Sez. clin. Sci. 4, 99 (1950)
Chiari, H., Die pathologische Anatomie des akuten Rheumatismus. (Der Rheumatismus 5) (Dresden 1938)
Cohen, H., Ann. rheum. Dis. 8, 31 (1949)
Diehl, Das Erbe als Formgestalter der Tuberkulose (Leipzig 1941)
Dietrich, S., Rheumatische Kreislaufschädigungen (Der Rheumatismus 7) (Dresden 1938)
Domschke-Wolf, U., Z. Rheumaforschg. 8, 206 (1949)
Gräff, S., Rheumatismus (Berlin-Wien 1936)
Junghans, Virch. Arch. 291, 634 (1934)
Kerr, W. J., Ann. int. Med. (amer.) 29, 587 (1949)
Kersley, G. D., Neue med. Welt 1950, 1287
Klinge, F., Der Rheumatismus (Berlin 1934); Balneologe 1 (1934); Beitr. path. Anat. 1929, 83; Erg. Path. 27 (1933)
Koeppen, S., Virch. Arch. 286, 303 (1932)
Lange, F. J., Pathologie d. chron. Gelenkleiden. (Der Rheumatismus 25) (Dresden 1943)
Ricker, G., Das Zentralnervensystem u. d. rheum. genannte akute Polyarthritis mit ihrem Zubehör. (Der Rheumatismus 6) (Dresden 1938)
Rimington, C., Ann. rheum. dis. 8, 34 (1949)
Rogoff, B., u. R. H. Freyberg, Ann. rheum. dis. 8, 139 (1949)
Rosenow, E. C., Verh. Dtsch. Ges. inn. Med. 42, 408 (1930)
Rößle, R., Klin. Wschr. 1936 I, 809; Brambacher Fortb.kurs. 1, 1 (Dresden 1935); Virch. Arch. 1933, H. 3; Verh. Dtsch. Path. Ges. 1914, 281
Schmidt u. Kairies, Über die Entstehung d. Erkältungskrankheiten (Jena 1932)
Studer, A., Z. Rheumaforschg. 10, 65 (1951)
Swift, H. F., Ann. int. Med. (amer.) 31, 715 (1949)
Vosschulte u. Börger, Med. Mschr. 5, 371 (1950)
Wallraff, Münchn. med. Wschr. 1951, Nr. 18
Walthard, B., Z. Rheumaforschg. 10, 39 (1951)
Winblad, S., Schweiz. med. Wschr. 1948, 684
Winsett, M., Rheumatism. 5, 78 (1949)

II. Klinik

Agostini, Sperimentale 90, 389 (1936)
Albright, F., Ann. int. med. (amer.) 27, 861 (1947)
Auer, Ther. Gegenw. 1931, 154
Bach, F., Brit. J. phys. Med. 1949, 124
Bäker, A., Z. Rheumaforschg. 10, 209 (1951)
Bayer, H., Z. Rheumaforschg. 10, 309 (1951)
Becher, Das Problem der Selbstvergiftung vom Darm (Stuttgart 1941)
Behrend, H. I., Dtsch. med. Wschr. 1933, 326
Belart, W., Z. Rheumaforschg. 8, 93 (1949) Lit.!
Benetato, Oprisiu u. Bocise, J. Physiol. 39, 191 (1947)

Bergmann, v., G., Funktionelle Pathologie (Berlin 1936); Dtsch med. Wsch. **1936**, 289; **1940**, 1; **1941**, 35
Bettmann, Dtsch. med. Wschr. **1932**, 1006; Münch. med. Wschr. **1933**, 17; Med. Klin. **1933**, 226
Böni, A., Ärztl. Mh. **1948**, 831; Z. Rheumaforschg. **8**, 43 (1949)
—, u. Jung, Schweiz. med. Wschr. **1950**, 183
—, u. Kaufmann, Ärztl. Mh. **5**, 91 (1950)
Brümmer, Fortschr. Ther. **1936**, H. 1
Bradfield, J. Y., u. Hejtmancik, Arch. int. Med. **86**, 1 (1950)
Burckhardt, H., Arthritis deformans und chron. Gelenkleiden (Stuttgart 1939)
Bradford, St. L., u. Spurling, The intervertebral disc. (Stuttgart 1950)
Brahme, L., Nord. Med. **39**, 1375 (1948)
Brocher, J., Rheumatism. **8**, 33 (1949)
Brussell, J. amer. dent. assoc. **39**, 532 (1949)
Bruun, E., Nord. Med. **1940**, 2308
Buser, M., Diss. (Zürich 1948)
Coke, H., Ann. rheum. Dis. **8**, 135 (1949)
Collis, Lancet **1939** II, 817
Cöster, C., Act. med. scand. **136**, 431 (1950)
Danyi, Dtsch. med. Wschr. **88**, 11 (1937)
Dochez, Z. exper. Med. **63**, 559, 581 (1936)
Davidson, L. S. P., Duthie u. Sugar, Ann. rheum. Dis. **8**, 205 (1949)
Debrunner, H., Lumbalgien (Bern 1950)
Dittmar, F., Die Untersuchung d. reflektor. u. alget. Krankheitszeichen (Saulgau 1949)
Edam, K., Arzt u. Pat. **1949**, 57
Eiselt, E., Čas. lék. česk. **1948**, 474
Erb, K. H., u. Baumbusch, Med. Klin. **43**, 418 (1948)
Evers, A., Z. Rheumaforschg. **1**, 48 (1938)
—, Hartmann, F., u. H. R. Schröder, Z. Rheumaforschg. **10**, 338 (1951)
Exner, G., Münchn. med. Wschr. **92**, H. 7 (1950)
Fanconi, G., u. Wißler, H., Rheumatismus im Kindesalter (Der Rheumatismus 23) (Dresden 1943)
Fenner, C., Zahnärztl. Rdsch. **1950**, Nr. 12
Fischer, Schweiz. med. Wschr. **1949**, 263
Francon, Fr., Conferences cliniques de rhumatologie pratique (Paris 1949)
Franke, K., Dtsch. Ges. wes. **1949**
Frech, W. H., Diss. (Zürich 1949)
Friedl, E., Radiol. Clin. **17**, 19 (1948)
Fritze, E., u. Fr. v. Zezschwitz, Z. Rheumaforschg. **8**, 235 (1949)
Frühwald, R., Dermatologie und Rheumatismus (Der Rheumatismus 12) (Dresden 1938)
Fudalla, S. G., Die fokale Erkrankung (Stuttgart 1950)
Funck, L., Z. Rheumaforschg. **10**, 320 (1951)
Gehlen, H., Med. Mschr. **5**, 619 (1951)
Géronne, A., Fortschritte i. d. Beurteilung u. Behandlung rheumat. Krankheiten (Berlin-Wien 1940); Z. klin. Med. **125**, H. 6 (1933); Dtsch. med. Wschr. **1936**, 1745; **1939**, 497
Good, M. G., Indian med. J. **1950**; Act. med. scand. **138**, 285 (1950); Dtsch. med. Wschr. **25**, 830 (1951)
Grenet, H., La maladie de Bouillaud (Paris 1949)
Groß, A., Muskelrheumatismus (Der Rheumatismus 26) (Dresden 1943)
Gülden, Med. Mschr. **1950**, 186
Gürich, L., Z. Rheumaforschg. **2**, 375 (1939)
Gutzeit, K., Gastroenteritis (München 1933)
—, u. Küchlein, Münchn. med. Wschr. **1937**

Gutzeit, K., u. Bettge, Klin. Wschr. **18**, 1447 (1939)
Hangarter, W., Das Erbbild d. rheumatischen u. chronischen Gelenkerkrankungen (Der Rheumatismus 13) (Dresden 1939)
Hartenbach, Dtsch. med. Wschr. **75**, 751 (1950)
Hartmann, F., H. R. Schröder u. W. Voges, Z. Rheumaforschg. **10**, 331 (1951)
Haus, Heilkunst **64**, H. 3 (1951)
Himstedt, R., Arch. phys, Ther. **3**, 157 (1951)
Holsti u. Rantasalo, Brambacher Fortb.kurs **1**, 26 (Dresden 1935)
Juchum, M., Die Erkrankungen des Rückens (Medizin. Praxis 33) (Darmstadt 1949)
Jung, A., u. A. Böni, Schweiz. med. Wschr. **1950**, 185
Kalbak, K., Act. med. scand. **130**, 4 (1948)
Kellgren, J. H., u. J. Ball, Ann. rheum. Dis. **9**, 48 (1950)
Kersley, G. D., The rheumatic diseases (New York 1950)
Kißkalt, Med. Welt **1935**, 1726
Klimke, W., Med. Klin. **43**, 98 (1948)
Knüchel, F., Dtsch. med. Wschr. **1939**, I, 493; Klin. Wschr. **1938**, 1617
Korb, Dtsch. med. Wschr. **74**, 456 (1949)
Kovacs, R., Hartung u. Hanscom, J. Labor. clin. Med. **21**, 1022 (1936)
Kowarschik, J., Arch. phys. Ther. **4**, 18 (1952)
—, u. Wellisch, Münchn. med. Wschr. **1937**, 1945
Krebs, W., Die Bechterewsche Krankheit (Der Rheumatismus 3) (Dresden 1938)
Küng, A., Diss. (Zürich 1948)
Künzler, Neue med. Welt **1950**, Nr. 13
Küstner, H., Rheumatismus und Frauenkrankheiten (Der Rheumatismus 21) (Dresden 1941)
Lange, M., Der Muskelrheumatismus (Der Rheumatismus 15) (Dresden 1939)
Leiber, B., Z. Rheumaforschg. **8**, 105 (1949)
Leibert, B., Med. Klin. **44**, 797 (1947)
Lowman, F. W., u. R. J. Boucek, Ann. int. med. **28**, 1075 (1948)
Lutembacher, R., Rhumatisme articulaire aigu (Paris 1947)
Marrian, G. F., Practitioner **166**, 991 (1951)
Martini, Dtsch. med. Wschr. **1950**, 1464
Meak, G., Schweiz. med. Wschr. **1949**, 450
Meyer, O., Eye, Ear etc. Mthl. (amer.) **25**, 244 (1946); Med. Rec. (amer.) **1945**; Rheumatisme **1947**; Z. Rheumaforschg. **9**, 255 (1950)
Michotte, L. S., Rev. Rhumat. **16**, 41 (1949)
Mlczoch, Wien. klin. Wschr. **32**, 554 (1950)
Müller, Hippokrates **20**, Nr. 5 (1949); Ärztl. Prakt. **1931**, Nr. 10; Jahresk. ärztl. Fortb. **31**, 71 (1940); Z. Rheumaforschg. **6**, 121 (1943); Med. Welt **1944**, 395; Münchn. med. Wschr. **1950**, Nr. 3/4
Mylius, K., Rheumatismus und Auge (Der Rheumatismus 22) (Dresden 1942)
v. Neergaard, Die Katharrhinfektion als chronische Allgemeinerkrankung (Dresden 1939)
Nelson, H. G., J. inf. dis. **83**, 138 (1950)
Ott, V. R., Z. Rheumaforschg. **8**, 133 (1949)
—, u. Wiederkehr, Rev. Rhumatism **1940**
Petry, H., Z. Rheumaforschg. **9**, 73 (1950)
Pfeiffer, E. F., Z. Rheumaforschg. **10**, 177 (1951)
Proell, F., Dentale Herdinfektion (Der Rheumatismus 30) (Dresden 1947)
Quinn u. Liao, J. clin. Invest. **29**, 1156 (1950)
Ratschow, M., Periphere Durchblutungsstörungen (Medizin. Praxis 27) (Dresden 1946)
Rivero-Arrarte, P., Z. Rheumaforschg. **10**, 344 (1951)
Rosenberg, Bishop, Weintraub u. Hench, Arch. int. Med. **85**, 751 (1950)

Rosenberg, E. F., J. am. Med. (ass. **140**, 759 (1949)
Scheiffarth, F., Z. Rheumaforschg. **9**, 1, 156 (1950); **10**, 173 (1951)
Schettler, Med. Mschr. **5**, 622 (1951)
Schürch, Viollier u. Sullmann, Schweiz. med. Wschr. **1950**, 711
Schliephake, E., Rhythmische Vorgänge beim Menschen. Vortr. (Jena 1929); Klin. Wschr. **1930**, 2333; Balneologe **2**, H. 6 (1935); Rev. rhum. **1935**; Bioklim.Beih. **1942**; Erg. phys. diät. Ther. 2, 933 (Dresden 1943); Die Behandlung rheumatischer Erkrankungen (Dresden u. Leipzig 1938); Kurzwellentherapie (Stuttgart 1950); Hippokrates **22**, 183 (1951)
Schneller, H., Med. Klin. **1950**, 271
Schoen, R., Z. Rheumaforschg. **10**, 1 (1951)
Schoger, G. A., Z. Rheumaforschg. **10**, 205 (1951)
Scholtz, H.-G., Die Ischias (Der Rheumatismus **16**) (Dresden 1939)
Seifert, Münchn. med. Wschr. **1951**, 1441
Selye, H., Textbook of Endocrinology (Montreal 1947); Stress (Montreal 1950)
Slauck, A., Hippokrates **21**, 435 (1950); Z. Rheumaforschg. **10**, 18 (1951)
Speransky, Theorie d. Grundlagen d. Medizin (Berlin 1950)
Storck, H., Orthopädie u. Rheumatismus (Der Rheumatismus **28**) (Dresden 1944); Arch. phys. Ther. **3**, 121 (1951)
Staub, Menthe u. Nelson, J. clin. Invest. **29**, 349 (1950)
Stricker, Erkältungskrankheiten (Berlin 1916)
Sylvest, O., Nord. Med. **39**, 1725 (1948)
Tegner, W. S., J. am. Med. ass. **141**, 835 (1949)
Tischendorf, W., Z. Rheumaforschg. **10**, 302 (1951)
Trauner, L., Über vegetative Störungen b. Rheumatismus (Der Rheumatismus **18**) (Dresden 1940)
Uhlemann, Pro Medico **19**, H. 5 (1950)
Umber, Infektarthritis in Handbuch ges. Therapie (Jena 1927) **27**; Med. Welt **1929**, 593, 633
Undritz u. Sassassow, Zbl. Hals usw. Hk **32**, 300 (1932)
Vaubel, E., Der akute Gelenkrheumatismus (Der Rheumatismus **11**) (Dresden 1938)
Veil, H., Der Rheumatismus (Stuttgart 1939); Fokalinfektion (Jena 1940)
Veraguth, O., u. C. Braendli, Der Rücken des Menschen (Bern 1948)
Verhandlungen d. Balneologen, Klimatologen u. Rheumatologen (3. Dtsch. Bädertag Neuenahr 1949) (Gütersloh 1950)
Vogel, Kl., Die Herdinfektion im Gebiete d. Hals-, Nasen- u. Ohrenarztes (Der Rheumatismus **17**) (Dresden 1940)
Wallis, A. D., Ann. int. Med. **32**, 63 (1950)
Walther, K., Z. klin. Med. **138**, 674 (1940)
Watson, F., Med. clin. North **34**, 785 (1950)
Weber, G., Z. Rheumaforschg. **9**, 223 (1950); Praxis **1948**, 419
Weil, M. P., Med. Klinik **1930**, 48
Wilson, L., South. med. J. (amer.) **42**, 385 (1949)
Wißler, H., Rheumatismus i. Kindesalter II. (Der Rheumatismus **24**) (Dresden 1942)
Wuhrmann, F., u. W. H. Frech, Schweiz. med. Wschr. **1949**, 1023

Soziales

Bauer, M., Z. Rheumaforschg. **10**, 113 (1951)
Fähndrich, W. H., Med. Welt **1951**, 433; Z. Rheumaforschg. **11**, 36 (1952)
Franke, K., Z. Rheumaforschg. **1**, 436 (1938)
Fritz, W., Z. Rheumaforschg. **1**, 431 (1938)
Juchum, M., Hippokrates **21**, 263 (1950)
van Breemen, J., Brambacher inter. ärztl. Fortb. 1 (Dresden 1935); Act. rheum. **1930**, 6

Ätiologie

Hartmann, F. u. G. Matijevic, Z. Rheumaforschg. 11, 23 (1952)
Hess, W. R., Die funktionelle Organisation des vegetativen Nervensystems (Basel 1948)
Hiller, E., Med. Mschr. 1949, 100
Mittermaier, Med. Klin. 45, 553 (1950)
Öz, Talat Vasfi, Ref. Z. Rheumaforschg. 8, 158 (1949)
Pearse, Lancet 6612, 954 (1950)
Schaefer, Ärztl. Forsch. 3, 517 (1949)
Schmidt, H., Z. Rheumaforschg. 11, 1 (1952)
Stender, A., Tbc-Arzt 5, 191
Strau e u. Auell, Z. Rheumaforschg. 4, 32 (1950)
Tischendorf, W., Z. Rheumaforschg. 10, 302 (1951)

III. Therapie

a) Medikamentöse Therapie

Auer, Ther. Gegenw. 1931, 154
Behrend, H. J., Dtsch. med. Wschr. 1933 I, 326
Bettmann, Münchn. med. Wschr. 1933 I, 17; Med. Klin. 1933 I, 226; Dtsch. med. Wschr. 1932 I, 1006
Blanke, K., Med. Klin. 1949, 1116
Blumencron, W., u. E. Borkenstein, Z. Rheumaforschg. 10, 146 (1951)
Bockmühl, Med. u. Chem. 1 (1949)
Brümmer, Fortschr. Ther. 136, H. 1
Cohen, H., G. Goldman u. A. W. Dubbe, J. amer. med. Assoc. 133, 749 (1947)
Edström, G., Febris rheumatica (Lund 1935); Erg. inn. Med. 52, 431 (1937); Z. Rheumaforschg. 1, 161 (1938); 3, 89 (1940); Acta med. scand. 131, 571 (1948)
Engländer, A., Die Gastherapie rheumatischer Krankheiten (Budapest 1941)
Eppinger, H., Die seröse Entzündung (Wien 1935)
Erlsbacher, O., Arch. exper. Path. 189, 110 (1938)
Euler, E., u. R. Remy, Z. Rheumaforschg. 10, 155 (1951)
Fähndrich, W. H., Dtsch. med. Wschr. 76, 1299 (1951)
Forestier, J., Ann. rheum. Dis. 8, 132 (1949)
—, u. A. Certonciny, Rev. rheum. 9, 1947
Freyberg, R. H., J. amer. med. assoc. 143, 418 (1950)
Fronius, H., Verh. Dtsch. Ges. inn. Med. 1937, 60
Grögler, Med. Klin. 1938 I, 248
Gudzent, F., Brambacher internat. ärztl. Fortb. 1 (Dresden 1935) 139; Med. Welt 1940, 547; Rheumaprobleme 1, (Leipzig 1929)
Happel u. Meyer, Med. Welt 1951, 631
Hartfall, Garland u. Goldie, Lancet 1927 II, 784, 838
Havlicek, Z. Org. Chir. 67, 144 (1934); Klin. Wschr. 1937, Nr. 34; Arch. klin. Chir. 180
Heinsen, A., Dtsch. med. Wschr. 1944, 395
Hennes, H., Münchn. med. Wschr. 1935, Nr. 40
Heyer, W., u. J. Busch, Hippokrates 20, 24 (1949)
Irle, S., Med. Klin. 1938 I, 252
Kempf, W., Z. Rheumaforschg. 9, 85 (1950); Dtsch Ges.wes. 5, 1284 (1950); Dtsch. med. Wschr. 75, 1037 (1950); Med. Welt 1951, H. 42
Kirchner, E., Med. Welt 1940, 528

Kling, D. H., u. Sashin, Arch. phys. Ther. **18**, 333 (1937)
Krammer, Wien. med. Wschr. **1950**, 544
Krause, H., Z. Rheumaforschg. **9**, 149 (1950)
Kühn, Schwefelbehandlung i. d. inneren Medizin (Stuttgart 1941)
Leber, Münch. med. Wschr. **1932**, 677
Lendel, E., Dtsch. med. Wschr. **1934**, 1604
Litzner, Münch. med. Wschr. **1938** I, 280
Lövgren, O., Z. Rheumaforschg. **9**, 297 (1950)
Maliwa, E., Wien. klin. Wschr. **1932**, 1313; **1934**, 171; **1938**, 190; Arch. Hydrobiol. **1930**, 262
McEwen, Dtsch. med. Wschr. **1950**, 262
Morlaas, J., u. Debonnet, Rev. Med. **54**, 271 (1937)
Neuburger u. Scholl, Arch. exper. Path. **186**, 492 (1937)
Oettel, Hj. u. H. Schlotmann, Z. Rheumaforschg. **3**, 41 (1940)
Payr, E., Arch. klin. Chir. **148**, 404 (1937); Münchn. med. Wschr. **1937**, 595
Pfeffer, Fortschr. Ther. **1936**, 313
Phillips, K., Rheumatism **5**, 53 (1949)
Pitzen, P., Med. Klin. **1949**, 1111
Reichel, H., Wien. med. Wschr. **99**, 223 (1949)
Roberts, R. C., Crockett, K. A. u. Laipply, Arch. int. Med. (am.) **83**, 1 (1939)
Rossi, F., Policlin. **57**, 557 (1950)
Rottmann, Dtsch. med. Wschr. **33**, 897 (1940)
Schierge, Ther. Gegenw. **9**, 313 (1950)
Schlotmann, H., Z. Rheumaforschg. **2**, 313 (1939)
Schoch, Münchn. med. Wschr. **1926**, 1823
Snyder, G. R., Traeger, C. H. u. Kelly, Ann. int. Med. **12**, 1672 (1939)

b) Endokrine Therapie

Ammon, Ärztl. Forsch. **4**, 173 (1950)
Ballabio u. Sala, Rheumatismo **2**, 3 (1950)
Boland, E. W., Amer. rheum. Dis. **9** (1950); Brit. med. J. **191**, 4725 (1951)
Cooke, H., Sherman etc., J. Allergy **22**, 211 (1951)
Coste, F., u. Oury, Preses med. **72**, 1493 (1951)
Coste, F., Galmiche etc., Rev. rheumat. **18**, 190 (1951)
Coste, F., Piguet etc., Rev. rheumat. **18**, 193 (1951)
Davison, R., Koets, Snow, Gabrelson, Arch. int. Med. **85**, 365 (1950)
de Seze, S., Robins, H. M. etc., Rev. rheumat. **18**, 178 (1951)
Doebeli, H., Schweiz. Ges. phys. Med. **1950**
Drigalski, K. v., u. Dietlen, Klin. Wschr. **1937**, 628
Edström, G., Ann. Rheumat. dis. **10**, 163 (1951)
Feinberg, Dannenberg u. Malkiel, J. Allergy **22**, 195 (1951)
Fellinger, K., Wien. klin. Wschr. **62**, 9 (1950)
Forestier, J., Certoncina etc., Rev. rheumat. **18**, 167 (1951)
Gaida, M., Klin. Wschr. **27**, Nr. 13 (1949)
Heilmeyer, L., Rheuma-Kongr. (Pyrmont 1950)
Hench, Ph. S., Kendall, Proc. Staff. Med. Mayo Clin. **24**, 181 (1949)
Hench, Ph. L., Kendall, Slocumb, Pokey, Ann. rheum. Dis. **8**, 97 (1949)
Hofer, P. F. A., u. G. H. Glaser, J. amer. med. Assoc. **143**, 620 (1950)
Le Vay, D., u. Loxton, G. F., Lancet **258**, 269, 6597 (1949)
Lewis, M. D., u. M. G. Good, Proc. Soc. exper. Biol. Med. **76**, 604 (1951)
Mach, R. S., Brügger, Y., Della Santa, R. G., u. Fabre, J., Schweiz. med. Wschr. **1950**, 5
Paulus, R., Z. Rheumaforschg. **10**, 192 (1951)
Pirozynski u. Akert, Schweiz. med. Wschr. **1949**, 745

Ralli, Bloch u. Pincus, Adrenalcortex (New York 1949)
Rilton, T., Z. Rheumaforschg. **2**, 337 (1939)
Roskam, Lancet **1951**, 374
Sprague, Amer. med. J. **10**, H. 5 (1951)
Stotzer, E., Schweiz. med. Wschr. **1939**, 29
Studer, A., Z. Rheumaforschg. **9**, 337 (1950)
Thaddea, S., Therapie mit Nebennierensubstanzen (Stuttgart 1938); Klin. Wschr. **1940**, 145
Thorn, Forsham etc., New Eng. J. Med. **242**, 783 (1950)
van Cauwenberge, Lancet **1951**, 375
Verzar, Lehrbuch der inneren Sekretion (Liestal 1948)
Witzgall u. Tang, Ther. Gegenw. **10**, 342 (1950)

c) Physikalische Therapie

1. Wärme, Wasser

Aschner, B. H., Behandlung d. Gelenkrheumatismus u. verwandter Zustände (Stuttgart 1949)
Benade, W., Moore, Schlamme (Der Rheumatismus 10) (Dresden 1938)
Cobet, R., u. Bramigk, Dtsch. Arch. klin. Med. **144**, 52 (1924)
Colinet, E., u. Deveen, W., Act. physiother. rheum. (belg.) **4**, 40 (1949)
Fähndrich, W., Dtsch. med. Wschr. **76**, 1293 (1951)
Fey, Ch., Hydrotherapie (Saulgau 1950)
Frankel, Arch. phys. Ther. **3**, 191 (1951)
Frederiq, Arch. Biol. **3**, 686 (1882)
Freude u. Ruhmann, Z. exper. Med. **52**, 338 (1926)
Grober, Münchn. med. Wschr. **1950**, 1001
Grosse, A., u. K. Tauböck, Z. Rheumaforschg. **5**, 429 (1942)
Hollmann, W., Arch. phys. Ther. **2**, 14 (1950)
Kowarschik, J., Z. phys. Ther. **1**, 72 (1948)
Lampert, H., Überwärmung als Heilmittel (Stuttgart 1948)
Meixner, Arzt u. Patient **1949**, 259
Mosso, Arch. ital. Biol. **12**, 346 (1889)
Mülleitner, K., Z. phys. Ther. **2**, 78 (1949)
Neumaier, O., Arch. phys. Ther. **1**, 49 (1949)
Ott, V. R., Die Sauna (Basel 1948); Brit. J. phys. Med. **1950**, 9; Z. phys. Ther. **1948**, 135
Rohrbach, Hippokrates **24**, 670 (1949)
Schliephake, E., Kurzwellentherapie (Stuttgart. 1952; Zbl. inn. Med. **58**, 577 (1937)
Spengler, Arch. phys. Ther. **3**, 92 (1951)
Tichy, H., Arch. phys. Ther. **2**, 265 (1950)
Tochtermann, Dtsch. Ges.wes. **19**, 598 (1950)
Walinski, F., Ther. Gegenw. **1941**, H. 3
Winternitz, Hydrotherapie (Leipzig 1912)
Zörkendörfer, W., Z. phys. Ther. **2**, Nr. 1 (1950)

2. Massage, Bewegung

Abrams, N., Spondylotherapy (San Francisco 1910)
Arnold, A., Dtsch. Ges. wes. **1949**, 35
Aschner, B., Hippokrates **22**, 343 (1951)
Bachmann, L., Hippokrates **22**, 360 (1951)
Baeckmann, Hippokrates **22**, H. 6 (1951)
Böni, A., Arch. phys. Ther. **3**, 193 (1951)

Chiron, Homöopathie mod. **1932**
Cornelius, Nervenpunktlehre (Leipzig 1909)
Druschky, G., Hippokrates **21**, 378 (1950)
Edström, G., Prinzipien i. d. Bewegungstherapie i. d. Rheumatologie (Der Rheumatismus **27**) (Dresden 1943)
Ekert, Arch. phys. Ther. **2**, 252 (1950)
Fey, M., Praktikum d. naturgemäßen Gesundheitspflege (München 1943)
Hansen u. van Staa, Reflektorische u. algetische Krankheitszeichen d. inneren Organe (Leipzig 1938)
Head, Die Sensibilitätsstörungen der Haut (Berlin 1898)
Kempf, W., Dtsch. Ges.wes. **1949**, 29
Kibler, M., Hippokrates **21** (1950)
Knotz, Wien. klin. Wschr. **1926**, H. 37; **1927**, H. 38
Köhler, P., Übungstherapie b. rheum. Erkrankungen (Der Rheumatismus **1**) (Dresden 1938)
Kohlrausch, W., Med. Klin. **37**, 12 (1941); Erg. phys. diät. Ther. **3** (Dresden 1948)
—, u. Leube, Lehrbuch d. Krankengymnastik b. inn. Erkrankungen (Jena 1948)
Künzler, Neue med. Welt **1950**, Nr. 13; Arch. phys. Ther. **1**, 55 (1949)
Lange, M., Die Muskelhärten (München 1931)
Ladeburg, Arch. phys. Ther. **3**, 86 (1951)
Leube, H., u. Dicke, Massage reflektor. Zonen (Jena 1950)
Mackenzie, R. D., Krankheitszeichen u. ihre Auslegung (Würzburg 1913)
Meister, Schweiz. med. Wschr. **79**, 61 (1949)
Müller-Müller, Hippokrates **21**, 3 (1950)
Mueller, Hippokrates **21**, 78 (1950); **22**, H. 1 (1951)
Puttkamer, Organbeeinflussung d. Massage (Saulgau 1950)
Seifert, Münchn. med. Wschr. **1951**, 1441
Storck, H., Hippokrates **22**, H. 6 (1951); Z. Rheumaforschg. **9**, 300 (1950)
—, in Hoffa-Gocht, Lehrbuch d. Massage (Stuttgart 1949)
Tiegel, Hippokrates **21**, H. 7 (1950)
Thomson, W., Lehrbuch d. Massage (Stuttgart 1949)
Vogel, K., Dtsch. Z. Homöopath. **1942**
Völker, R., Arch. phys. Ther. **2**, 81 (1950)
—, u. E., Rostosky, Z. Rheumaforschg. **8**, 192 (1949)

3. Ultraschall

Anstett, Lyon médical **26**, (1948)
Badtke, Arch. phys. Ther. **2**, 119 (1950)
Bergmann, Der Ultraschall u. seine Anwendung i. Wissenschaft u. Technik (Zürich 1949)
Born, Z. Phys. **120**, 383 (1943); Strahlenther. **79**, 513 (1949)
Barth u. Wachsmann, Strahlenther. **78**, 119 (1948)
Buchtala, Ärztl. Wschr. **3**, 321 (1948); Strahlenther. **78**, 127 (1948); Dtsch. med. Wschr. **74**, 277 (1949); Strahlenther. **80**, 317 (1949)
Denier, Acad. Sci. (Paris) **222**, 785 (1946); Dermatologica **87** (1943)
Dognon u. Biancani, Ultrasons et Biologie (Paris 1937)
Dussik, Z. phys. Ther. **1**, 140 (1948); Wiener med. Wschr. **97**, 435 (1947)
Demmel, Erlanger Kongr. **1949**, 306; Dtsch. med. Wschr. **74**, 671 (1949)
Dognon, Erlanger Kongr. **1949**, 106; Bull. soc. chimie biol. **27**, 97 (1945)
Dönhardt, A., Arch. phys. Ther. **2**, 168 (1950)
Ebert, Erlanger Kongr. **1949**, 327
Kongr. Ber. US-Tagung Erlangen, Der Ultraschall i. d. Medizin (Zürich 1949)
Gohr u. Wedekind, Klin. Wschr. **19**, 25 (1940); Z. exper. Med. **110**, 660 (1942)
Grabar, Ann. Inst. Pasteur **71**, 154 (1945); **71**, 154 (1934)
Grutz, Strahlenther. **79**, 577 (1949)
Giacomini, Nuovo Cimento **6**, 39 (1939); Erlanger Kongr. **1949**, 122

H i n t z e l m a n n , Dtsch. med. Wschr. **72**, 350 (1947); Klin. Wschr. **26**, 191 (1948);
Dtsch. med. Wschr. **74**, 869 (1949) Arch. phys. Ther. **3**, 158 (1950)
H o m p e s c h , Erlanger Kongr. **1949**, 218
H u n e k e , Krankheit u. Heilung anders gesehen. (Köln-Krefeld 1951)
K e i d e l , Ärztl. Forsch. **1**, 349 (1947)
K r e b s , Ultraschalltherapie (Osnabrück 1949)
K r e ß , Wien. tierärztl. Mschr. **34**, 636 (1947), **36**, 189 (1949); Wien. klin. Wschr. **60** (1948)
L a n g e v i n , J. phys. **537** (1923)
L e i d e l , Z. Haut-Geschl.krh. **6**, 226 (1949); Erlanger Kongr. **1949**, 303
N a u m a n n , Phys. med. Gesellsch. (Würzburg 1951); Strahlenther. **76**, 653 (1947); **76**, 486 (1947)
P ä t z o l d , Radiologica **4**, 190 (1939); Z. phys. Ther. **2**, 6 (1949); Dtsch. med. Wschr. **73**, 9 (1948); Die Hochfrequenz i. d. Medizin (Leipzig 1943)
P o h l m a n n , Phys. Z. **40**, 159 (1939); Dtsch med. Wschr. **73**, 373 (1948); Die Ultraschalltherapie (Stuttgart 1951)
P o h l m a n n u. H i n t z e l m a n n , Die Anwendung v. Ultraschall i. d. Therapie usw. Biophysik **1939** II, 260
P r u d h o m m e , Ann. Inst. Pasteur **76**, 460 (1949)
R a j e w s k y , B., Ärztl. Forsch. **3**, 235 (1949)
S c h l i e p h a k e , E., Klin. Wschr. **4**, 1689 (1935); Strahlenther. **79**, 613 (1949); Med. Welt **14**, 846 (1940)
S c h m i d , Phys. Z. **41**, 325 (1940)
S c h m i t t m a n n , Arch. phys. Ther. **1**, 3 (1949)
S c h o l t z , H. G., Dtsch. med. Wschr. **68**, 888 (1942); Ther. Gegenw. **84**, 301 (1943); Z. Reumaforsch. **7**, 130 (1944); Arch. phys. Ther. **1**, 12 (1949)
S t e n z e l , Leitfaden z. Beob. v. Schallvorg. (Berlin 1939)
S t u h l f a u t h , Med. Klin. **44**, (1949); Klin. Wschr. **27**, 662 (1949)
T i t z , Erlanger Kongr. **1949**, 269; Med. Klin. **44**, 32 (1949)
T r e n d e l e n b u r g , F., Z. techn. Phys. **7**, 630 (1926)
U n g e h e u e r , Erlanger Kongr. **1949**, 342
V i s l o n z i l , Arch. phys. Ther. **2**, 173 (1950)
W a c h s m a n n , Strahlenther. **79**, 529 (1949); Erlanger Kongr. **1949**, 154
W a c h s m u t h , Erlanger Kongr. **1949**, 245
W e r n e r , Arch. phys. Ther. **2**, 149 (1950)
W o e b e r , Strahlenther. **79**, 563 (1949); 599, 643; Der Ultraschall (Zürich 1951)
Z i n n u. S o n n e n s c h e i n , Dtsch med. Wschr. **75**, 827 (1950)

4. Kurzwellen

B a r t h , A., L e h m a n n , H., S c h o e n e f e l d u. F. W a c h s m a n n , Dtsch. med. Wschr. **74**, 1584
B r ü n i g , L., Med. Klin. **44**, Nr. 13 (1949)
R a a b , E., Arch. phys. Ther. **2**, 50 (1950)
S c h l i e p h a k e , E., Behandlung rheum. Erkrankungen m. Kurzwelle (Der Rheumatismus **8**) (Dresden 1938); Beitr. Phys. Ther. **1950**, Kongr. phys. Ther. (Pyrmont 1950); Dtsch. med. Wschr. **75**, 1709 (1950); Behandlung inn. Krankheiten (Neubearb. d. Buches v. D r i g a l s k i) (Stuttgart 1950); Arch. phys. Ther. **1951**, Nr. 60; Kurzwellenther. 5. Aufl. (Jena 1952); Medizinische Poliklinik (Jena 1952)
—, u. F a b r i , Dtsch. Arch. klin. Med. **197**, 449 (1950)
—, u. J o r d a n , Z. Laryng. **28**, 348 (1949)
S c h l ü t e r , Hippokrates **21**, 511 (1950)
S c h u l z , H. G., Arch. phys. Ther. **2**, 50 (1950)

5. Strahlenbehandlung

B a c h , F., Bestrahlungen mit der Quarzlampe (Leipzig 1941)
B a e n s c h , Arch. klin. Chir. **201**, 677 (1941)
C a l c h i - N o v a t i , Riv. clin. Med. **38**, 121 (1937)
C o r s t e n , M., Med. Klin. **1949**, 1127
E l l i n g e r , Die biologischen Grundlagen d. Strahlenbehandlung (Berlin 1935)
G e h l e n , H., Verh. Dtsch. Ges. inn. Med. **1937**, 377; Z. Rheumaforschg. **1**, 40 (1938)
H e r n a m a n - J o h n s o n , Rheumatism **5**, 44 (1949)
K a h l m e t e r , G., X-ray therapy (London 1937)
S m y t h , F r e y b e r g u. P e c k , J. amer. med. Assoc. **116**, 1992 (1941)
S c h r e m s , Münchn. med. Wschr. **93**, Nr. 15 (1951)
S t a n n i g , K., Radiol. Rdsch. **6**, 131 (1937)
Z u p p i n g e r , A., Z. Rheumaforschg. **8**, 57, 129 (1949) Lit.

6. Injektionstherapie

A l t h o f f , H., Die therapeutische Novocainanwendung in der inneren Medizin (Dresden 1947)
D e g e n r i n g , F. W., Med. Klin. **44**, 679 (1949)
F e n z , E., Behandlg. rheumatisch. Erkrankungen durch Anästhesie (Der Rheumatismus 20) (Dresden 1941; 2. Aufl. 1951)
G a t t e r m a n n , Med. Klin. **45**, 766 (1950)
G o o d , M. G., Z. Rheumaforschg. **9**, 33 (1950)
H u b e r t , Hippokrates **19**, 290 (1948)
L a n g e , J., Schweiz. med. Wschr. **1940** II, 647
L e r i c h e , R., Wien. klin. Wschr. **50**, 1171
P a s c h e r , Hippokrates **21**, 97 (1950)
P e n d l , Med. Chir. **11** (1934)
R a t s c h o w , M., Dtsch. med. Wschr. **76**, 308 (1951)
S p i e ß , T., Münchn. med. Wschr. **1906** I, 345; Klin. Wschr. **1933**, 128; Dtsch. med. Wschr. **1927**, 430
S t e i n d l e r , A. Schweiz. med. Wschr. **43**, 1058 (1951)
V a u b e l , E., Z. Rheumaforschg. **4**, 34 (1941); Beitr. path. Anat. **89**, 379 (1932); Zbl. inn. Med. **60**, 897 (1939); Dtsch. med. Wschr. **1944**, 28

Autorenregister

Abrams 45
Agostini 15
Ahrens 54
v. Albertini 81
Alwens 53
Ansart 39
Ascoli 15
Auer 36

Bach 33, 59
Baggeenstoss 83
Baensch 60
Bayer 28
Bauer 3
Becher 14, 25
Bechterew 83
Beckström 38
Behrend 39
Benade 55
v. Bergmann 16, 13
Bettmann 39
Bier 57
Blumencron 36
Bockmühl 36
Boland 84
Böni 11
Bonnet 45
Borchardt 20, 31
Borkenstein 36
Brenning 58
Brümmer 36
Burky 11

Calmiche 85
Caspari 11
v. Cauwenberghe 35
Chauffard 81
Christophersen 19
Coburn 4
Cocchi 60
Cohen 8
Coke 9, 84
Collis 12
Conti 58
Cornelius 45, 49
Coste 53, 84, 85
Curie 61, 62

Dannenberg 84
Daniel Griffin 45
Dausset 42
Danyi 13
Deutsch 38
Diethelm 41

Dietrich 36
Dognon 61
Dohrn 37
v. Drigalski 8, 41

Edström 85
Ellinger 59
Eppinger 2, 35, 48
Erke 16
Erling Christophersen 16
Esau 54
Evers 13

Fahr 17
Fay 58
Fehlow 43
Feinberg 84
Fellinger 85
Feldt 37
Fenner 17
Ferrier 42
Fox 41
Francillon 39
Françon 39
Frédéricq 52
Freude 52
Fried 60
Funck 10

Ganslmeyer 17
Gehlen 16
Gerhardt 13
Géronne 28
Gerster 64
Giral 65
Glauner 60
Götze 53
Goldie 12
Gocht 49
Good 85
Gordon 40
Gräff 12, 26
Green 12
Grund 28
Gudzent 43
Gutzeit 14, 16, 32
Gürich 12

Haertl 51
Hangarter 58
Hartenbach 113
Hartmann 11
Häuer 36
Hall 45

Hauss 17
Hausser 59, 65
Head 45
Hench 7, 8
Herbrand 8

Hill 20, 21
Hilweg 34
Hintzelmann 63, 65
v. Hoff 35
Hoff 9, 44, 54
Hoffa 49
Hoffner 51
Hohmann 51
Horsch 51

Irle 39

Jaffé 9
Jakoby 35
Jürgensen 56
Junghans 25

Kaether 13
Kahler 33
Kairies 18, 20
Kalbak 11
Karsten 58
Kettering 70
Kirchner 40
Klemperer 35
Klinge 11, 13, 25, 26
Knüchel 33
Knutson 82
Knox 34
König 56
Koeppen 25
Kofler 33
Korth 28
Koppenhöfer 37
Kraus 37
Krull 40
Küchlein 32
Kowarschik 4, 25, 50, 53, 57, 59
Kovacs 13, 25
Kuhn 65
Kuttner 34

Lampert 21, 52, 57
Landé 37
Lange 45
Langevin 61
Leiber 17

Autorenregister

Leignel-Lavastine 13
Lemaire 45
Lériche 72
Levèvre 56
Lewis 85
Libmann-Sacks 81
Liebermeister 57
Ling 45
Looser 113
Lotze 43
Lövgren 83
Lunedei 13

Mackenzie 45
Madsen 11
Malkiel 84
Mallory 11
Marchionini 54
Marshall 45
Mayer 33
Menkin 11
Meyer 15
Mosso 52
Munoz 39
Müller 50, 53

Nagelschmidt 53
v. Neergaard 13, 19, 24, 30, 31, 34, 60
Neill 11
Nicolaier 37
Nuppeney 28

Opsahl 5, 8
Oßwald 54
Öttel 36
Ottenstein 54
Oury 84

Pätzold 54, 111
Päßler 12
v. Pannewitz 60
v. Pap 48

Payr 39, 72
Pemberton 13, 43, 59
Pearse 85
Perlés 39
Pfleiderer 57, 60
Piguet 85
Prietzel 34

Queckenstedt 13

Rajewsky 54
Ramond 81
Ratschow 19, 20, 22
Rauscher 58
v. Ries 32
Rilton 41
Rößle 12
Roskam 35
Roeder 33
Rosenberg 83
Rosenow 16
Ruhmann 13, 44. 52

Samuels 42
Schaefer 54
Schleich 72
Schliephake 4, 6, 9, 14, 17, 18, 19, 27, 41, 42, 46, 53, 54, 60, 63
Schmidt A. 13, 14, 18, 20, 21, 27, 28
Schottmüller 35, 36
Schoch 36
Schoen 16
Schrems 60
Schröder 11
Selye 7, 8, 46
Sherman 84
Siegmund 37
Simpson 70
Sjögren 81
Slauck 12, 13, 15, 16, 28, 33

Snorrason 59
Soulié 45
Speransky 73
Spieß 72
Sunder-Plaßmann 20
Still 81
Stotzer 41
Strohl 86
Studer 12
Sylla 41

Talât Vasfi Öz 12
Thaddea 8, 42
Thauer 52
Thomas 85
Todd 11
Tonutti 8, 41, 46, 73
Trauner 40
Umber 37

Veil 16
Vogel 11, 16

Wagner 59
Wagner-Jauregg 55
Walinski 53
Walthard 2
Walther 14
Weil 13
Weintraud 13
Weißenbach 39
Weißenberg 42
Weitzmann 11
Wellisch 4, 25, 59
Wendel 51
Weihe 45
William 45
Wolf 30
Wright 13, 59

Zorn 8
Zuppinger 60, 83

Sachregister

Abhärtung 30
Abnutzungskrankheit 71, 87
Abwehrkraft 18
Adnexe 15, 102
Adrenalin 6
Agglutinin 11
Akupunktur 44
Allgemeinbehandlung 34
Allergie 7, 42
Ameisensäure 39, 40
Amygdalitis 29
Anachorese 15
Angina 19, 29
Angiospasmus 27
Antigen 11
Antihistamin 7
Antikörper 11, 40
Antisepton 17
Antistreptolysin 11
Apikur 40
Appendicitis 15, 34
Apikosan 40
Arteriolen 18
Arm 90
Arthritis sicca (deformans) 22, 71, 86
Arthrosis 23
Aschoff-Geipel-Knötchen 28
Aspirin 77
Atophan 37
Atophanyl 71
Au-Bi-Ol 85
Aufbrauchkrankheit 24
Auge 89
Autointoxikation 14
Azetylcholin 6, 8, 39
Azidose 27

Badekur 55
Bandscheibe 103, 120
Bangsche Krankheit 80
Bäder 74
Bal 38, 86
Bechterew 38, 96, 107
Becken 26, 102
Beckengürtel 100
Bestrahlung 31
Bewegungstherapie 31, 49, 50
Bienengift 39, 40
Bindegewebsmassage 48, 89
Blut-Cholesterin 76
Blutergelenk 83
Blutkreislauf 47
Bluttemperatur 57
Bluttransfusion 38

Boecksches Sarkoid 79
Brachialgie 64, 90
Bragard 101
Bronchiektasie 15
Bürstenbad 44
Bursitis praecromialis 92

Calcaneussporn 26, 111
Caries (Wirbelsäule) 99, 102
Cholecystitis 34
Cholesterin 6
Cholin 38
Chorea minor 10, 22
Corticoide 7
Corticotropin 8, 84, 85
Cortisone 8, 84
Coxa vara 108
Coxitis 24
Cushing-Syndrom 84

Dastre-Moratsche Regel 53
Definition 2
Dehnungsschmerz 101
Dermatom 46
Desoxycorticosteron 7
Detoxin 85
Diathermie 53
Diät 42
Diskusprolaps 95, 98, 103
Diplosal 77
Domestikation 3
Dosierung 66
Drüsen, endokrine 68
Dupuytrensche Kontraktur 26, 94
Dysproteinämie 11

Ebesal 71, 86
Eigenblut 38
Einreiben 44
Einteilung 4
Ektoderm 22
Ekzem 85
Elektrophorese 51
Elektropyrexie 65
Elektrotherapie 50
Endokarditis 76, 81
Endokrinium 4, 73, 84
Epikondylitis 25, 93
Erkältung 17
Ernährung 22, 31
Erythema nodosum 20

Fettsucht 41
Fibroplast 2

Sachregister

Fibrositis 2
Fieber 68
Fischwirbel 113
Föhn 21
Fokaltoxikose 11
Frei-Antigen 79
Fuß 109
Fußgelenke 111

Gallenblase 15
Ganglienzellen 25
Ganglion 27, 94
Ganglion stellatum 93
Ganzpackung 55
Gebiß 29
Geburten 10
Gefäßsystem 13
Gelenkrheumatismus 22, 23, 75
Gelenkrheumatismus, akuter 1
Gelenkrheumatismus, hyperpyret. 75
Gelenkschmiere 8
Gelotripsie 48
Geschoßsplitter 15
Gewebsallergie 10
Gewebsdisposition 16, 22
Gipsbett 106
Glissonsche Schwinge 106
Globulin 11
Gold 42, 37, 85
Gonorrhoe 10, 80, 110
Granulom 29, 30
Grippe 13
Grippe-Myositis 28

Halswirbel 89, 115, 117
Harnsäure 37
Hautgefäße 58
Hautreiz 43
Headsche Zone 96
Heberdensche Knötchen 26 94
Headsche Zone 96
Hepatitis 10
Herde 14, 15
Herdinfekt 11
Herz 22
Herzschmerz 26, 92, 96
Hexenschuß 13, 21, 95
Histamin 38, 39, 43
Höhenklima 60
Hormone 4, 40
Hüftgelenke 107, 123
Hungerosteopathie 113
Hyaluronidase 8
Hyaluronsäure 8
Hyaluronsäure-Hyaluronidase 77
Hydrops articulorum 10
Hydrops genu intermittens 110

Hyperergie 12, 27
Hyperthermie 42, 53, 85
Hypoonkie 11
Hypophyse 4
Hypophysenstoff 83
Hypothyreose 41

Ileosacralgelenk 103
Impletol 73
Indifferenzpunkt 58
Infektbehandlung 31
Infektion 12
Infraorbitalnerv 89
Injektionsbehandlung 72, 106
Iontophorese 39
Interkostalneuralgie 26, 96
Interrenalismus 84
Invalidität 3
Ischämie 27
Ischias 22, 26, 100

Kalbshypophyse 85
Kältebehandlung 52
Kältereiz 21
Kapillaren 13, 18
Kapsel 23
Kapselschwellung 82
Karzinose 122
Katarrh 19
Ketosteroide 6
Kieferwinkel 33
Klappenfehler 76
Klima 2, 21, 74
Klimakterium 10, 41
Kneippkur 30
Knocheninfiltrat 112
Knochenkrankheiten 102
Knorpel 23
Knie 109
Kohlehydrat 42
Kokkenrheumatismus 13
Kollagenose 2
Kollaps 57
Konstellationspathologie 1
Konstitution 4
Kontraktur, ischämische 28
Kopfschmerz 26, 48
Kreislauf 3, 22
Kreuzschmerz 104
Kupfer 11, 86
Kurorte 74
Kurzwellenhyperthermie 67
Kurzwellen-Provokation 76
Kurzwellentherapie 66

Lasègue-Zeichen 101, 104
Lebensalter 10

Sachregister

Leptosomie 25, 87
Licht 59
Lues 10, 79, 80
Luftbewegung 60
Lumbago 72, 95
Lymphknoten 16, 33
Lymphogranuloma venereum 10, 79

Maltafieber 80
Malum coxae senile 24, 71, 108
Mandelentzündung 29
Massage 44, 86
Melubrin 36
Meniskus 110
Mesenchym 2, 11, 16, 22
Mester-Reaktion 28
Metastasen 13
Milz 5, 8, 81
Moorbad 55
Mucin 8
Muskelfibrillieren 28
Muskelhärte 27, 28, 48, 49, 50
Muskelkater 27, 72
Muskelrheumatismus 22, 27, 49, 72, 89
Myalgie 13
Myelographie 102
Myelom 103
Myogelose 27, 28, 49, 50
Myokard 76
Myokymie 28

Nasennebenhöhle 15
Nebenniere 6, 8, 42
Nervenapparat 27
Nervenpunkt 45
Nervenpunktmassage 48, 49
Nervenrheumatismus 22, 25
Neuralgie 22, 25, 46
Neuritis 22, 26, 46
Neuritis ischiadica 105
Neuritis N. ischiadici 100
Neuritis plexus brachialis 90
Nn.-Supra arbitalis 89
Novalgin 36
Novokain 73
Niere 77

Okzipitalneuralgie 88, 97
Omarthritis 24, 71, 93
Organdisposition 11, 76
Ostitis cystica 79
Ostitis multiplex cystica 80
Osteochondritis dissecans 110
Osteochondritis juvenilis 98
Osteoid 113
Osteomalazie 102, 113
Osteomyelitis 99, 103, 109

Osteopathia generalisata Recklinghausen 103
Osteoporose 83, 99, 102, 112, 113, 121
Ostronom 41
Ovar 41

Packungen, kalte 59
Paradentose 32
Parasympathikus 5
Peloide 55
Penicillin 40
Periarthritis humero-scapularis 116
Perikarditis 76
Periost 26, 74
Permeabilitätsfaktor 8
Perthes 98, 108
Physikalische Therapie 43
Pigment 20
Plexus brachialis 91
Polyarthritis primär-chron. 2, 8, 71
Polyarthritis sekundär-chron. 78
Polyarthritis, subakute 78
Poncet 80
Prophylaxe 29
Prostata 15, 41
Prostata-Ca 118
Provokation 32
Psoriasis 7
Pubertät 10, 41
Purpura 20
Pykniker 25, 87
Pyramidon 36, 78
Pyrifer 54

Quellungsneigung 9
Quincke-Ödem 7

Radikulitis 90
Rachitis 110
Randwucherung 86
Randwulst 87, 123
Reflexe, cuti-vasale 21
Reflexe, viscerodutäne 20
Reflexbahnen 21, 73
Reflexzonen 48
Regulationen 5
Reticuloendothel 37, 38, 69
Rheumatische Kopfschmerzen 88
Rheumatisches Fieber 75
Rheumatoide 10, 13, 14, 79
Rhythmus 21
Rohkost 42
Römisch-irisches Bad 55
Ruhr 14, 79
Rumpf 95

Salizyl 9, 35, 77, 78
Samenblase 15

Sandbad 55, 112
Saugglocke 13
Sauna 31
Scalenus-Syndrom 90
Schall 49, 60
Scharlach 79
Schaumbad 55
Scheuermannsche Krankheit 98
Schilddrüse 5, 41
Schipperfraktur 99
Schlangengift 40
Schlatter 110
Schmerzablenkung 24
Schmerzen 2
Schmorlsche Knötchen 98
Schnupfen 19
Schockorgan 11
Schreibkrampf 25, 90, 91
Schröpfkopf 44
Schultergürtel 90, 116
Schwefel 39
Schwielenkopfschmerzen 88
Schwitzen 31, 35, 54, 68
Sehnenknoten 26
Sehnenscheide 26
Sepsis 80
Serumallergie 4
Serum-Eiweiß 4
Solganal 71
Soziale Bedeutung 3
Spangen 87
Spinalwurzeln 14
Spondylarthritis 71, 96, 97, 99, 101, 120, 121
Spondylarthritis ankylopoetica 83
Spondylitis 101
Spondylolisthesis 99
Sport 30
Stangerbad 51, 59
Statische Beschwerden 103
Steroidhormone 6, 84
Stilben 41
Stillsche Krankheit 10, 81
Stoffwechselschlacken 54
Strahlenbehandlung 59
Streptokokken 11
Streptokokken-Antigen 4
Streuherd 15
Subluxation 82
Sudeck 113
Sudecksche Knochenatrophie 83
Synkardiale Massage 51

Tabes 110
Takata 11
Tendoperiostitis 1, 26
Tendovaginitis crepitans 94

Tennisarm 94
Testserum 17
Therapie 31
Thrombophlebitis 34
Thrombose 85
Thymus 9
Thyreotropin 8
Tiefenwirkung 53, 58, 66
Teilbad 58
Tonsillektomie 33
Tonsillen 33
Tophus 95
Torticollis 90
Tote Räume 33
Toxin 13
Trauma 22
Trigeminusneuralgie 89
Trockenpackung 54
Tuberkulose 79, 80, 108
Tumor 99, 102, 109

Überempfindlichkeit 13
Überwärmung 42, 52, 54
Ultrakurzwellen 53, 65
Ultraschall 49, 60
Ultraviolett 31, 59
Umbauzonen 113
Unterkühlung 57
Unterwassermassage 48

Vaccine 17
Vagotonus 4
Vakzineurin 40
Verdauungsorgane 14
Verquellung, fibrinoide 2
Verweichlichung 20, 29
Vibrationsmassage 48
Viszeraler Rheumatismus 1, 3
Vitamin 14, 25, 42, 59
Virulenz 18

Wärmebehandlung 52, 56
Wärmehaltung 55
Wärmeleitvermögen 57
Wärmeregulierung 17, 58
Weichteilrheuma 22
Wetter 2
Wirbelsäule 96, 118, 119
Winiwarter 51
Wohnung 30
Wülste 86

Zacken 86
Zahnpflege 29
Zivilisation 29
Zottenknie 109
Zwischenhirn 22

Neue Literatur für den praktischen Arzt

Elektrokardiographie für die ärztliche Praxis. Von Prof. Dr. E. B o d e n - Düsseldorf. 7. völlig neu bearbeitete Auflage. XX, 288 Seiten mit 264 Abb. (1952). Brosch. DM 26.—, geb. DM 29.—.

Der genuine Basedow und die Hyperthyreosen und ihre Behandlung. Von Prof. Dr. A. F o n i o.- Bern/Schweiz. *(Medizinische Praxis Band 34).* XII, 316 Seiten mit 54 Abb. (1951). Brosch. DM 30.—, geb. DM 32.—

Pharmakologie. Von Prof. Dr. J. M. G a d d u m - Edinburgh, übersetzt von Prof. Dr. W. S c h r o e d e r - Frankfurt/M. XVI, 408 Seiten mit 75 Abb. (1952). Geb. DM 23.—.

Hilfstafeln zur elektrokardiographischen Diagnostik. Von Dr. A. H u t t m a n n - Brasov/Rumänien. XII, 52 Seiten mit 1 Abb., zahlreichen Tabellen und einem Doppelfaltblatt. (1950). Karton. DM 8.—.

Die Erkrankungen des Rückens (Pathologie und Therapie). Von Dr. M. J u c h u m † - Bad Mergentheim. *(Medizinische Praxis Band 33).* VIII, 144 Seiten mit 32 Abb. (1949). Preis brosch. DM 13.80, geb. DM 16.—.

Das Asthma bronchiale und die Pollenallergie. Von Prof. Dr. F. K l e w i t z - Marburg/L. *(Medizinische Praxis Band 3).* 2. völlig neu bearbeitete Aufl. Etwa VIII, 72 Seiten mit 1 Abb. (1952). Preis ca. DM 9.—

Grundlagen zur Erforschung des Alterns. Von Dr. P. M a t z d o r f f † - Eichberg. XII, 248 Seiten (1948). Brosch. DM 12.—, geb. DM 13.50.

Kinderkrankheiten und Ernährung. Von Prof. Dr. K. S c h e e r - Frankfurt a. M. *(Medizinische Praxis Band 19).* 2. völlig neubearbeitete Auflage. Etwa VIII, 160 Seiten mit 23 Abb. (1952). Preis ca. DM 17.—.

Die Blutkrankheiten. Von Prof. Dr. H. S c h l e c h t - Altheide. *(Medizinische Praxis Band 13).* 2. völlig neu bearbeitete Auflage. XII, 195 Seiten mit 13 Abb. und 2 Tafeln. (1952). Preis brosch. DM 18.—, geb. DM 20.—.

Die ärztliche Beurteilung Beschädigter. Herausgegeben unter Mitwirkung zahlreicher Fachgelehrter von Dr. Gg. S c h ö n e b e r g - Bochum. XII, 352 Seiten (1952). Preis brosch. DM 18.—, geb. DM 20.—.

Die Krankheiten der Speiseröhre. Von Prof. Dr. H. S t a r c k - Karlsruhe. *(Medizinische Praxis Band 36).* X, 145 Seiten mit 69 Abb. (1952). Preis brosch. DM 20.—, geb. DM 22.—.

VERLAG DR. DIETRICH STEINKOPFF, DARMSTADT

Nauheimer Fortbildungs-Lehrgänge. Herausgegeben von der Vereinigung Bad Nauheimer Ärzte.

Band 15: **Fortschritte auf dem Gebiet der Kreislauferkrankungen.** IV, 91 Seiten mit 28 Abb. (1949). Preis karton. DM 9.—.

Band 16: **Diagnostik und Therapie der Herzinsuffienz. Kreislauf und vegetatives System.** IV, 111 Seiten mit 30 Abb. (1950). Preis karton. DM 11.—.

Band 17: **Überlastungs- und Aufbrauchsschäden an Herz und Kreislauf** (Klinik, Prophylaxe, Therapie). IV, 139 Seiten mit 44 Abb. (1951). Preis karton. DM 13.50.

Band 18: **Durchblutungsstörungen der Organe, ihre Diagnose und Therapie.** (Erscheint Anfang 1953).

Verhandlungen der Deutschen Gesellschaft für Kreislaufforschung.

Herausgegeben bis Band 17 von Prof. Dr. H. S c h a e f e r - Bad Nauheim—Heidelberg, ab Band 18 von Prof. Dr. R. T h a u e r - Bad Nauheim.

Band 15: **Hypertonie und Hypotonie** mit Anhang: **Physikalische Bestimmung des Schlagvolumens.** XXXIV, 416 Seiten mit 189 Abb. (1949). Preis kart. DM 48.—.

Band 16: **Herzinsuffienz** XXXVIII, 274 Seiten mit 146 Abb. (1950). Preis karton. DM 26.—.

Band 17: **Lungenkreislauf.** XXXII, 321 Seiten mit 138 Abb. (1951). Preis karton. DM 30.—.

Band 18: **Elektrokardiogramm.** Etwa XXXII, 320 Seiten mit 149 Abb. (1952). Preis karton. ca. DM 30.—.

Zeitschrift für Kreislaufforschung. Organ der Deutschen Gesellschaft für Kreislaufforschung. Herausgegeben in Verbindung mit zahlreichen Fachgelehrten von Prof. Dr. K. S p a n g - Heidelberg.

Erscheint einmal monatlich in Doppelheften im Umfang von 80 Seiten. Vierteljährlich DM 12.—, 12 Doppelhefte bilden einen Band.

Zeitschrift für Rheumaforschung. Organ der Deutschen Gesellschaft für Rheumatologie, der Österr. Liga zur Bekämpfung des Rheumatismus und der Schweiz. Gesellschaft für physikalische Medizin und Rheumatologie. Herausgegeben von Prof. Dr. R. S c h o e n - Göttingen, Prof. Dr. W. H. H a u ß - Frankfurt/M., Priv.-Doz. Dr. V. R. O t t - Zürich und Prof. Dr. K. G o t s c h - Graz.

Erscheint jeden 2. Monat mit einem Doppelheft von durchschnittlich 64 Seiten, 12 Hefte bilden einen Band. Preis halbjährlich DM 15.—.

Zentralblatt für Arbeitsmedizin und Arbeitsschutz. Herausgegeben von der Deutschen Gesellschaft für Arbeitsschutz. Schriftleitung: Prof. Dr. E. G r o s s - Bonn, Oberreg. Gew. Med.-Rat Dr. E. M a g e r - Freiburg/Br., Oberreg. u. Gew.-Rat Dr.-Ing. K. S c h ü r m a n n - Wiesbaden und Techn. Aufsichtsbeamter Gew.-Rat a. D. Dr. H. W i t t - Frankfurt/M.

Erscheint jeden 2. Monat im Umfang von 32 Seiten, 6 Hefte bilden einen Band, Preis des Bandes DM 20.— (Format DIN A 4).

VERLAG DR. DIETRICH STEINKOPFF, DARMSTADT

DER RHEUMATISMUS

Sammlung von
Einzeldarstellungen aus dem Gesamtgebiet der Rheumaerkrankungen
Herausgegeben von Professor Dr. Rudolf S c h o e n
Direktor der Medizinischen Universitäts-Klinik und Poliklinik Göttingen

Band 1: **Übungstherapie bei rheumatischen Erkrankungen.** Von Prof. Dr. P. K ö h l e r † - Bad Elster. VIII, 100 Seiten mit 22 Abb. (1938). Kart. DM 5.—.

Band 2: **Anleitung zur klinischen Analyse des infektiösen Rheumatismus.** Von Prof. Dr. A. S l a u c k - Aachen. 3. ergänzte Auflage. IX, 102 Seiten mit 6 Abb. (1947). Kart. DM 5.—.

Band 3: **Die Bechterewsche Krankheit** (Entzündliche Wirbelsäulenversteifung). Von Dr. W. K r e b s † - Wiesbaden. Mit einem Beitrag: **Die pathologische Anatomie der Bechterewschen Krankheit.** Von Prof. Dr. H. W u r m - Wiesbaden. VIII, 95 Seiten mit 30 Abb. (1938). Kart. DM 6.—.*

Band 4: **Atmosphärisches Geschehen und witterungsbedingter Rheumatismus.** Von Dr. phil. nat. E. F l a c h - Berlin-Buch. VIII, 122 Seiten mit 35 Abb. (1938). Kart. DM 7.—.

Band 5: **Die pathologische Anatomie des akuten Rheumatismus.** Von Prof. Dr. H. C h i a r i - Wien. VIII, 78 Seiten mit 24 Abb. Kunstdruckpapier. (1938). Kart. DM 6.—.

Band 6: **Das Zentralnervensystem und die rheumatisch genannte akute Polyarthritis mit ihrem Zubehör.** Von Dr. G. R i c k e r † - Berlin. VIII, 160 Seiten (1938). Kart. DM 8.50.*

Band 7: **Rheumatische Kreislaufschädigungen.** Von Prof. Dr. S. D i e t r i c h † - Berlin. XIV, 204 Seiten mit 34 Abb. (1938). Kart. DM 9.—.

Band 8: **Behandlung rheumatischer Erkrankungen mit Kurzwellen.** Von Prof. Dr. E. S c h l i e p h a k e - Gießen. VIII, 105 Seiten mit 27 Abb. (1938). Kart. DM 7.—.*

Band 9: **Die Arthroskopie** (Endoskopie des Kniegelenks). Ein Beitrag zur Diagnostik der Gelenkkrankheiten. Von Dr. E. V a u b e l - Wiesbaden. VIII, 66 Seiten mit 25 Abb., davon 16 farb. Abb. auf Tafeln. (1938). Kart. DM 10.—.

Band 10: **Moore, Schlamme, Erden (Peloide),** ihre Naturgeschichte sowie ihre chemischen und physikalischen Eigenschaften und Wirkungen. Von Dr. W. B e n a d e † - Franzensbad. XII, 148 Seiten mit 30 Abb. (1938). Kart. DM 9.—.

Band 11: **Der akute Gelenkrheumatismus** (Das rheumatische Fieber). Von Dr. E. V a u b e l - Wiesbaden. XII, 124 Seiten. (1938). Kart. DM 7.50.

Band 12: **Dermatologie und Rheumatismus.** Von Prof. Dr. R. F r ü h w a l d - Chemnitz. VIII, 54 Seiten mit 17 Abb. (1938). Kart. DM 4.50.

Band 13: **Das Erbbild der rheumatischen und chronischen Gelenkerkrankungen.** Von Prof. Dr. W. H a n g a r t e r - Flensburg. XII, 154 Seiten mit 22 Abb. (1939). Kart. DM 9.—.

VERLAG THEODOR STEINKOPFF, DRESDEN

Band 14: **Chirurgie und rheumatische Krankheiten.** Von Prof. Dr. A. F o n i o - Bern/Schweiz. XII, 235 Seiten mit 26 Abb. (1939). Kart. DM 15.—.
Band 15: **Der Muskelrheumatismus.** Von Prof. Dr. M. L a n g e - Bad Tölz. VIII, 84 Seiten mit 20 Abb. (1939). Kart. DM 6.—.*
Band 16: **Die Ischias.** Von Dr. H. G. S c h o l t z - Berlin. 2. Auflage. VIII, 128 Seiten mit 24 Abb. (1944). Kart. DM 6.50.
Band 17: **Die Herdinfektion im Gebiete des Hals-, Nasen-, Ohrenarztes.** Von Prof. Dr. K. V o g e l - Kiel. XII, 133 Seiten mit 2 Abb. (1940). Kart. DM 7.—.*
Band 18: **Über vegetative Störungen beim Rheumatismus.** Von Dr. L. T r a u n e r - Zagreb. XI, 52 Seiten mit 2 Abb. (1940). Kart. DM 3.50.*
Band 19: **Bäder und Klimabehandlung rheumatischer Erkrankungen.** Von Doz. Dr. H. R e i c h e l - Bad Pyrmont. VIII, 74 Seiten mit 1 Abb. (1940). Kart. DM 4.—.
Band 20: **Behandlung rheumatologicher Erkrankungen durch Anästhesie.** Von Doz. Dr. E. F e n z - Wien. 3. Auflage. XII, 132 Seiten mit 17 Abb. (1951). Kart. DM 6.50.
Band 21: **Rheumatismus und Frauenkrankheiten.** Von Prof. Dr. H. K ü s t n e r - Leipzig. VIII, 39 Seiten (1941). Kart. DM 2.80.
Band 22: **Rheumatismus und Auge.** Von Prof. Dr. K. M y l i u s - Hamburg. IX, 92 Seiten mit 15 z. T. farb. Abb. im Text u. auf 2 Tafeln. (1942). Kart. DM 7.—.
Band 23: **Der Rheumatismus im Kindesalter.** Teil I. Der Rheumatismus verus und seine Differentialdiagnose. Von Prof. Dr. F a n c o n i u. Dr. H. W i s s l e r - Zürich/Schweiz. VIII, 192 Seiten mit 25 Abb. (1943). Kart. DM 10.—.
Band 24: **Der Rheumatismus im Kindesalter.** Teil II. Die chronische Polyarthritis des Kindes. Von Priv.-Doz. Dr. H. W i s s l e r - Davos/Schweiz. VII, 154 Seiten mit 17 Abb. (1942). Kart. DM 7.50.*
Band 25: **Pathologie der chronischen Gelenkleiden.** Von Prof. Dr. F. J. L a n g - Innsbruck/Oesterreich. VIII, 136 Seiten (1943). Kart. DM 7.—.
Band 26: **Muskelrheumatismus und Muskelschmerz (Myalgie).** Von Dr. A. G r o ß - Bad Nauheim. VIII, 106 Seiten mit 12 Abb. (1943). Kart. DM 6.50.
Band 27: **Prinzipien der Bewegungstherapie in der Rheumatologie.** Von Dr. G. E d s t r ö m - Lund/Schweden. X, 93 Seiten mit 33 Abb. (1943). Kart. DM 6.—.
Band 28: **Orthopädie und Rheumatismus.** Von Prof. Dr. H. S t o r c k - Gießen. XII, 160 Seiten mit 53 Abb. (1944). Kart. DM 9.—.
Band 29: **Altersbiologie des akuten Rheumatismus.** Von Doz. Dr. B. L e i b e r - Berlin. (1952). ca. DM 10.—.
Band 30: **Dentale Herdinfektion.** Von Prof. Dr. Fr. P r o e l l - Bonn. XII, 196 Seiten mit 15 Abb. (1947). Kart. DM 6.—.*

Die mit * bezeichneten Bände sind vergriffen.

VERLAG THEODOR STEINKOPFF, DRESDEN

MIX
Papier aus verantwortungsvollen Quellen
Paper from responsible sources
FSC® C105338

If you have any concerns about our products,
you can contact us on
ProductSafety@springernature.com

In case Publisher is established outside the EU,
the EU authorized representative is:
**Springer Nature Customer Service Center GmbH
Europaplatz 3, 69115 Heidelberg, Germany**

Printed by Libri Plureos GmbH
in Hamburg, Germany